– 필라테스 초보자를 위한 해부학 가이드북 –

필라테스 해부학

PILATES ANATOMY

저자 : Dr. Abby Ellsworth

역자 : 김태분, 선혜지, 신주영, 원희영

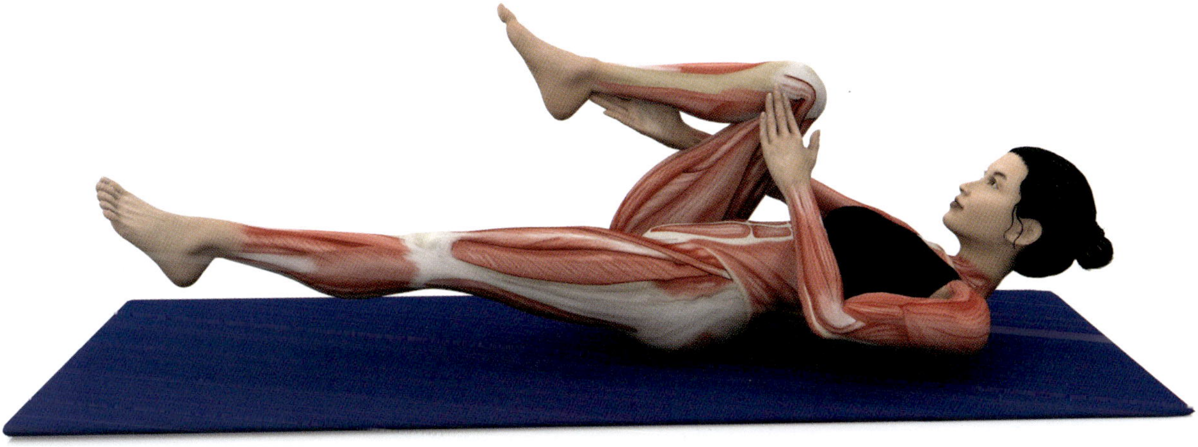

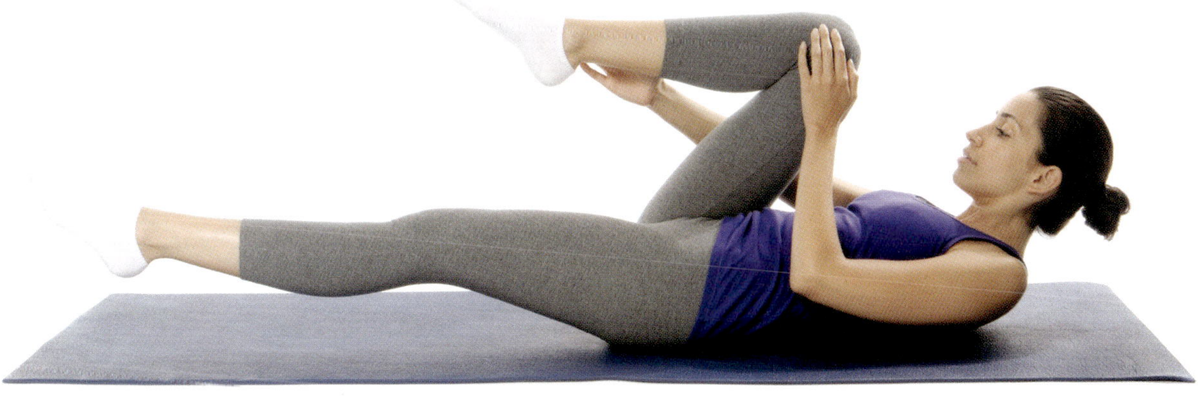

MEDIAN
메디안북

필라테스 초보자를 위한 해부학 가이드북

필라테스 해부학
PILATES ANATOMY

2021년 4월 15일 1판 1쇄 인쇄
2021년 4월 26일 1판 1쇄 발행

저 자 | Dr. Abby Ellsworth
역 자 | 김태분, 선혜지, 신주영, 원희영
발행인 | 김용덕
발행처 | 메디안 북
편 집 | 최수정
등 록 | 제 25100-2010-51호
주 소 | 서울특별시 마포구 마포대로 63-8, 818호(도화동 삼창프라자 빌딩)
전 화 | 02-732-4981
팩 스 | 02-711-4981
홈페이지 | www.mcbooks.co.kr

ISBN | 979-11-90450-41-6 93510
가 격 | 20,000원

필라테스 초보자를 위한 해부학 가이드북

필라테스 해부학

PILATES ANATOMY

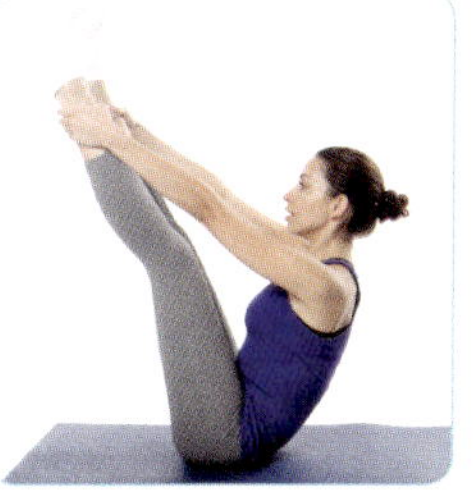

저자 Dr. Abby Ellsworth

역자 김태분
메디요가 & 필라테스 원장

선혜지
S요가 테스 원장

신주영
신주영 테라피요가 & 필라테스 원징

원희영
원희영 요가 & 필라테스 원장

역자의 글

20년!

인생의 삶을 되돌아 볼 때, 길다면 길고 짧다면 짧은 세월이지만 내가 제2의 인생을 살게 된 전환점의 시간이었다. 20여년 전 우연한 기회에 필라테스를 알게 되었고 필라테스가 운동이면 운동, 치유면 치유, 건강이면 건강 게다가 몸매 관리까지 모든 면에서 인간에게 좋은 점을 골고루 갖추고 있는 매료에 푹 빠지게 되었고 후회 없는 지도자의 길을 서슴없이 택하게 되었다. 한 번 결심을 하면 좌면우고(左顧右眄)하지 않고 내닫는 성격인 탓도 있지만, 이 분야에서 인정을 받고 싶고 또 나를 믿고 자신의 건강이나 건강 회복을 맡기는 고객이나 회원을 생각 할 때 절대 대충 해서는 안 된다는 신념으로 그동안 더 깊이 있고 더 전문적인 필라테스 지도자가 되기 위한 일념으로 공부에만 매진을 해왔다. 하지만 필라테스 공부에 깊이 접근하면 할수록 마음 한 쪽 구석에 빈 공허함이라고 할까 뭔가 지금까지의 필라테스에 대한 지식에 언발란스나 부족함이 점점 더 커져 가고 있다는 것을 느끼고 있었는데, 해부학을 좀 더 깊이 있게 공부하게 되는 계기로 인해 그것이 바로 '인체해부학'이라는 것을 알게 되면서 굉장한 희열감을 느낀 경험이 있다.

물론 초기에 인체해부학은 필라테스 교육 과정에 필수 과목으로 구성되어 있지만 그것만으로 충분하다고 하기에는 역부족이라는 사실을 깨닫게 된 것이다. 이 와중에 지인의 소개로 강준한 카이로프랙틱 교수님을 알게 되었고, 이를 계기로 인체해부학을 좀 더 심도 있고 체계적인 공부를 하게 되었는데 이는 교과서적인 이론 공부에 끝나지 않고 해외에서 실시하는 인체해부학 실습에 참여하게 되는 큰 계기로 이어지게 되었다. 외국에서는 요가나 필라테스 지도자는 인체해부학 실습을 한다는 얘기를 들어 왔었고, 그리고 또 인체해부학 공부를 그렇게 갈망하던 나에게는 정말 더 이상의 좋은 기회가 아닐 수 없었다.

지금까지 공부하고 경험한 지식을 바탕으로 보건데, 인체해부학을 바탕으로 한 필라테스의 각 동작에 따른 해부학적 분석이 절실히 필요하다는 점을 깨닫고 집필을 준비해 오던 차 이 교재를 접하게 되었다. 물론 시중에는 이미 여러 훌륭한 필라테스에 관한 해부학 서적들이 출간되어 있지만 이 책은 인체해부학을 필라테스 동작별로 초보에서 지도자까지 쉽게 재미있게 접근 할 수 있으면서 임상적으로의 문제점까지 잘 다루어져 있다는 점에 큰 장점이 있다. 인체해부학이 바탕이 되지 않은 필라테스는 절대 존재할 수 없다는 점을 다시한번 강조하며, 이 책이 최종 완결판이라 할 수 없을뿐더러 미흡할 수도 있겠지만 필라테스 해부학을 공부하고자 하는 지도자 및 초보자 여러분에게 더 큰 길을 제시해 주게 되는 작지만 단단한 초석이 되길 바라는 간절한 마음으로 출간하게 되었음에 큰 보람과 행복을 느끼는 바이다.

2021. 04.

역자일동

추천의 글

필라테스는 가동성(부드러움), 안정성(코어 근력), 움직임 조절능력을 향상시키는 아주 좋은 운동이다. 간혹 필라테스를 여성과 특정인이 하는 운동이라고 생각하는 사람들이 있으나, MLB(메이저리그) 선수들에게 필라테스는 거의 필수적인 운동으로 특히 시즌이 끝나면 몸을 회복하고 정렬을 맞추고 고강도 트레이닝을 하기전에 한다. 또한 고강도 트레이닝 중간 중간에 회복과 교정의 목적으로 필라테스는 매우 유익한 운동이다.

필라테스를 올바르게 지도하기 위해서는 해부학적 위치와 움직임이 만들어내는 근육의 자극을 인지하는 것이 중요하다. 이 책은 필라테스 지도자가 되려고 하는 분들에게 기초지식을 만들어 주는 좋은 교재가 될 것이다. 필라테스 해부학과 함께 최고의 필라테스 지도자가 되시길 응원하며 이 책을 추천합니다.

Ph.D, 김병곤

현) 키움히어로즈 Sports Science Director
현) 수원대학교 스포츠과학부 운동건강관리학과 겸임교수
전) MLB Toronto Blue Jays Performance Coach

추천의 글

단순히 필라테스의 동작을 배우는 기존에서 탈피해 해부학적 디테일한 분석을 함께 배울 수 있어 필라테스의 바이블이 될만한 가치가 충분하다.

서경대 김재환교수

추천의 글

먼저 필라테스 해부학을 번역한 역자 분들에게 그동안의 노고에 치하를 드린다.

필라테스는 이제 인류의 건강을 위해 가장 보편화된 운동이다!

이 말에 그 어느 누구도 반론을 제기할 수 없는 글로벌한 운동이 되었는데, 이는 정치적으로 사회 문화적으로 유명인이 하기 때문이 아니다. 이는 인류의 건강을 위해 그만큼 장시간에 걸쳐 의학적이고 과학적 검증과 실전 경험을 바탕으로 이론과 실체가 이루어졌다는 의미로 볼 수 있다. 그렇지만 이렇게 훌륭한 운동이라 할지라도 얼마나 정확하게 잘 가르치고 실습하느냐에 따라 그 효과는 감히 비교가 되지 않을 것으로 본다.

필라테스 운동을 하는 목적은 각 개인의 사정에 따라 여러 목적이 있을 것이다. 건강하지만 건강을 잘 유지하기 위해서, 잘못된 자세를 치료하기 위해서, 또는 근육통, 관절통, 디스크 등 여러 질환을 치료하기 위함이 있을 수도 있다. 이러한 특이한 상황 하에서 물론 질환을 치료하여 건강을 회복하는 경우도 있지만 때에 따라서는 이들에게 필라테스 운동이 건강에 도움을 주기는 커녕 오히려 특정 동작으로 해를 입을 수도 있다. 이러한 상황이 바로 필라테스 전문가는 물론 초보자 역시 인체에 대해서 전문적인 지식을 갖추어야 하는 이유이기도 하다.

지금까지 이와 관련한 상황을 충족시켜 줄 만한 교재는 많았지만, 국소적인 관점에서의 근육에 관한 서술 방식으로 이해에 한계를 느낄 수 밖에 없었다. 그러나 이 책을 접하면서 느끼게 된 가장 중요한 점은 국소적인 문제를 넓게 확장시켜 전체적인 인체의 틀 안에서 자세와 근육간의 상호 연관성을 보게 되었다는 것이다.

이러한 관점에서 살펴 보건데, 필라테스 전문가는 물론 필라테스를 처음 접하는 입문자 또한 이 책을 보게 된다면 한 층 더 넓어진 의학적 시각을 갖게 되고, 그로 인해 더 효과적인 결과를 거두게 될 것이며, 나아가 운동 중 부상도 예방, 방지할 수 있으리라는 것을 확신한다. 특히 필라테스 동작의 체계를 구체화하여 실전에서 좀 더 효과적으로 활용할 수 있기를 바라는 마음에서 감히 이 책을 추천하는 바이다.

2021. 03.

강 준 한 D.C.

남한산성 연구실에서

목차

스트레칭 The Stretches

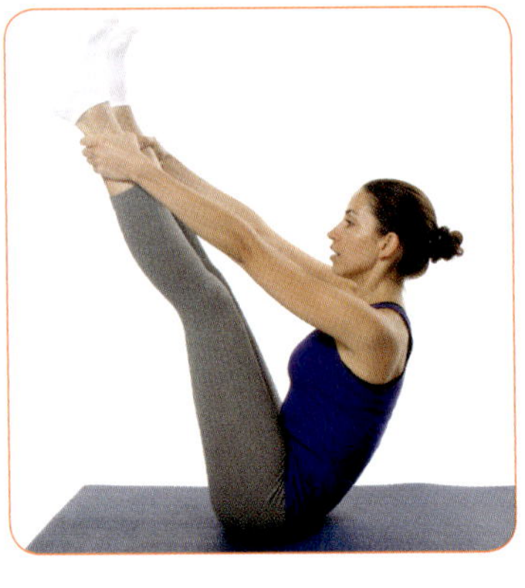

운동 The Exercise

Beginner

PILATES ANATOMY

Intermediate

Advanced

서론

Introduction

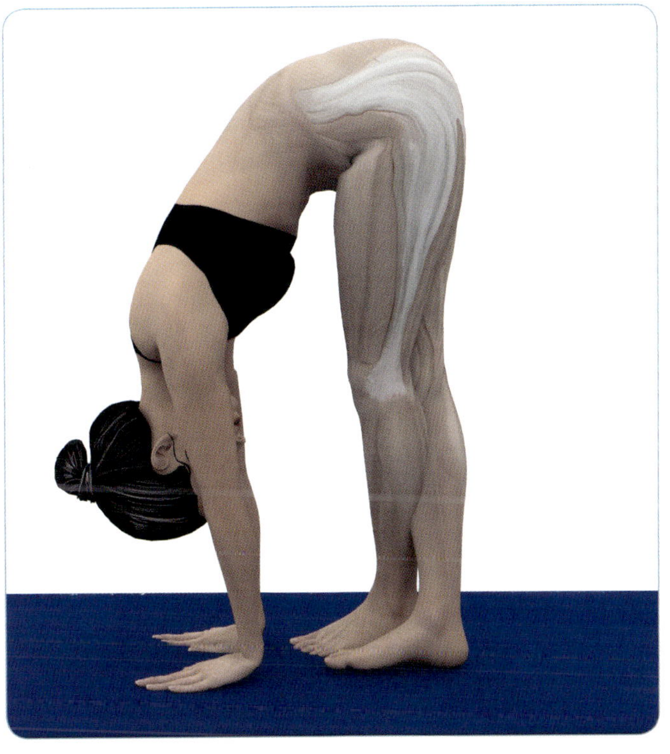

PILATES ANATOMY

서론

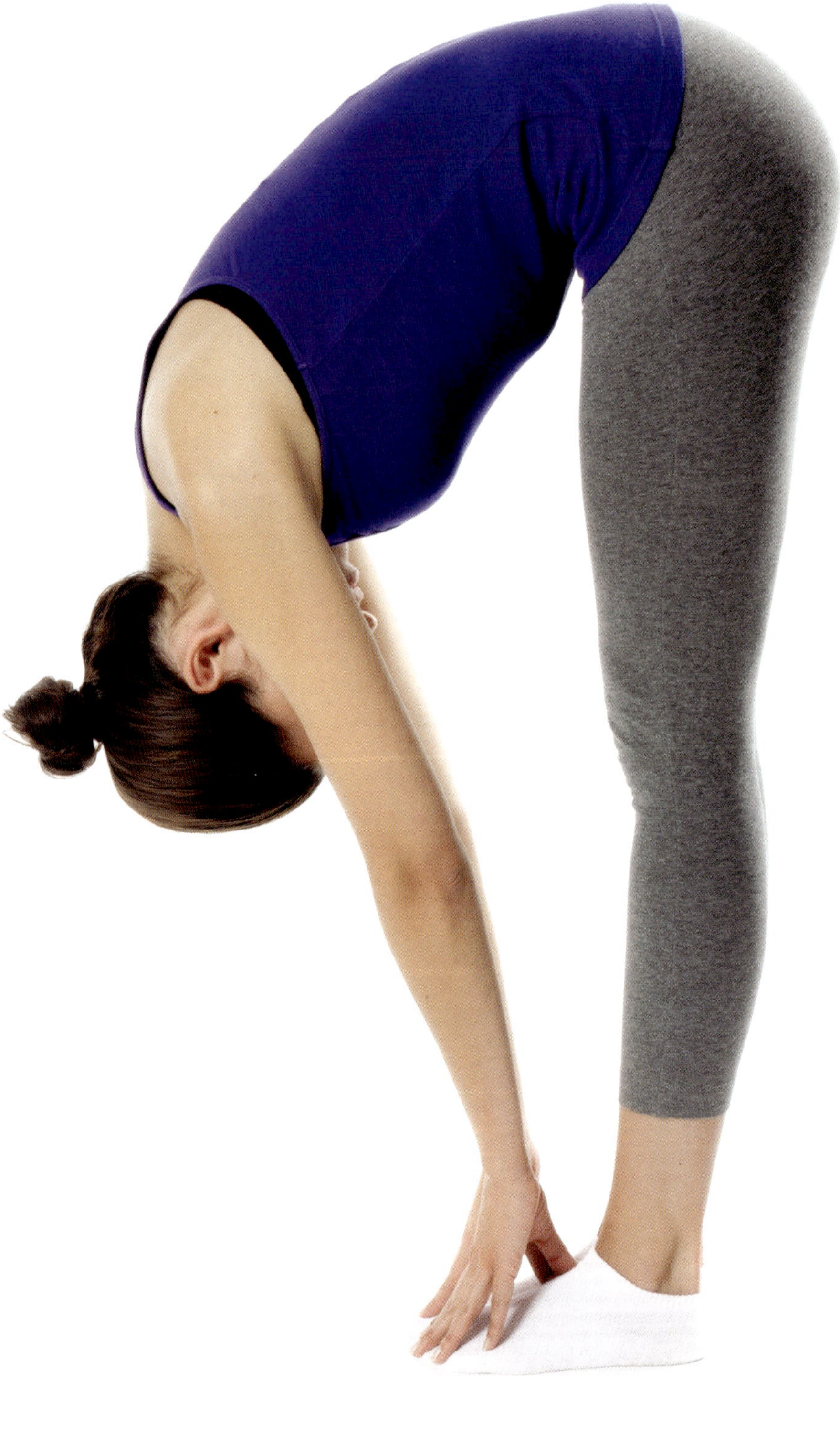

Joseph H. Pilates는 백 년 전 자신의 건강 향상을 위해 운동법을 개발하였으며 이 필라테스 운동은 신체 및 정신 컨디션을 컨트롤하는 것으로 가장 많이 알려진 운동 중 하나다. 필라테스는 많은 사람들이 신체 단련뿐만 아니라 신체에 대한 새로운 사실을 일깨워주는 재미있고도 활기찬 운동으로 많은 사람들이 애호하는 운동이 되었다. 또한 필라테스는 6가지 원칙을 바탕으로 한 운동으로 무한한 가능성을 제공해 주고 있다. 이 책에 기술하고 있는 운동은 단지 필라테스만을 소개하고 있다. 현재 수천 가지의 운동이 존재하고 있으며 그 운동은 무한한 변화가 가능한데 그것은 각 개인의 필요에 맞도록 프로그램화를 하기 쉽지만, 이 6가지 원칙은 반드시 지켜져야 한다. 필라테스 해부학은 필라테스의 대표적인 동작을 바탕으로 하는 몇 가지 주요 동작에 중점을 두고 있으며 이 대표적인 동작은 여러분이 필라테스를 최대한으로 경험할 수 있도록 기초를 제공할 것이다. 여러분은 이 책을 다양한 용도로 이용할 수 있는데, 만약 여러분이 초보자일 경우에는 난이도가 높은 동작을 하기 전에 기초 원칙에 초점을 두고 싶어 할 것이나 필라테스에 어느 정도 지식과 경험이 풍부하다면 본인의 운동 순서에 또 다른 여러 운동의 동작을 추가하려 할 것이다. 이 책에서 나타내고 있는 동작의 단계적 사진과 그에 관한 해부학적 도해는 동작을 통하여 여러분이 각 운동에 중점을 두어야 할 근육에 대해 자세한 설명을 해주고 있으며 또한, 각 동작에서 신체의 어느 부위에 초점을 두어야 하는지를 알려주는 유용한 정보를 주고 있다. 필라테스 운동은 초급, 중급, 고급의 3단계로 나누어져 있고 각 절은 여러분의 동작 스킬을 점검할 수 있도록 제공되어 있다.

필라테스의 주요 요소

필라테스 운동의 목적은 코어나 몸의 중심을 강화시키고 척추를 최대한 이완시키며 근육을 단련시키고 신체에 대한 지각을 향상시키는 것에 초점을 두고 있다. 필라테스 운동을 하면서 안전하게 하고 그 운동의 효과를 얻기 위해서는 다음의 6가지 원칙을 따라야 한다.

1 컨트롤 Control

Joseph Pilates는 원래 그의 운동 순서를 조절학이라고 불렀으며 조절의 원리가 이 운동 시스템의 주요 목표이다. 조절은 매우 중요한 요인인데, 특히 필라테스는 매트에서 이루어지며 체중과 중력에 저항하는 운동이기 때문에 시작과 마무리 동작이 매우 중요하다.

근육, 자세, 스피드에 대한 정확한 조절은 좋은 결과와 안전을 가져다준다. 이 원리는 한 동작이 마무리되고 그다음 동작으로 이어질 때도 적용되어야 한다. 조절 법칙을 숙달하게 됨으로써 필라테스 운동 과정에서 근육 부피를 줄이는 전체 운동 전 과정을 통하여 근육의 강함과 이완을 유지할 수 있을 것이다. 조절에 초점을 두게 되면 인체에 상호 보안 작용을 하는 작은 협력근도 활성화할 수 있다. 이 협력근은 운동을 위한 신체의 협응(coordination)과 균형(balance) 개발의 핵심이다.

2 호흡 Breath

힘든 작업이나 무거운 짐을 옮기는 도중 자신의 숨을 멈춘 적이 있는가? 호흡을 멈추게 되면 근육과 척추의 압력이 높아지고 심장 박동과 혈압에 변화를 가져오게 되는 데 따라서 움직임에 따른 깊고 일관된 호흡은 적절한 근육 균형과 전반적인 건강에 필수적인 요소이다.

대부분의 사람들은 정확한 호흡 방법에 대해서 모르고 있는데 그 결과 폐 용량의 반만 사용하고 있다. 얕은 호흡을 하게 되는 것은 스트레스와 흡연 그리고 좌식 일상생활을 포함한 외부 요인의 결과로 나타난다. 건강한 생활과 폐 용량 향상을 위해서는 올바른 호흡법을 익히는 것이 중요하다.

호흡에 대한 조절은 필라테스의 핵심이자 다른 운동과는 차별화가 되는 중요한 점이다. 만약 여러분이 이 운동의 초보자이고 호흡을 언제 어떻게 해야 할지 정확한 지식이 없다면 엄지손가락 법칙을 기억하도록 하라. 언제 어떻게 호흡해야 할지 모를 때 또는 운동에 있어서 어려운 부분에서는 숨을 내쉬는 것이 좋다.

필라테스에서 사용되고 있는 호흡은 목적에 따라 다음과 같이 3가지로 분류할 수 있다. 운동과 호흡의 종류에 익숙해지게 되면 신체는 스스로 자신에게 맞는 적절한 호흡을 하게 될 것이니 특별한 걱정은 하지 않아도 된다.

아코디언 또는 소용돌이 호흡 The Accordion or Billows Breathing

두 손을 흉곽 위에 올려놓고 호흡을 크게 들이쉬면서 손 사이의 공간을 넓히고, 숨을 내쉬면서 천천히 흉곽이 원래의 크기로 줄어들면서 두 손이 모아지게 한다. 늑골을 사용하여 숨을 깊게 들이쉬고 완전히 숨을 내쉬어 복근을 활성화시켜 이를 보조하게 한다. 늑골을 측방으로 확장시키는 호흡법으로 흉곽을 측방으로 팽창시키는 연습을 반복한다. 아코디언 호흡법은 척추를 안정화시키고 몸통의 균형을 유지하는 데 도움을 준다.

강제 호흡 Percussive Breathing

강제적 호흡은 흡기 시에는 부드럽고 길게 들이쉬고 호기 시에는 저항하듯 강하게 내쉰다. 숨을 내쉴 때 공기를 폐 밖으로 배출할 수 있도록 복부의 힘을 주는 것을 느끼게 될 것이고 쉬쉬 소리를 내면서 숨을 내쉴 수 있다. 이 호흡은 대체적으로 헌 드레드 운동(The Hundred Exercise) 시에 사용된다.

편한 호흡 Even Breathing

이 호흡법은 신체의 어느 일부분도 위치 변화를 일으키지 않은 상태에서 호흡하는 것이다. 흉곽과 복부에 움직임 거의 없는 상태로 숨을 들이쉬고 내쉬도록 한다.

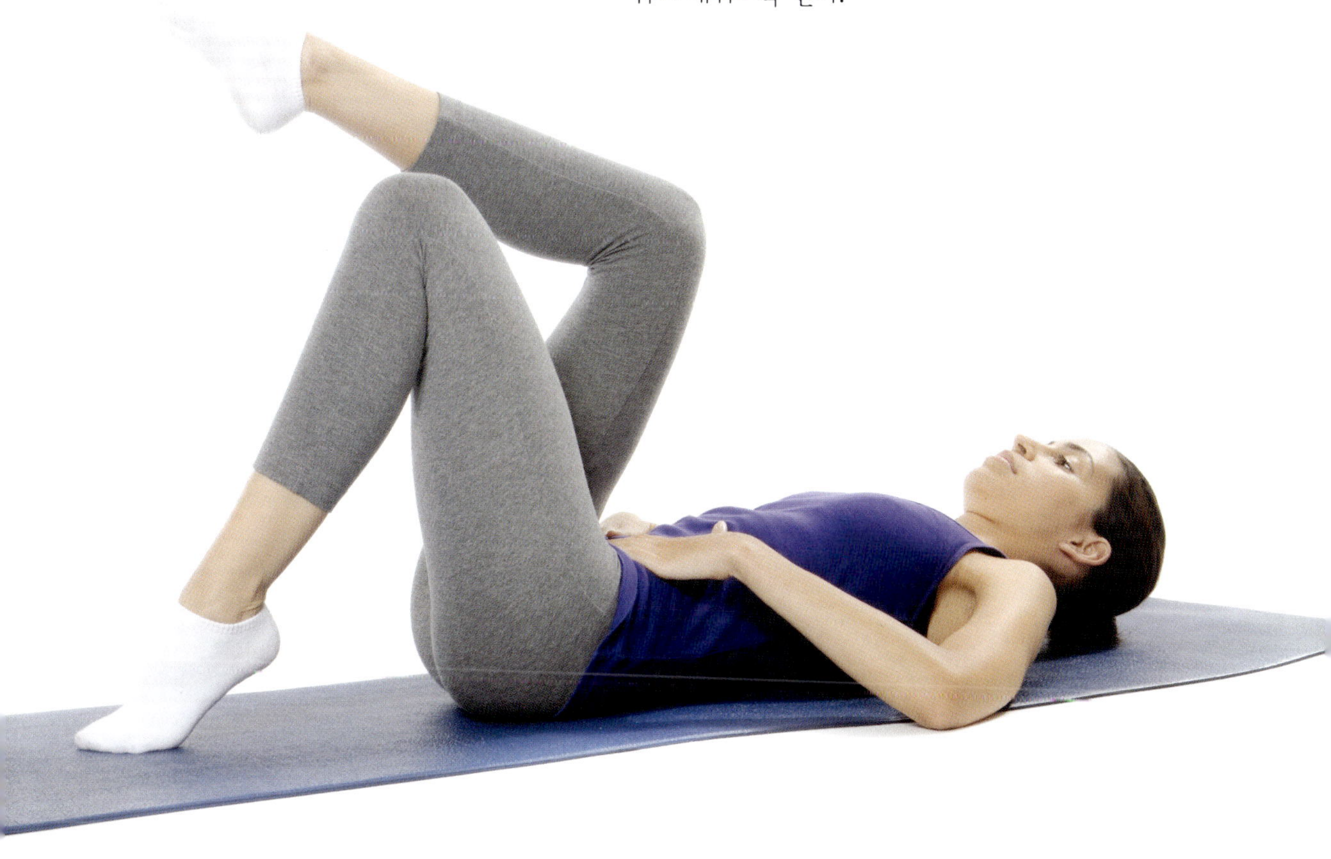

필라테스의 주요 요소

3 동작의 흐름 Flow of Movement

필라테스의 원리는 관절과 근육의 유연성을 향상시키고 몸을 같은 리듬으로 이완시켜주어 동작을 부드럽게 조절하고 정확하게 하는 데 있다. 부드럽고 연속적인 균형 잡힌 움직임은 신경 시스템, 근육 그리고 관절을 통괄하고, 신체가 균등하고 역동적인 모습으로 움직일 수 있도록 해준다.

4 정확성 Precision

정확성은 공간적 움직임의 조합으로써 각 동작의 시작과 마무리 자세가 무엇보다도 중요하다. 모든 운동은 움직임에 있어서 신체의 정확한 동작을 요구한다. 이 정확성의 원칙은 필라테스 운동의 전반적인 동작에서 가장 중요한 요소 중 하나이며 필라테스에서 더욱 효과적인 결과와 함께 부상으로부터 몸을 보호해 준다.

5 중심화 Centering

배꼽(아랫배)을 척추 쪽으로 부드럽게 잡아당기는 동작은 심부 복근을 활성화시키는 훌륭한 방법중 하나이다. 심부복근은 몸의 중심을 잡고 각 운동에 있어서 적절한 안정성을 확고해 주는 중요한 구성 요소이다. 몸의 중심이 활성화되면 조절과 정확성을 통해 운동을 역동적으로 시행할 수 있게 된다.

6 안정성 Stability

안정성은 필라테스의 매트 운동에서 가장 중요한 요소이다. 안정성은 신체의 한 부분에서 움직임이 일어나는 동안 다른 부분에서의 움직임을 막고 제한함으로써 유지된다. 복부의 코어근육을 활성화시켜서 척추의 전반적 움직임을 제한해야 한다. 몸이 바닥에 안정되게 고정되어 있는 상태에서 자유롭게 움직일 수 있을 때에 팔과 다리가 정확하게 움직일 수 있게 된다.

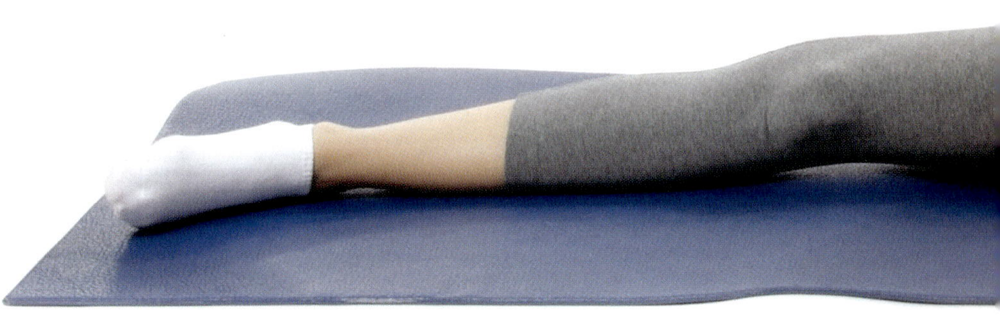

기본 필수품

필라테스의 장점 중 하나는 체육관 시설이나 첨단장비 등 별다른 운동기구가 없어도 훌륭한 효과를 얻을 수 있다는 것이다. 많은 필라테스 운동에서 피트니스 볼(fitness ball), 탄성고무 밴드(thera band), 그리고 다른 특별한 물건이나 장비를 이용하기는 하지만 꼭 필요한 필수품으로는 편안한 복장과 운동용 매트 그리고 스트레칭하기 위한 공간뿐이다.

매트

척추를 보호하는 것이 중요함으로 운동을 할 때 척추를 보호하기 위하여 적당한 쿠션과 두께가 갖추어진 매트나 패드를 이용하는 것이 좋다. 필라테스 매트가 적절하나 두꺼운 카펫이나 담요를 이용하여 운동할 수도 있다.

의복

의복으로는 편안한 레깅스, 요가복, 탄성 의복과 탱크탑 같은 몸에 딱 붙고 탄성 있는 운동복을 이용하는 것이 좋다. 착용해야 한다. 탄성이 있고 몸에 붙는 운동복은 운동 시 자신의 움직임이 몸동작을 관찰할 수 있게 해주며 다른 의복에 비해 몸의 움직임을 더 자유롭게 해준다. 롤업이나 롤오버 동작을 할 때 상체의 등 부위에서 금속에 눌리는 불편함을 없애기 위해서는 버클이나 딱딱한 금속이 장착된 옷을 피하는 것이 좋다. 여성의 경우, 신체에 꼭 맞는 스포츠 브라 또는 운동용 탑 의복이 후크가 있는 일반 속옷 브라보다는 더 편리할 것이다. 필라테스는 전통적으로 맨발로 하는 운동이지만 체육관이나 헬스클럽에서 운동을 할 경우에는 위생상의 이유로 맨발을 금지하는 경우가 있으니 그곳의 원칙에 따르는 것이 좋다. 그리고 필라테스의 경우에도 매트 위에서 미끄러지지 않도록 미끄럼 방지 기능이 있는 많은 종류의 필라테스 운동용 양말이 있다.

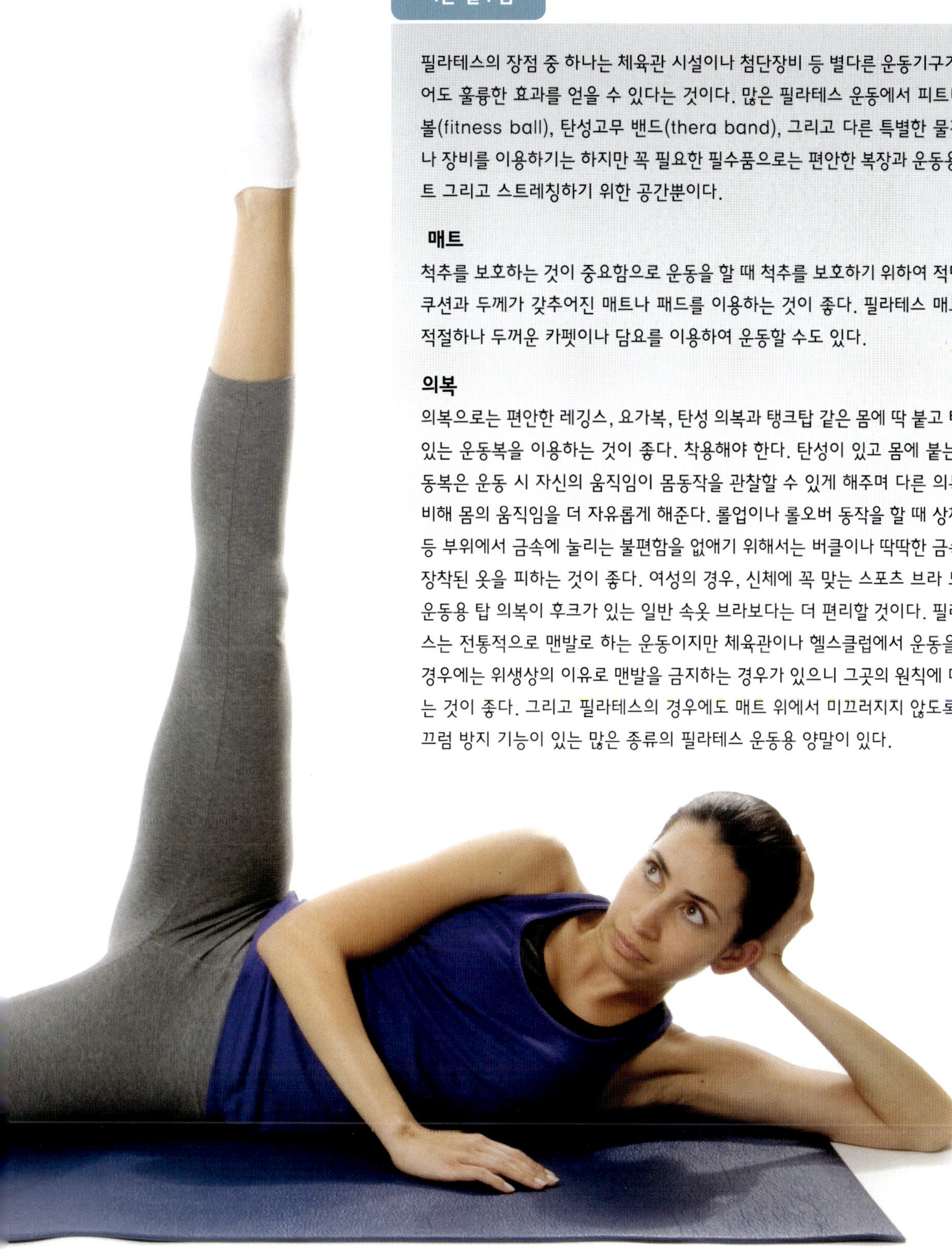

필라테스의 기초

필라테스는 핵심 6가지 원칙 이외에도 명심해야 할 몇 가지의 기초 자세와 신체 자세가 있다. 이러한 기초는 워밍업과 운동 단계에서 제대로 배워 활용하면 더 많은 효과를 볼 수 있으니 용어들을 외우기 위하여 귀중한 운동 시간을 낭비하지 않아도 된다. 척추와 복부의 적절한 위치에서 운동의 시작과 끝을 정확하게 시행해야 성공적인 효과를 볼 수 있다.

앙와위 Supine Position

앙와위는 바닥에 등을 대고 바로 누운 자세이다.

복와위 Prone Position

복와위는 바닥에 가슴과 배를 대고 엎드려 누운 자세이다.

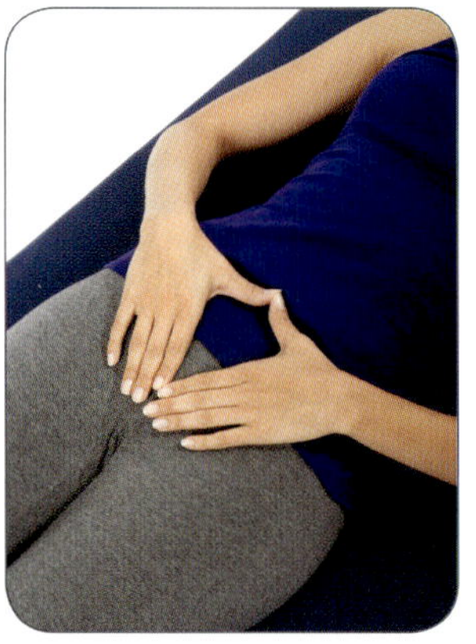

중립자세 Neutral Spine

척추 중립은 앙와위(바로 누운 자세)에서 요추가 바닥에서 살짝 들어 올려져 자연스러운 굴곡(natural curves)을 유지하는 자세이다. 골반 중립(neutral pelvic)은 손을 삼각형 모양으로 치골(pubic bone)과 골반 위에 올려놓은 상태에서 골반을 앞 또는 뒤쪽으로 기울지 않고 견고하게 고정하는 데 도움을 주는 중립 자세이다.

신장 Lengthening

신장은 신체의 일부분의 공간과 근육의 길이를 최대한 길게 늘여 이완시키는 것이다.

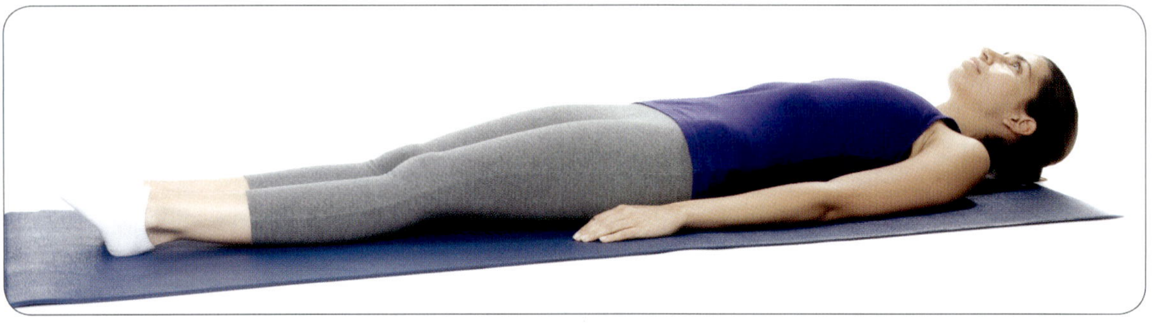

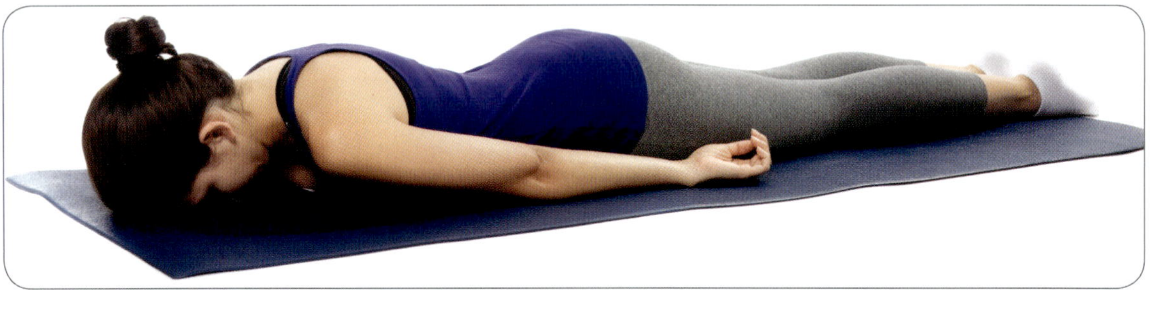

C 곡선 C curve

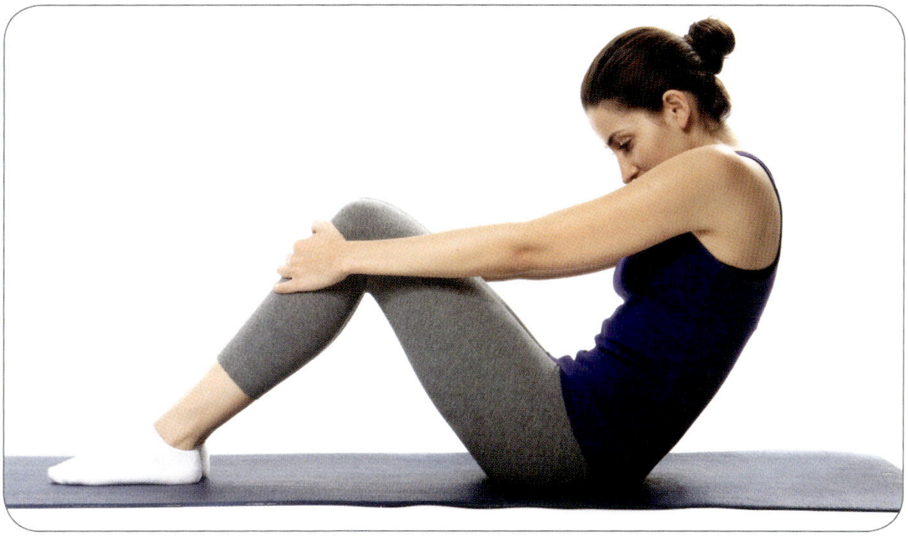

배꼽(아랫배)을 수축시키고, 등 또는 척추를 둥글게 구부리는 자세이다. 복부를 수축함으로써 척추가 스트레칭 되는 방식이다.

복부 수축 Abdominal Scoop

허리를 단단히 졸라매듯이 배꼽(아랫배)을 척추 쪽으로 당기는 자세이다. 복부 수축은 복벽에 압박을 주고 등을 보조하는 복부의 깊은 근육을 자극한다.

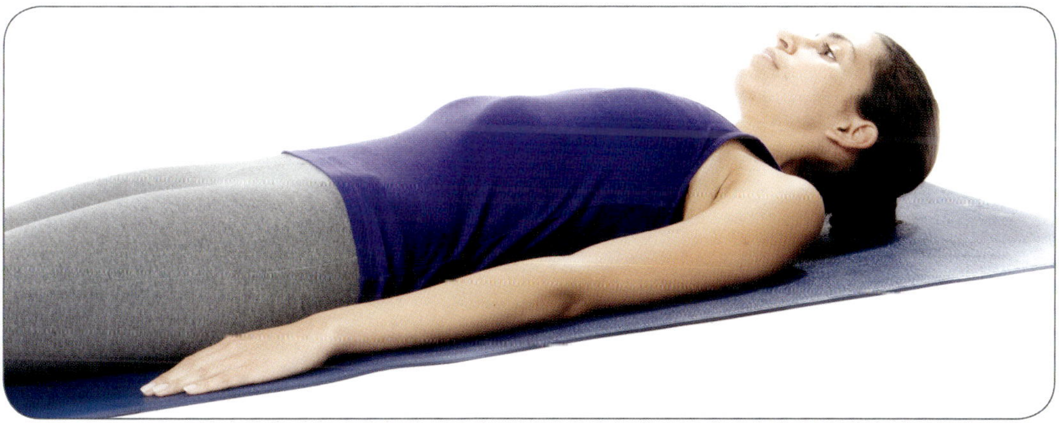

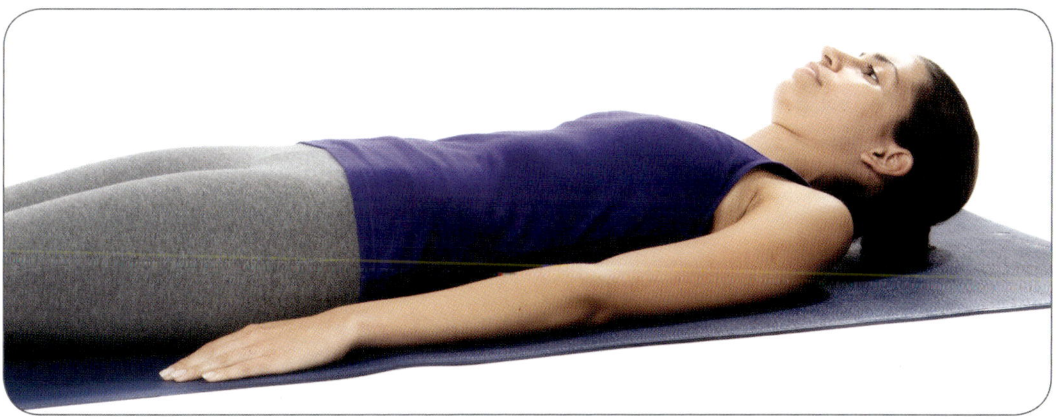

필라테스의 기초

균형점 Balance Point

바닥에 바르게 앉아 무릎을 구부리고 두 팔로 정강이 부분을 잡은 상태에서 발을 바닥으로부터 들어 올렸을 때 균형을 유지하는 것이다. 이때, 뒤로 넘어가지 않기 위해서는 복근을 척추 쪽으로 끌어당기고 골반을 이용하여 몸의 균형을 잡아야 한다.

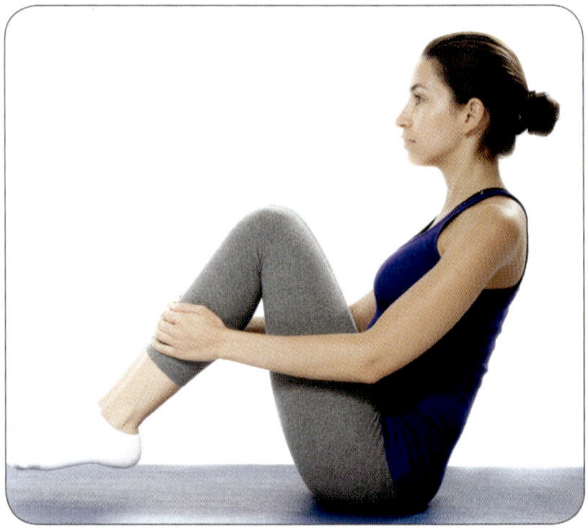

연결 Articulation

"연결"은 척추의 한 분절(segment)을 움직임과 동시에 그 움직임을 다른 척추와 분리시키는 것으로써, 보통 척추를 상하로 움직이는 동작을 의미하는 용어이다.

척추 쌓기 Stacking the Spine

바닥에 바르게 앉은 상태에서 척추를 아래부터 위로 한 분절씩 쌓으며 상체를 천천히 일으키거나 곧게 세우는 자세이다. 척추가 바닥과 일 수직 선상에 놓여야 완성된 자세라고 할 수 있다.

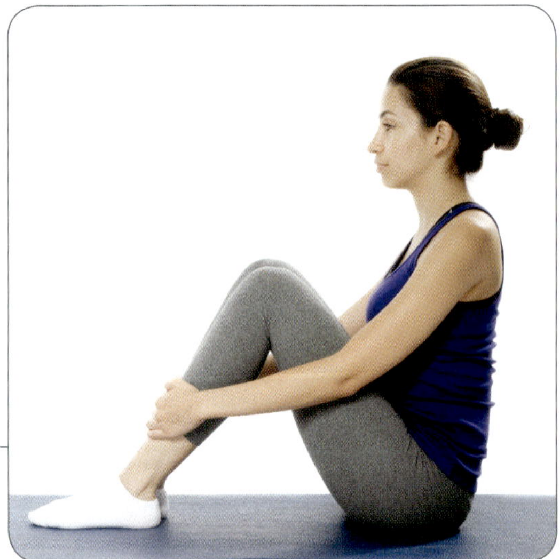

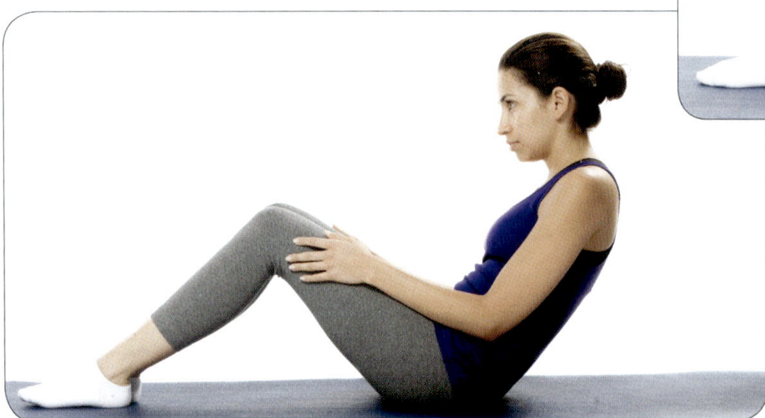

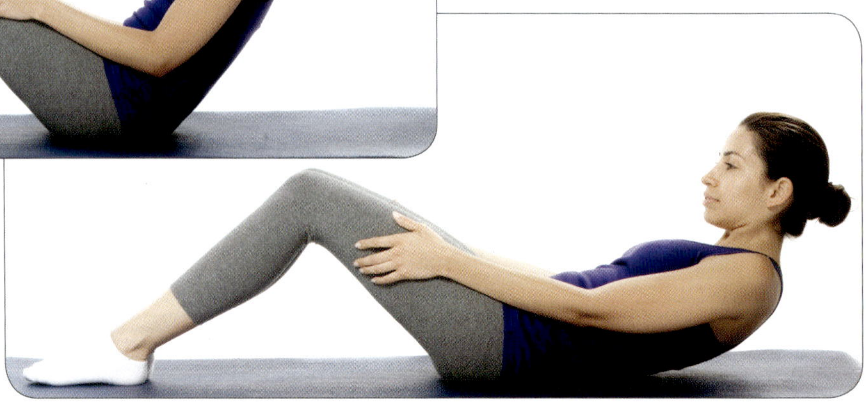

평행자세 vs. 턴 아웃 자세

평행자세는 두 발을 옆으로 나란히 놓는 자세이다. 턴 아웃 자세는 평행자세에서 발끝을 바깥 방향으로 놓는 자세이다. 이때 발을 돌리기 위해 골반을 바깥 방향으로 회전시켜야 한다.

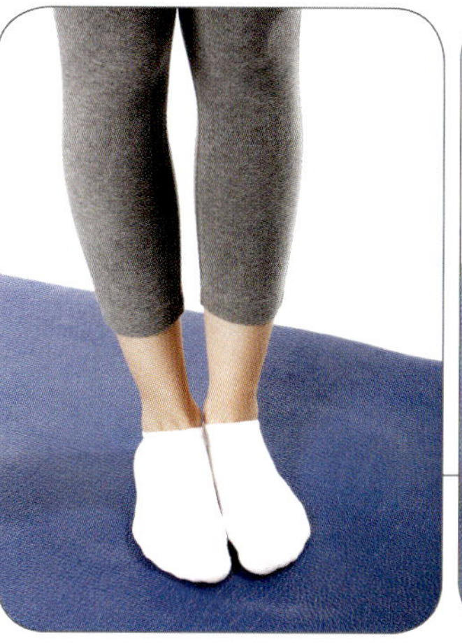

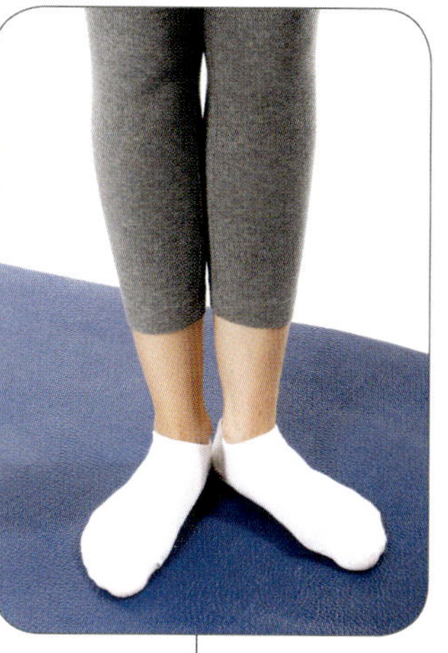

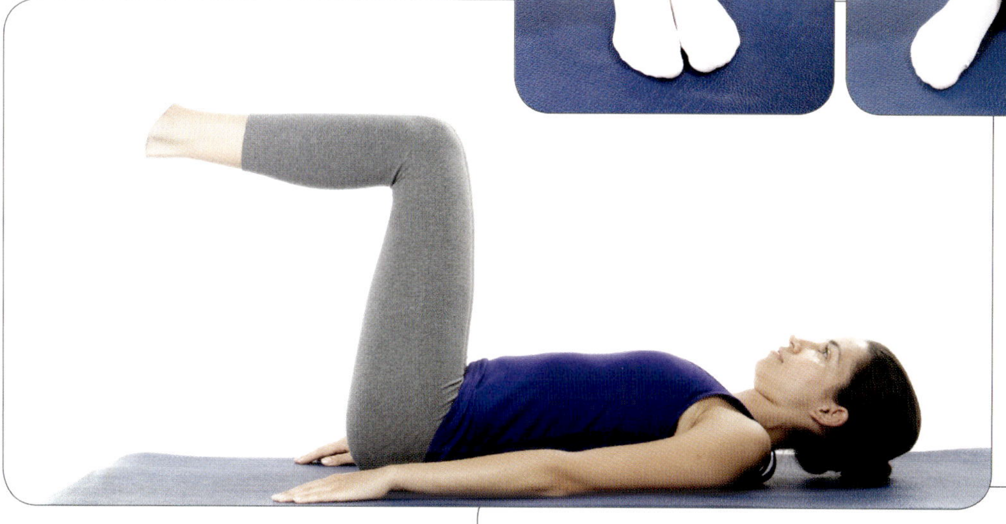

테이블 자세 Tabletop position

바닥에 등을 대고 바로 누운 자세에서 다리를 들어 올려 무릎을 90도 굽힌다. 이때 종아리는 바닥과 평행을 이루어야 하며 발은 천장을 향해야 한다.

대항 Opposition

대항은 운동 중 몸을 움직이는 동안 그 움직임에 저항하거나 그와는 반대로 밀어 대항하는 것을 말한다.

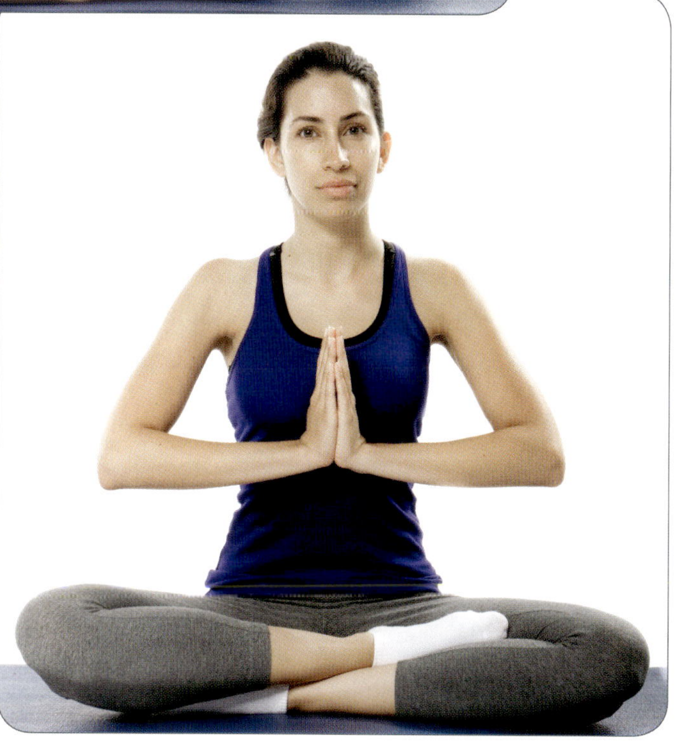

스트레칭

The Stretches

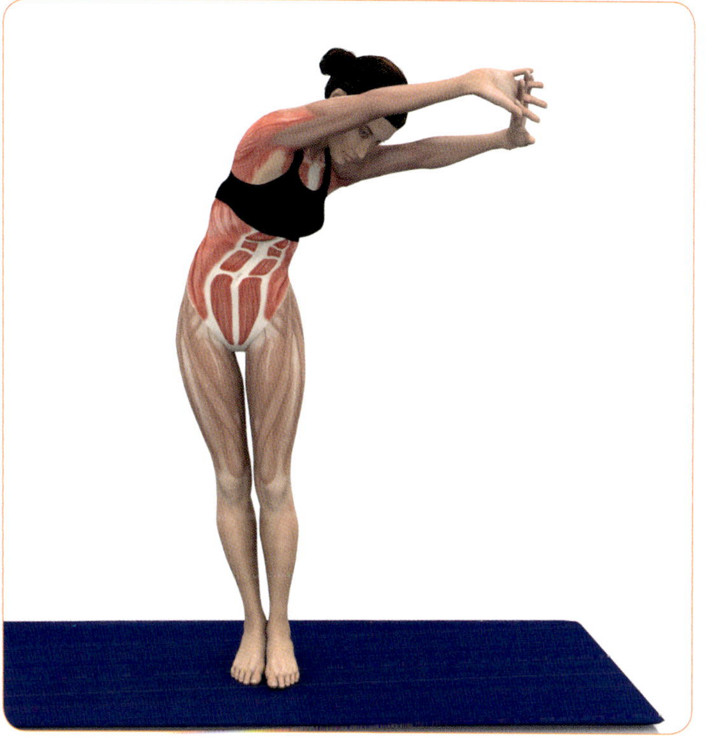

PILATES ANATOMY

스트레칭

운동 전 준비운동을 충분히 함으로써 안전하고 효과적으로 운동 효과를 최대한 얻을 수 있다. 근육을 스트레칭하고 워밍업해 주는 것은 모든 운동에 있어 시작 전 해야 하는 가장 중요한 스텝이다. 필라테스 동작들은 중요한 운동 동작부터 평범한 운동 동작들까지 워밍업을 필요로 한다. 이 책에서 언급하는 운동과 움직임은 특정한 근육들을 사용하기에 운동 시 몸 전체를 최대한 유연하게 만드는 것이 중요하다. 이번 장의 스트레칭을 함으로써 필라테스의 핵심 원칙(조절 control, 호흡 breath, 동작의 흐름 flow of movement, 정확성 precision, 중심화 centering, 안정성 stability)을 배우고 강화할 수 있다. 운동 전 몸 전체의 근육이 운동 중 똑같은 초점, 인식, 그리고 움직임을 가지고 있는지 생각하며 워밍업해야 한다. 스트레칭을 함으로써 신체는 더욱더 건강하고 유연해질 것이며 운동과 근육의 연결성에 대해서도 알게 될 것이다.

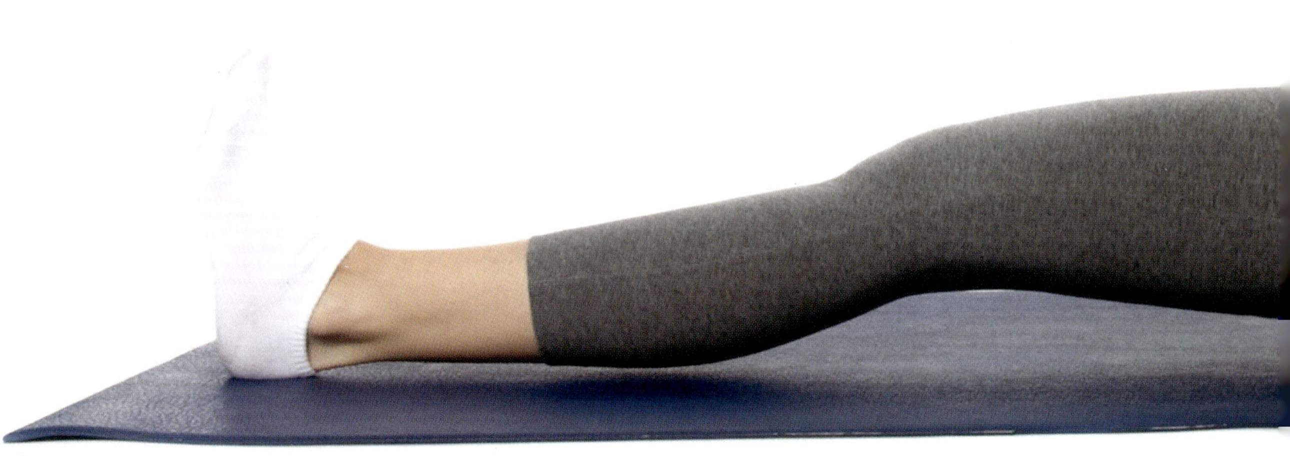

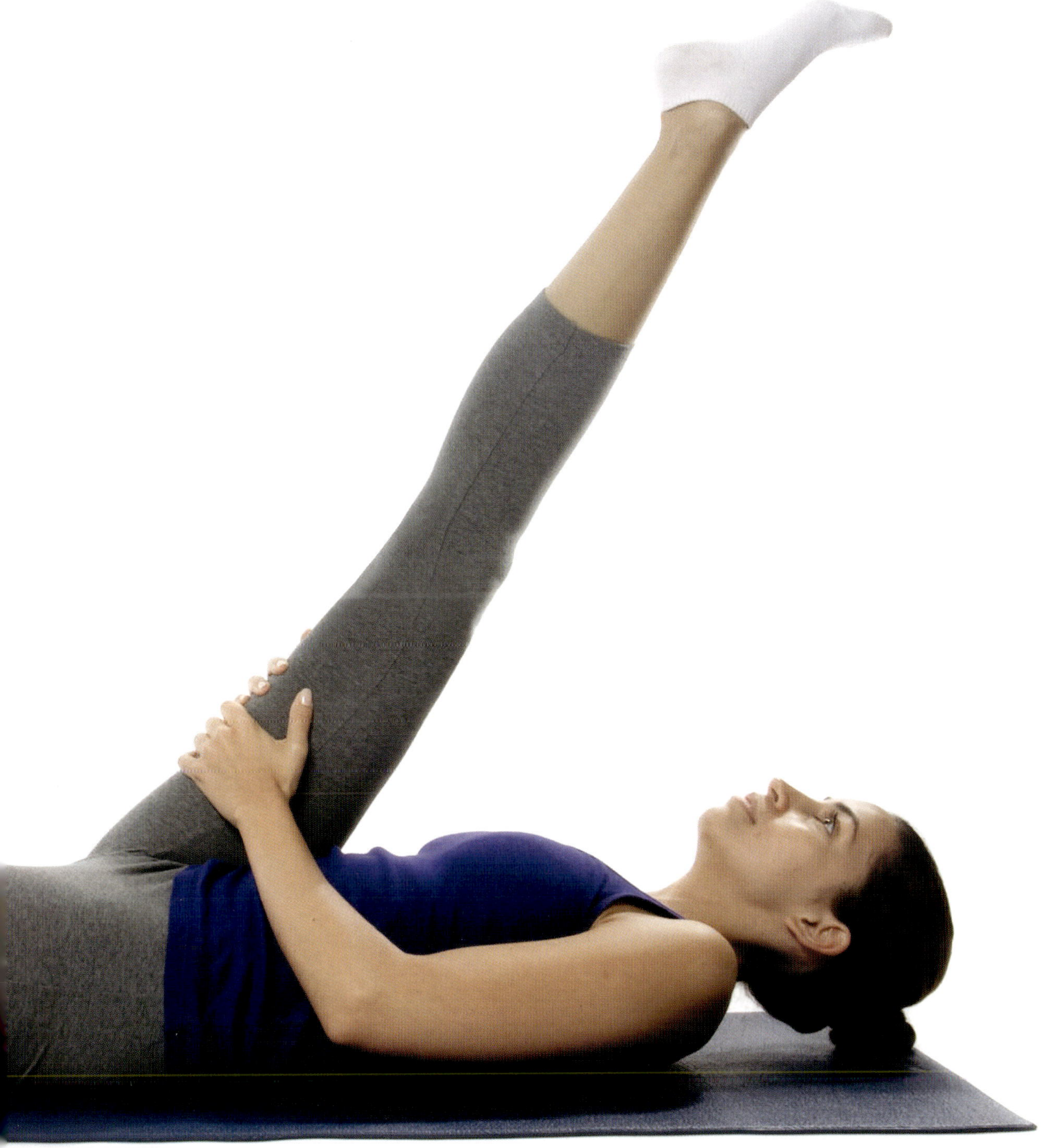

Hamstring Stretch

햄스트링 스트레칭은 다리 근육 준비운동에 효과적인 운동방법이다. 이 운동은 햄스트링 근육(대퇴이두근 biceps femoris, 반건양근 semi-tendinosus, 반막양근 semimembranosus)이 지나치게 스트레칭되지 않도록 주의하며 최대한 천천히 신중하게 시행해야 한다.

효과적인 운동을 위한 조언

체크사항

- 등과 허리는 바닥으로부터 안정되도록 견고하게 고정되어 있어야 한다.

주의할 점

- 운동 중 한쪽 다리를 스트레칭 된 느낌이 들때까지 당겨 올릴 때 반대편 다리는 바닥에 견고하게 고정되어 있어야 한다.

1. 바닥에 등을 대고 바로 누운 자세에서 허벅지 뒤를 양손으로 잡고 무릎을 굽힌 채 들어 올린다.
2. 허벅지 뒤쪽이 스트레칭 된 느낌이 들때까지 천천히 무릎을 최대한 편다.
3. 이 자세를 15초간 유지하고 3회 반복 시행한다. 양쪽 다리를 교대로 번갈아 가며 시행한다.

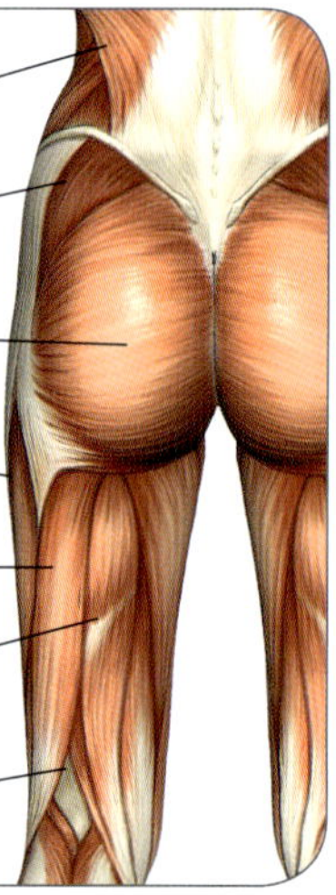

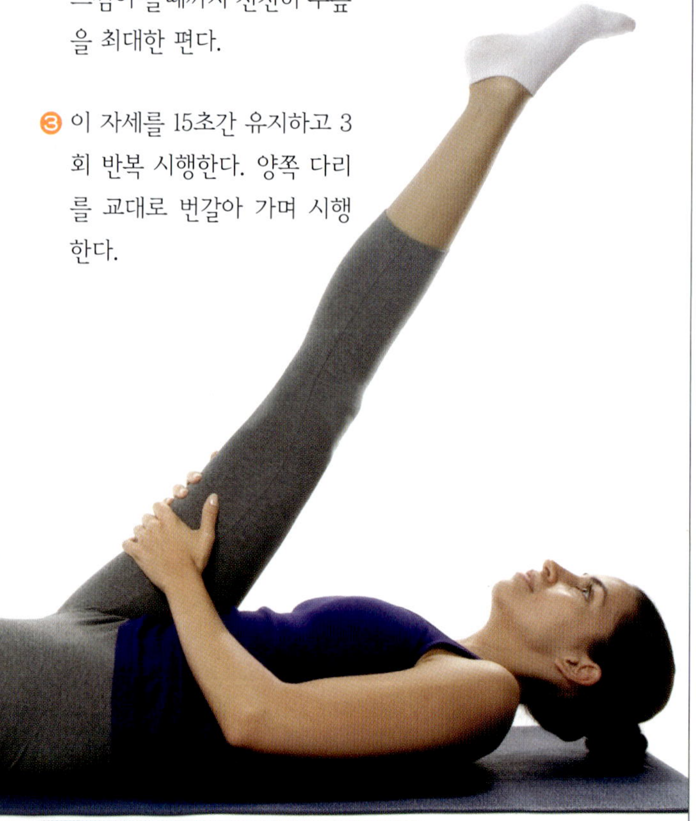

핵심 주

붉고 선명하게 나타낸 근육은 활동근을 의미하는 것이고, 회색 바탕의 근육은 안정화 시키는 역할의 근육을 말한다.

* 는 심부근육을 의미한다.

주 타겟 근육

- 대퇴이두근(biceps femoris)
- 반건양근(semitendinosus)
- 반막양근(semimembranosus)
- 대둔근(gluteus maximus)

ITB Stretch

주 타겟 근육

- 장경인대(iliotibial band)
- 대퇴이두근(biceps femoris)
- 대둔근(gluteus maximus)
- 외측광근(vastus lateralis)

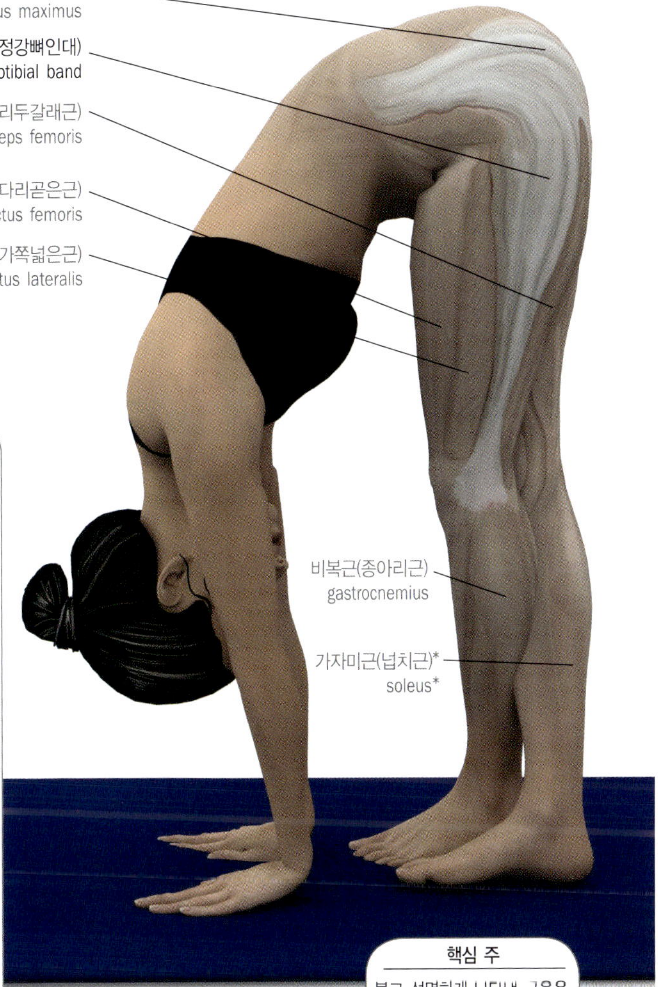

핵심 주

붉고 선명하게 나타낸 근육은 활동근을 의미하는 것이고, 회색 바탕의 근육은 안정화 시키는 역할의 근육을 말한다.
* 는 심부근육을 의미한다.

1. 한쪽 다리를 반대편 다리 앞 쪽으로 교차시켜 바로 선 자세에서 시작한다.
2. 허리를 최대한 굽혀서 손이 바닥에 닿도록 한다. 이때, 무릎은 최대한 편 상태로 유지되어 있어야 한다.
3. 이 자세를 15초간 유지하고 3회 반복 시행한다. 양쪽 다리를 교대로 번갈아 가며 시행한다.

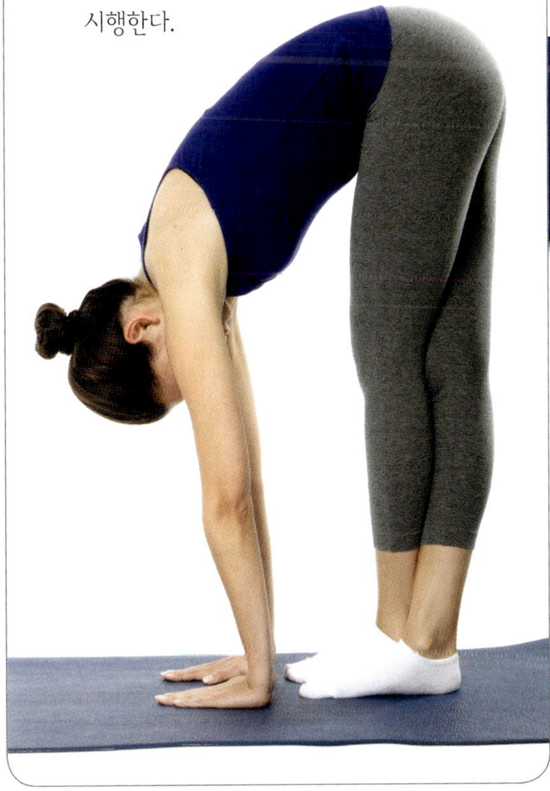

대퇴근막장근(TFL: tensor fasciae latae)은 고관절을 교차하는 두꺼운 인대로 이루어진 결합조직으로써 슬개골(kneecap), 대퇴이두근(biceps femoris tendon) 그리고 경골까지 연결되어 있으며 무릎을 안정시키고 고관절을 외전시키는 기능을 한다. 이 스트레칭 동작은 낮은 자세를 취하거나 운동을 하기 전에 실시하는 것이 좋다.

Hip Flexor Stretch

모든 필라테스는 고관절 유연함을 기초로 한 프로그램이다. 운동하기 전에 고관절 굴곡근을 스트레칭시켜 고관절을 유연하게 한다.

효과적인 운동을 위한 조언

체크사항

- 정면을 응시하며 등을 곧게 편 자세를 유지한다.

주의할 점

- 앞에 세워놓은 다리의 무릎이 발목 앞을 넘어서지 않도록 하며 종아리와 매트의 각도는 90도를 넘지 않도록 한다.

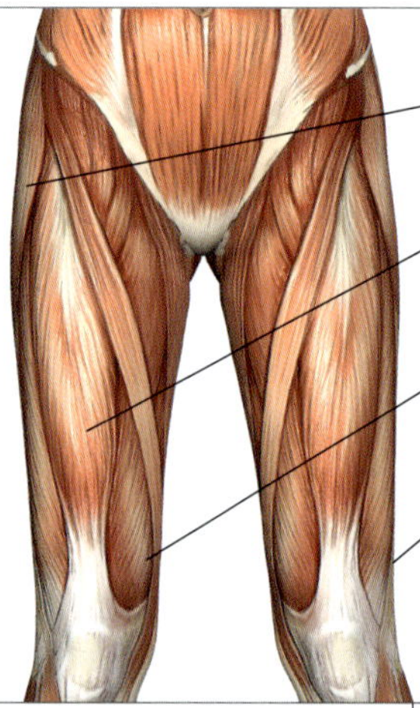

핵심 주

붉고 선명하게 나타낸 근육은 활동근을 의미하는 것이고, 회색 바탕의 근육은 안정화시키는 역할의 근육을 말한다.

* 는 심부근육을 의미한다.

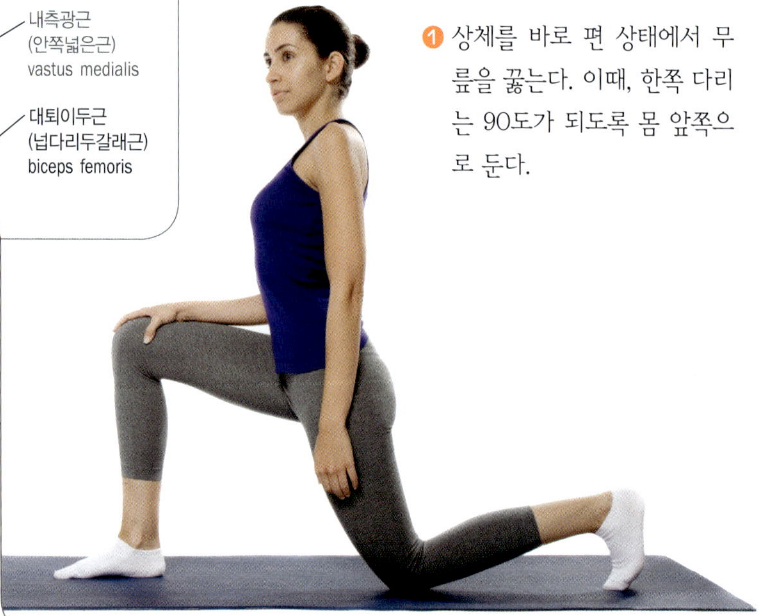

❶ 상체를 바로 편 상태에서 무릎을 꿇는다. 이때, 한쪽 다리는 90도가 되도록 몸 앞쪽으로 둔다.

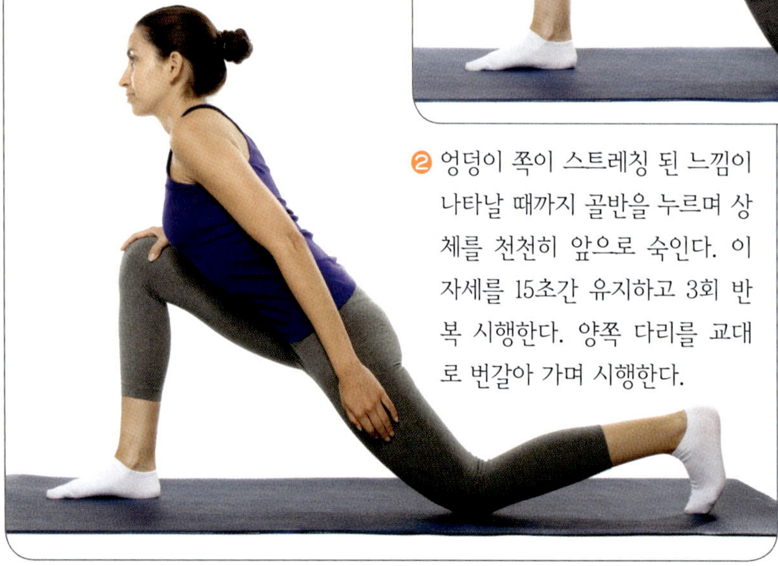

❷ 엉덩이 쪽이 스트레칭 된 느낌이 나타날 때까지 골반을 누르며 상체를 천천히 앞으로 숙인다. 이 자세를 15초간 유지하고 3회 반복 시행한다. 양쪽 다리를 교대로 번갈아 가며 시행한다.

주 타겟 근육

- 대퇴직근(rectus femoris)
- 내측광근(vastus medialis)
- 대퇴이두근(biceps femoris)
- 대퇴근막장근(tensor fasciae latae)

Quadriceps Stretch

주 타겟 근육

- 대퇴직근(rectus femoris)
- 내측광근(vastus medialis)
- 외측광근(vastus lateralis)

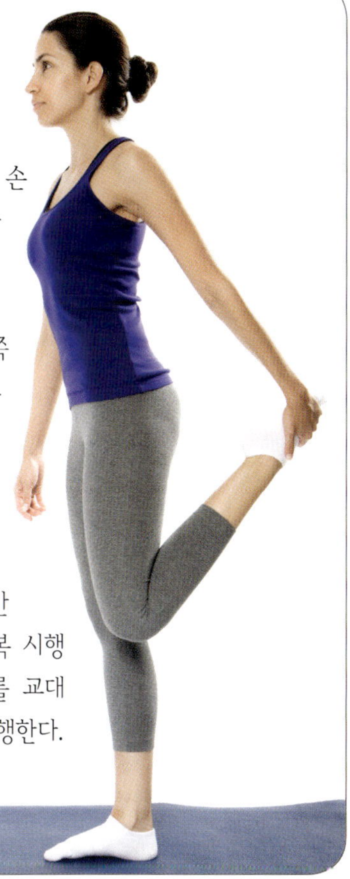

❶ 바로 선 자세에서 손으로 한 쪽 발등을 잡고 엉덩이 쪽으로 당겨 올려준다. 이때, 허벅지 앞쪽이 스트레칭 된 느낌이 들어야 하며 무릎은 최대한 편 상태로 유지되어 있어야 한다.

❷ 이 자세를 15초간 유지하고 3회 반복 시행한다. 양쪽 다리를 교대로 번갈아 가며 시행한다.

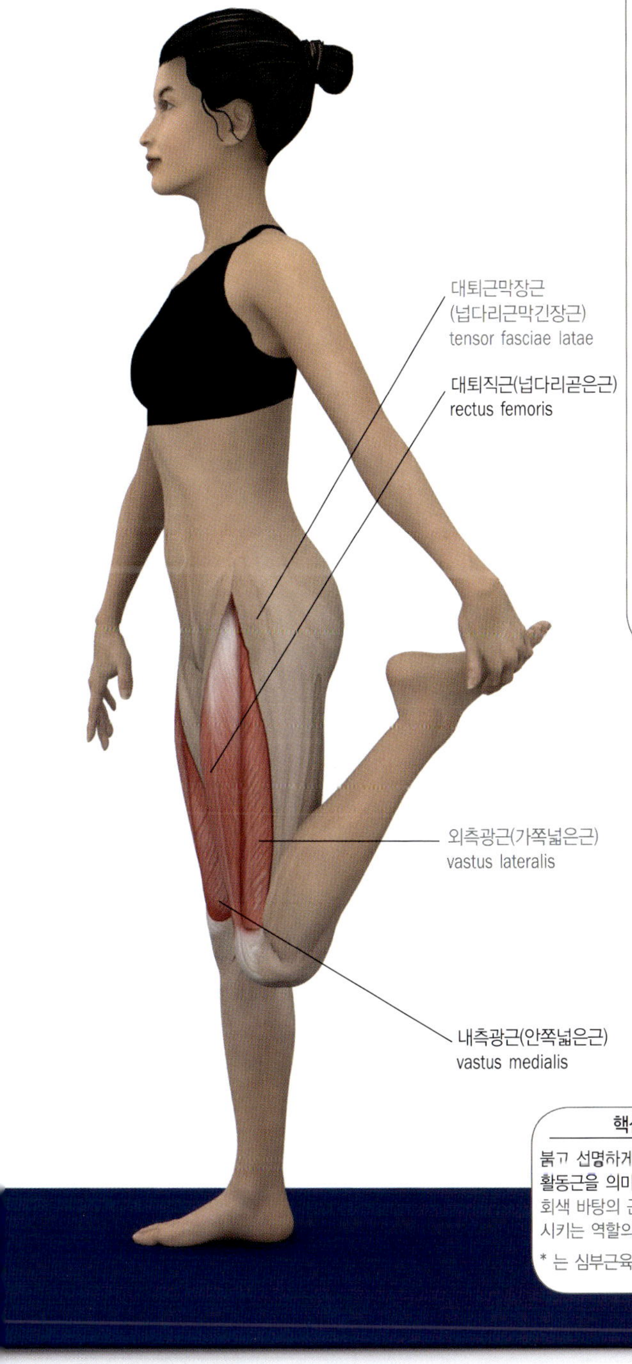

대퇴사두근(quadriceps)은 허벅지 앞 쪽에 위치해 있으며 4개의 근육(내측광근, 외측광근, 대퇴직근, 중간광근)으로 이루어져 있고 최대한 스트레칭이 되어야 한다. 이 스트레칭을 할 때 바로 선 자세를 유지하는 것이 균형을 잡는 데 도움이 된다.

핵심 주

붉고 선명하게 나타낸 근육은 활동근을 의미하는 것이고, 회색 바탕의 근육은 안정화시키는 역할의 근육을 말한다.
* 는 심부근육을 의미한다.

효과적인 운동을 위한 조언

체크사항

- 지탱하고 있는 다리무릎을 편 상태로 유지한다.

주의할 점

- 상체가 앞으로 기울지 않도록 주의한다.

Runner`s Stretch

조깅을 즐기는 사람이나 운동선수들은 이 스트레칭을 규칙적으로 하는 것이 좋다. 또한 이 스트레칭은 필라테스에서도 유용하게 사용되고 있으며 다리를 최대한 유연하게 만드는데 좋은 효과를 나타내는 자세이다.

주 타겟 근육

- 비복근(gastrocnemius)
- 가자미근(soleus)

1. 한쪽 다리를 반대편 다리 뒤쪽으로 놓고 바로 선 자세에서 시작한다. 이때, 뒤쪽 다리는 최대한 편 상태여야 한다.
2. 반대편 다리는 앞으로 디딘 후 무릎을 구부린다.
3. 종아리 뒤쪽이 스트레칭되는 느낌이 들때까지 몸을 앞으로 기울인다. 이때, 양쪽 발꿈치는 바닥에 견고하게 고정되어 있어야 한다. 이 자세를 15초간 유지하고 3회 반복 시행한다. 양쪽 다리를 교대로 번갈아 가며 시행한다.

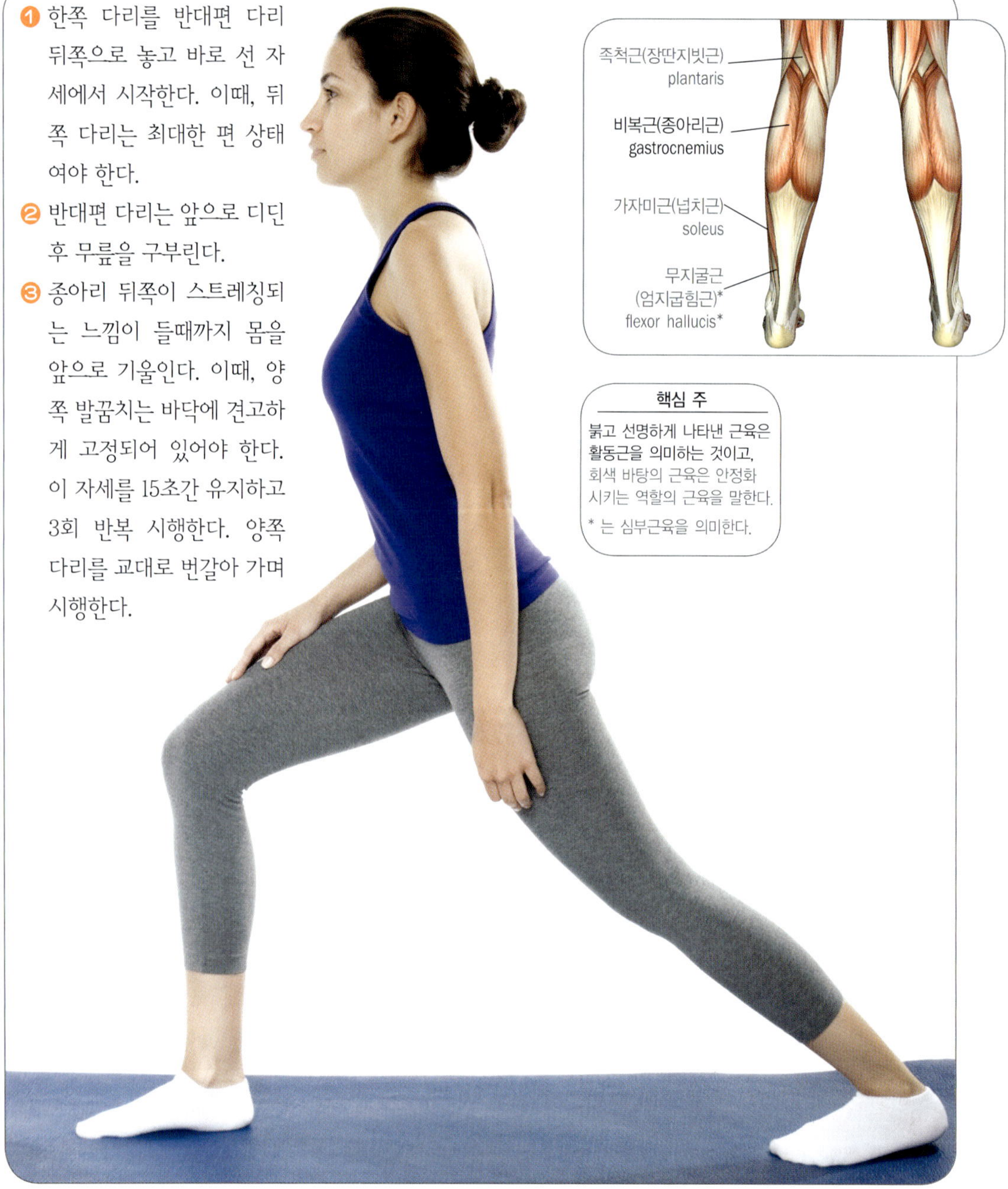

핵심 주

붉고 선명하게 나타낸 근육은 활동근을 의미하는 것이고, 회색 바탕의 근육은 안정화 시키는 역할의 근육을 말한다.

* 는 심부근육을 의미한다.

Soleus Stretch

가자미근 스트레칭은 무릎을 굽힘으로써 정확하게 가자미근(soleus)에 집중시키는 자세이다. 또한 이 스트레칭은 유연성을 길러주고 달리기 속도를 높여주는 기능을 한다.

주 타겟 근육

- 가자미근(soleus)
- 비복근(gastrocnemius)

핵심 주

붉고 선명하게 나타낸 근육은 활동근을 의미하는 것이고, 회색 바탕의 근육은 안정화 시키는 역할의 근육을 말한다.

* 는 심부근육을 의미한다.

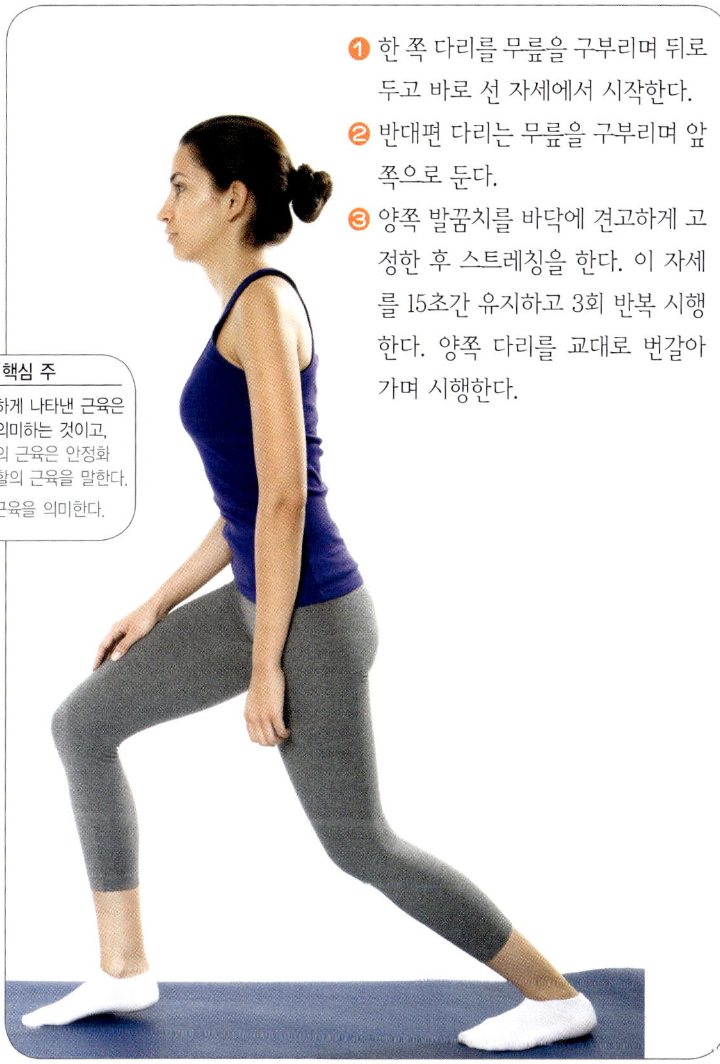

1. 한 쪽 다리를 무릎을 구부리며 뒤로 두고 바로 선 자세에서 시작한다.
2. 반대편 다리는 무릎을 구부리며 앞쪽으로 둔다.
3. 양쪽 발꿈치를 바닥에 견고하게 고정한 후 스트레칭을 한다. 이 자세를 15초간 유지하고 3회 반복 시행한다. 양쪽 다리를 교대로 번갈아 가며 시행한다.

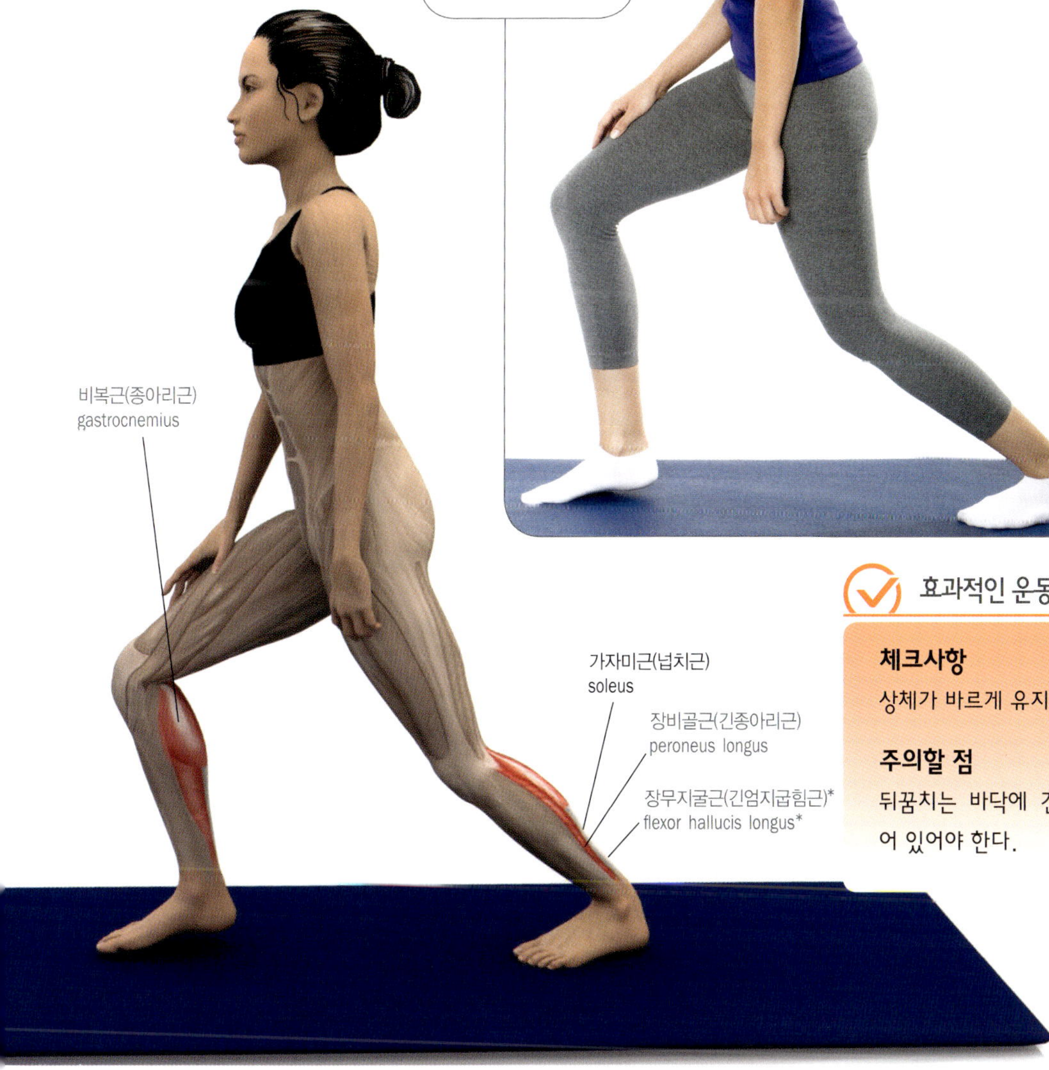

효과적인 운동을 위한 조언

체크사항

상체가 바르게 유지되어야 한다.

주의할 점

뒤꿈치는 바닥에 견고하게 고정되어 있어야 한다.

Piriformis Stretch

이상근은 둔근(대둔군, 중둔근, 소둔근)안에 위치해 있는 작은 근육이다. 이상근 스트레칭을 효과적으로 잘 하려면 매트에 바로 누운 자세에서 무게 중심을 잘 잡는 것이 중요하다.

효과적인 운동을 위한 조언

체크사항

- 깊은 심부 근육을 스트레칭할 수 있게 하기 위해서는 엉덩이를 바닥에 견고하게 안정시켜야 한다.
- 무릎을 천천히 가슴을 향해 당긴다.

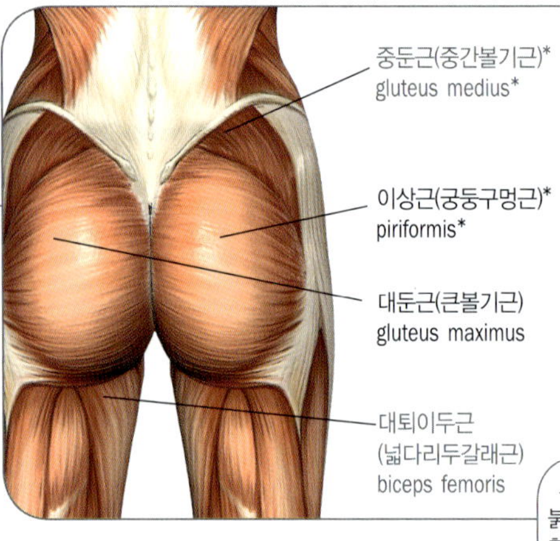

핵심 주

붉고 선명하게 나타낸 근육은 활동근을 의미하는 것이고, 회색 바탕의 근육은 안정화 시키는 역할의 근육을 말한다.

* 는 심부근육을 의미한다.

❶ 바닥에 등을 대고 바로 누운 자세에서 한쪽 발의 외측과(lateral malleolus)를 반대편 무릎위에 놓는다.

❷ 반대편 다리를 구부리며 몸을 향해 당긴다.

❸ 구부린 다리의 허벅지 뒤를 양손으로 잡고 무릎 위의 다리가 스트레칭된 느낌을 받을 때까지 몸을 향해 당긴다. 이 자세를 15초간 유지하고 3회 반복 시행한다. 양쪽 다리를 교대로 번갈아 가며 시행한다.

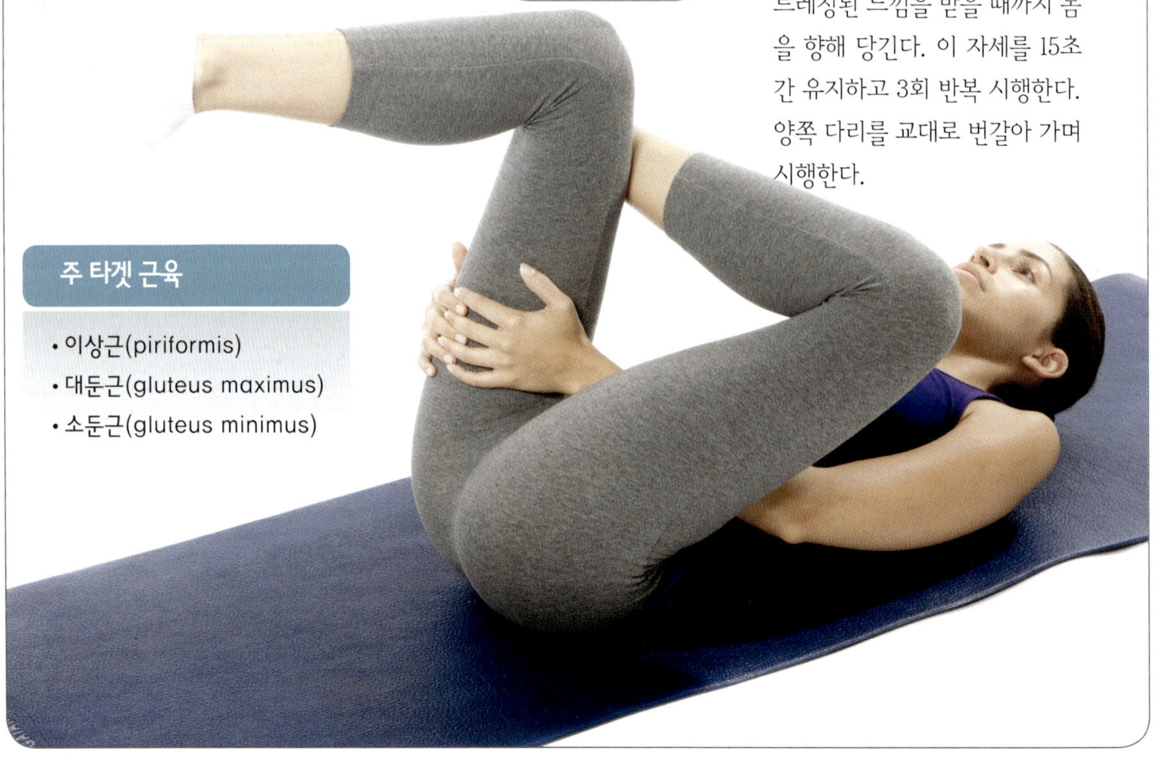

주 타겟 근육

- 이상근(piriformis)
- 대둔근(gluteus maximus)
- 소둔근(gluteus minimus)

Lumbar Stretch

❶ 바닥에 바로 누운 자세에서 두 무릎을 굽히고 무릎과 발을 서로 붙힌다.

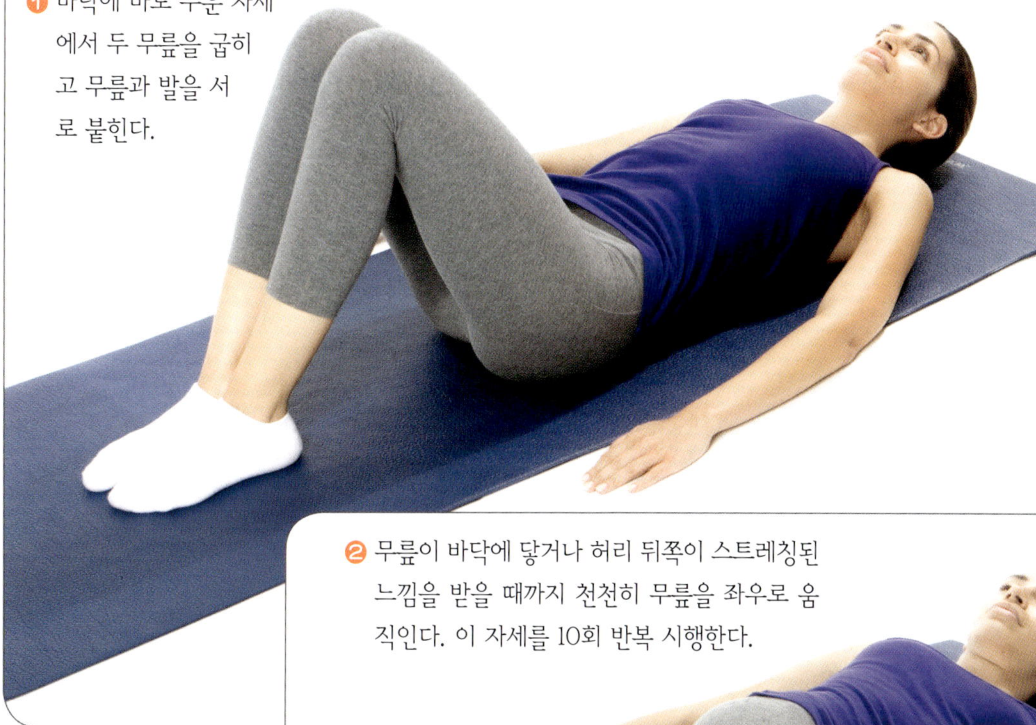

❷ 무릎이 바닥에 닿거나 허리 뒤쪽이 스트레칭된 느낌을 받을 때까지 천천히 무릎을 좌우로 움직인다. 이 자세를 10회 반복 시행한다.

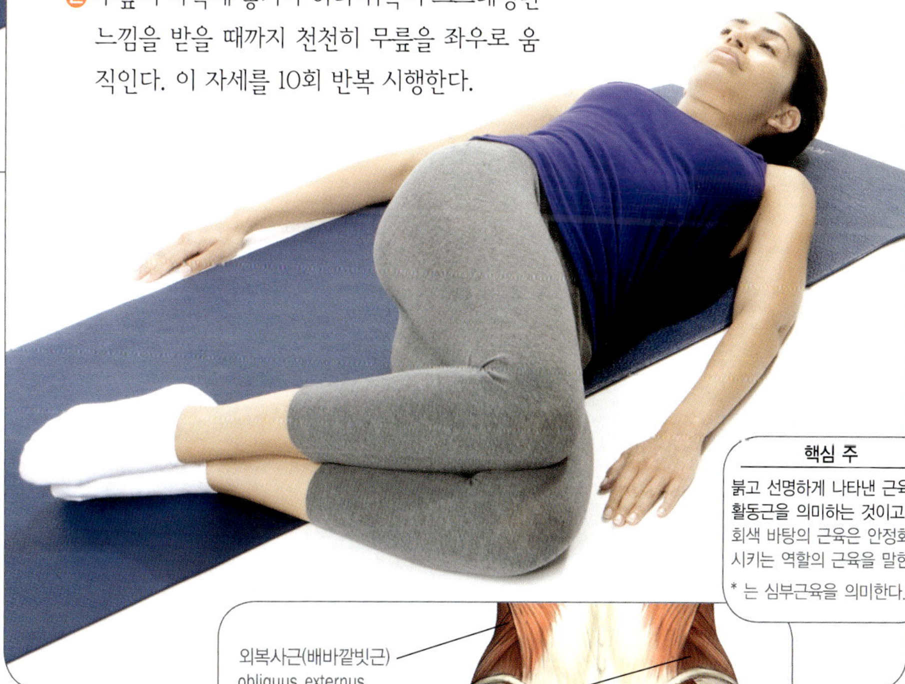

주 타겟 근육

- 요방형근(quadratus lumborum)
- 외복사근(obliquus externus)
- 척주기립근(erector spinae)

핵심 주

붉고 선명하게 나타낸 근육은 활동근을 의미하는 것이고, 회색 바탕의 근육은 안정화시키는 역할의 근육을 말한다.

* 는 심부근육을 의미한다.

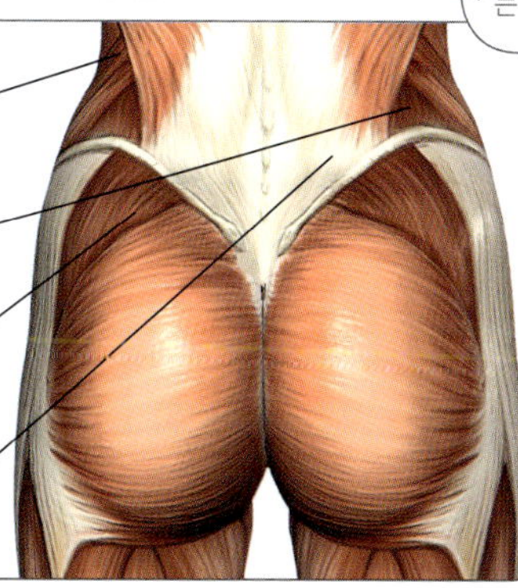

이 스트레칭은 허리의 근육이 편안하게 당겨지는 느낌이 들 때까지만 부드럽게 한다. 무릎은 바닥에 닿는 것이 좋으나 만약 닿지 않는다면 가능한 가까이 두도록 한다.

Spine Stretch I

척추 스트레칭은 척추의 유연성(flexibility)을 높여주는 운동이며, 이 스트레칭 자세에서 양쪽 어깨는 바닥에 견고하게 고정되어 있어야 한다.

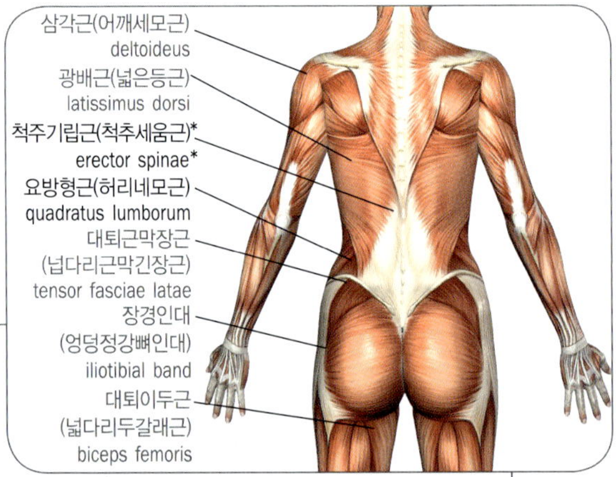

주 타겟 근육

- 요방형근(quadratus lumborum)
- 척주기립근(erector spinae)
- 외측광근(vastus lateralis)
- 장경인대(iliotibial band)
- 대퇴근막장근 (tensor fasciae latae)

핵심 주

붉고 선명하게 나타낸 근육은 활동근을 의미하는 것이고, 회색 바탕의 근육은 안정화시키는 역할의 근육을 말한다.
* 는 심부근육을 의미한다.

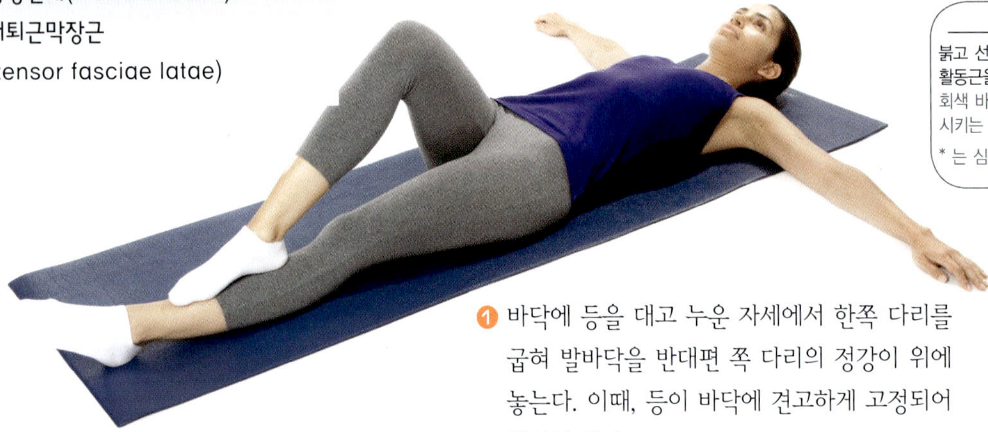

❶ 바닥에 등을 대고 누운 자세에서 한쪽 다리를 굽혀 발바닥을 반대편 쪽 다리의 정강이 위에 놓는다. 이때, 등이 바닥에 견고하게 고정되어 있어야 한다.

❷ 등을 바닥에 고정한 상태에서 허리와 엉덩이가 스트레칭 된 느낌이 들 때까지 천천히 하체를 돌린다. 스트레칭을 할 때에는 어깨가 바닥에 고정되어 있어야 한다.

효과적인 운동을 위한 조언

체크사항

- 허리에 안정감이 주어져야 한다.

주의할 점

- 어깨가 바닥에 견고하게 고정되어 있어야 한다.

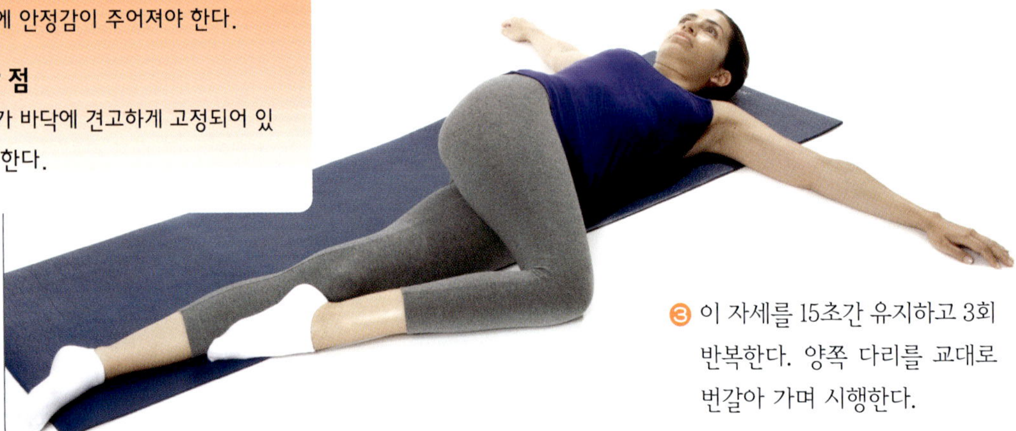

❸ 이 자세를 15초간 유지하고 3회 반복한다. 양쪽 다리를 교대로 번갈아 가며 시행한다.

Triceps Stretch

❶ 한쪽 팔을 머리 뒤로 구부린 채 바로 선 자세에서 시작한다.

❷ 반대편 손으로 팔꿈치를 잡고 부드럽게 당긴다. 이때, 어깨는 이완시킨 상태를 유지해야한다.

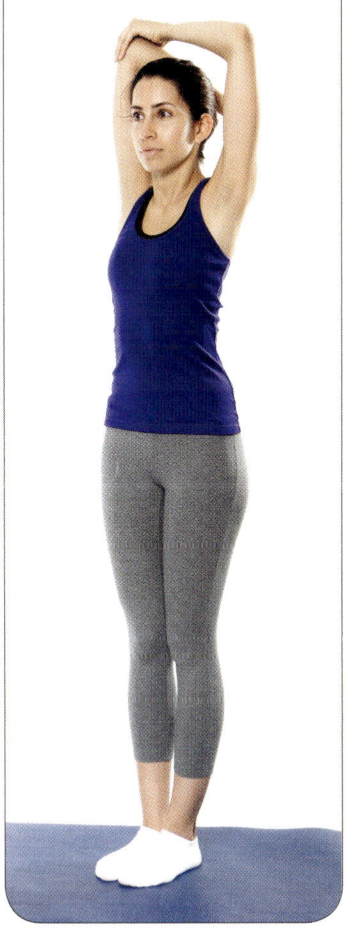

❸ 어깨에 스트레칭된 느낌이 들 때까지 팔꿈치를 당긴다. 이 자세를 15초간 유지하고 3회 반복 시행한다. 양쪽 팔을 교대로 번갈아 가며 시행한다.

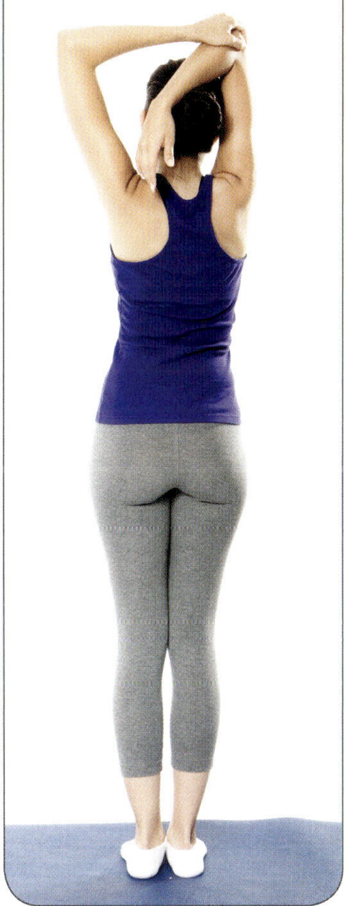

상완삼두근 스트레칭은 플랭크 자세와 같이 상체와 팔 스트레칭과 안전성을 중점으로 한 자세이다.

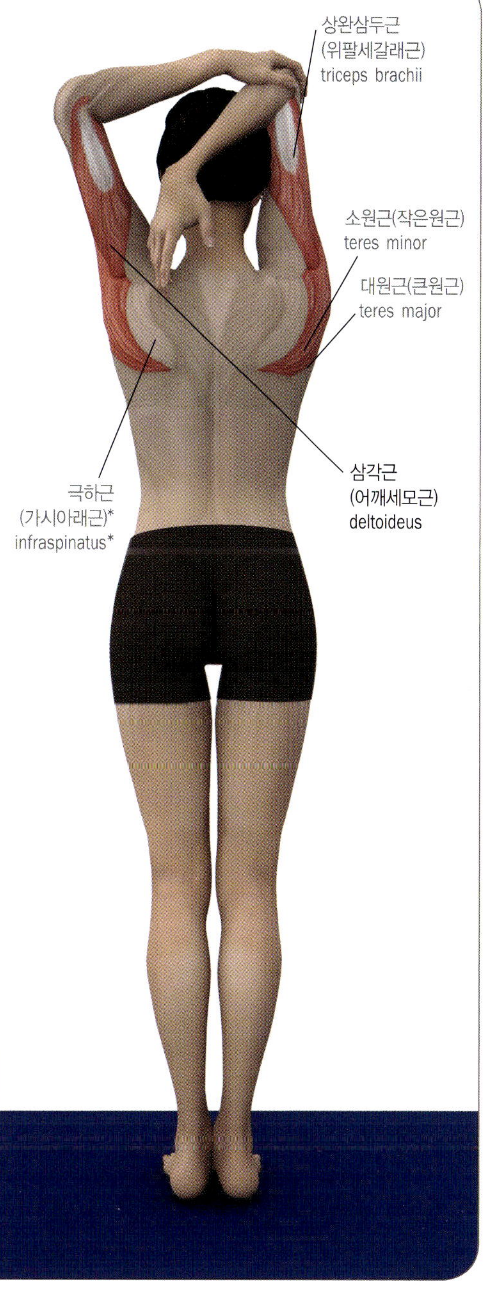

주 타겟 근육

- 삼각근(Deltoideus)
- 극하근(infraspinatus)
- 대원근(teres major)
- 소원근(teres minor)

핵심 주

붉고 선명하게 나타낸 근육은 활동근을 의미하는 것이고, 회색 바탕의 근육은 안정화 시키는 역할의 근육을 말한다.

* 는 심부근육을 의미한다.

Latissimus Dorsi Stretch

❶ 양 손가락을 깍지 끼우고 두 팔을 펴서 머리위로 올린 채 바로 선 자세에서 시작한다.

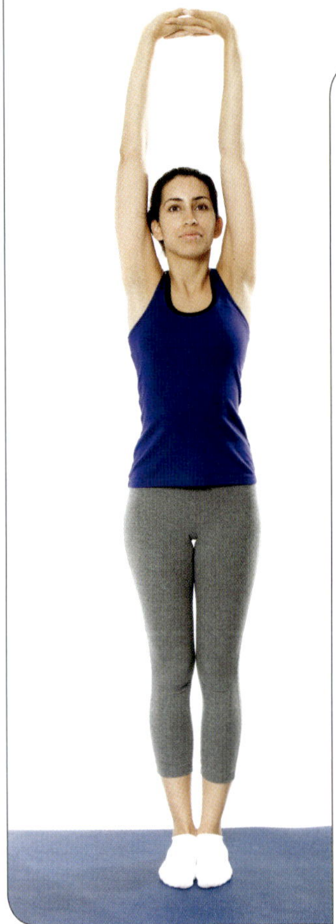

❷ 두 팔을 천천히 아래로 내리면서 큰 원을 그린다. 이 동작을 3회 반복 시행한다.

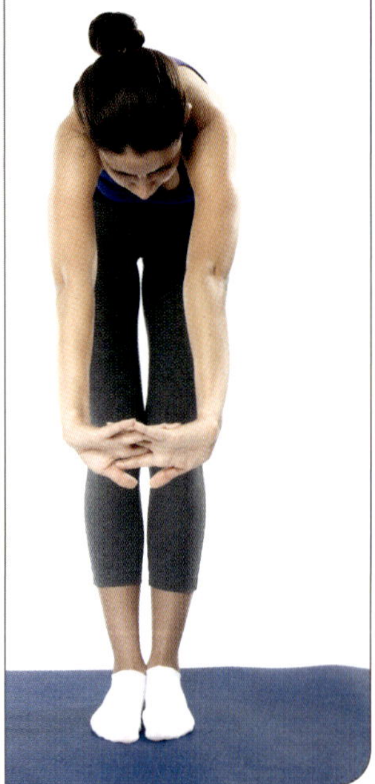

❸ 두 팔로 원을 그리듯 한쪽으로 기울인다.

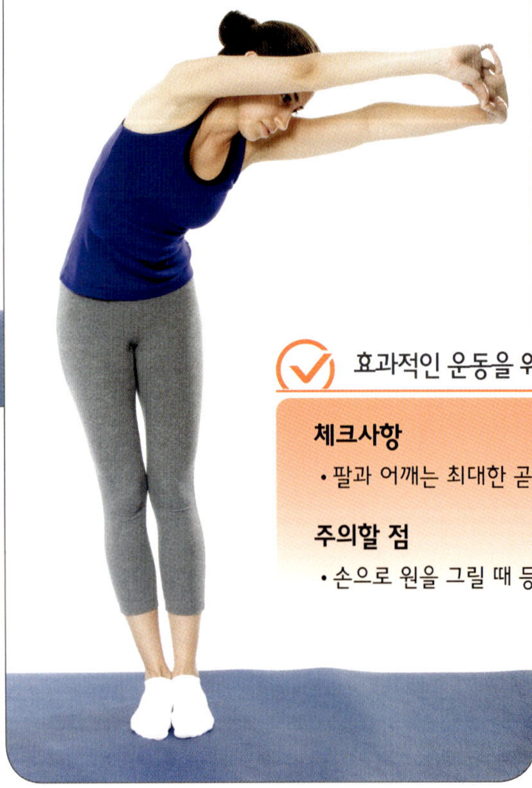

효과적인 운동을 위한 조언

체크사항

- 팔과 어깨는 최대한 곧게 펴진 상태여야 한다.

주의할 점

- 손으로 원을 그릴 때 등은 바르게 편 상태여야 한다.

광배근은 척추부위에 있는 근육 중 가장 표면상에 위치한 근육이다. 광배근 스트레칭은 올바르지 않은 자세로부터 만들어진 긴장을 완화하는데 도움이 되기에 이 운동을 간과해서는 안된다. 단축된 광배근은 어깨, 등 그리고 허리에 통증을 유발할 수 있다.

주 타겟 근육

- 광배근(latissimus dorsi)
- 내복사근(obliquus internus)

핵심 주

붉고 선명하게 나타낸 근육은 활동근을 의미하는 것이고, 회색 바탕의 근육은 안정화 시키는 역할의 근육을 말한다.
* 는 심부근육을 의미한다.

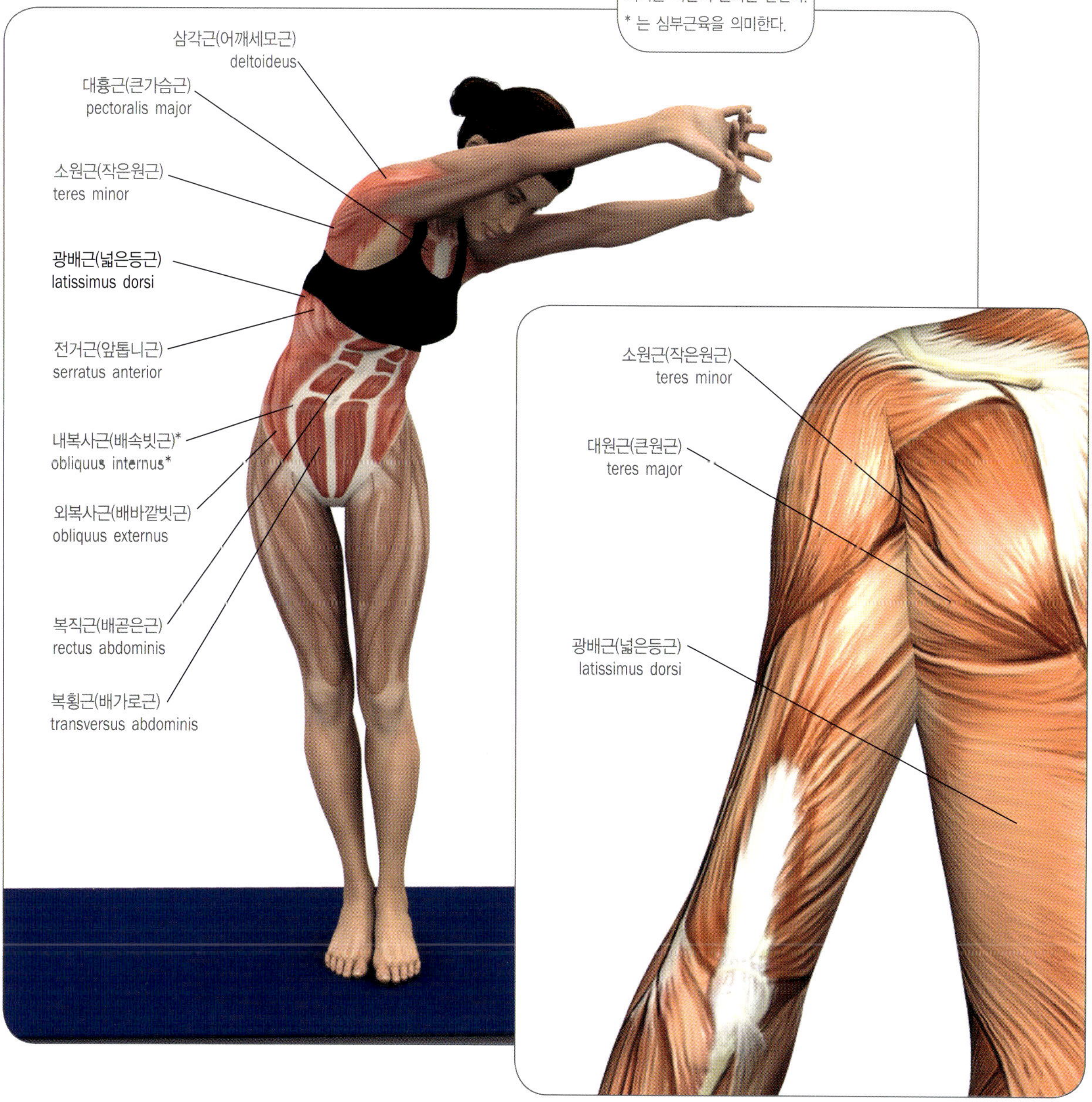

Neck Flexion Stretch I

필라테스 동작에서 목은 척추만큼이나 중요하기 때문에 목 근육을 스트레칭 시켜서 긴장을 이완시키고 목 주변의 통증을 감소시킴과 동시에 유연성을 증가시키는 데 도움을 주도록 한다.

효과적인 운동을 위한 조언

체크사항

• 어깨 근육은 이완시킨 상태를 유지한다.

주의할 점

• 손으로 머리를 과하게 당기지 않아야 한다.

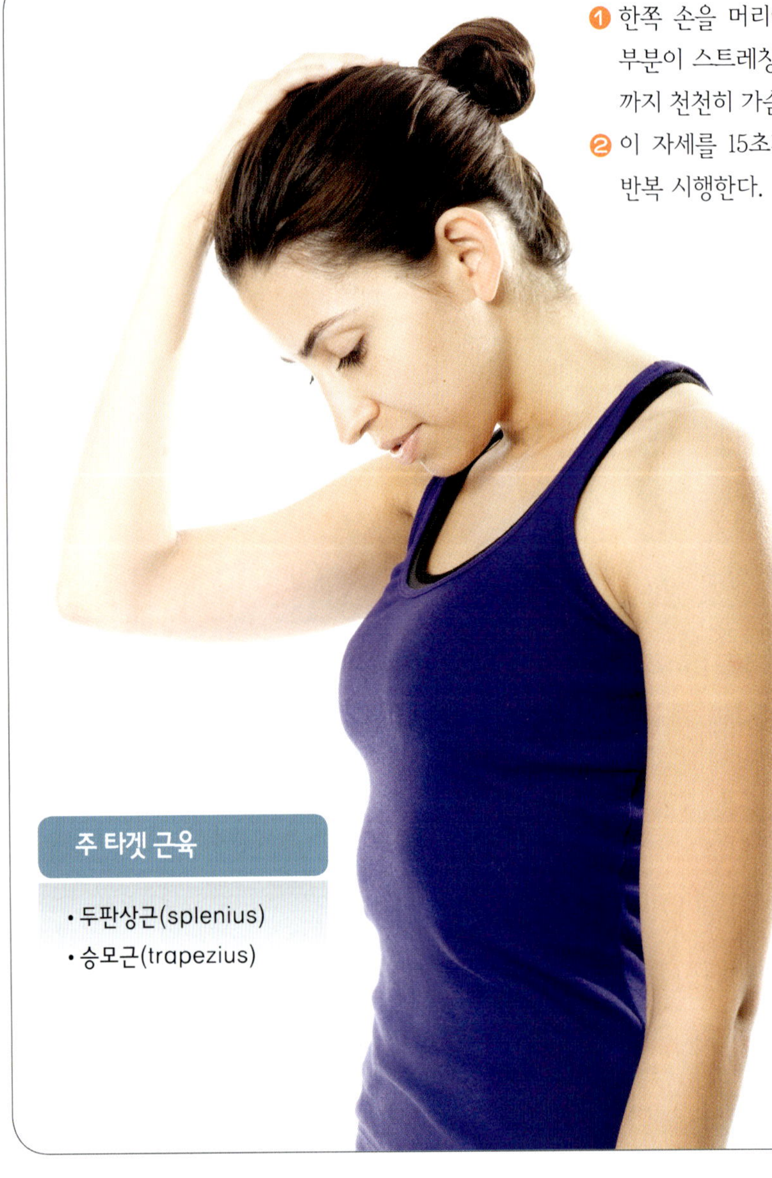

1. 한쪽 손을 머리에 올린 후 목뒤 부분이 스트레칭된 느낌이 들 때까지 천천히 가슴을 향해 당긴다.
2. 이 자세를 15초간 유지하고 3회 반복 시행한다.

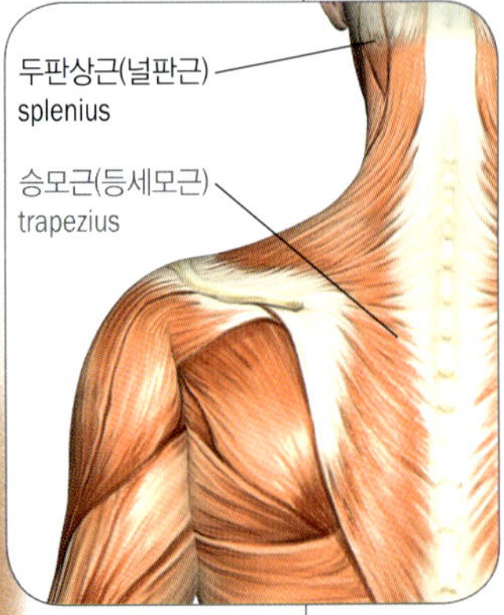

핵심 주

붉고 선명하게 나타낸 근육은 활동근을 의미하는 것이고, 회색 바탕의 근육은 안정화 시키는 역할의 근육을 말한다.
* 는 심부근육을 의미한다.

주 타겟 근육

• 두판상근(splenius)
• 승모근(trapezius)

Neck Side-Bend Stretch II

주 타겟 근육

- 사각근(scalenus)
- 흉쇄유돌근(sternocleidomastoid)
- 승모근(trapezius)

이 스트레칭의 목적은 목 주변 근육의 유연성을 향상시키는 것이다. 한쪽 손을 허리 뒤에 두는 것은 더 나은 균형을 잡고 스트레칭에 집중하는 데 도움이 된다.

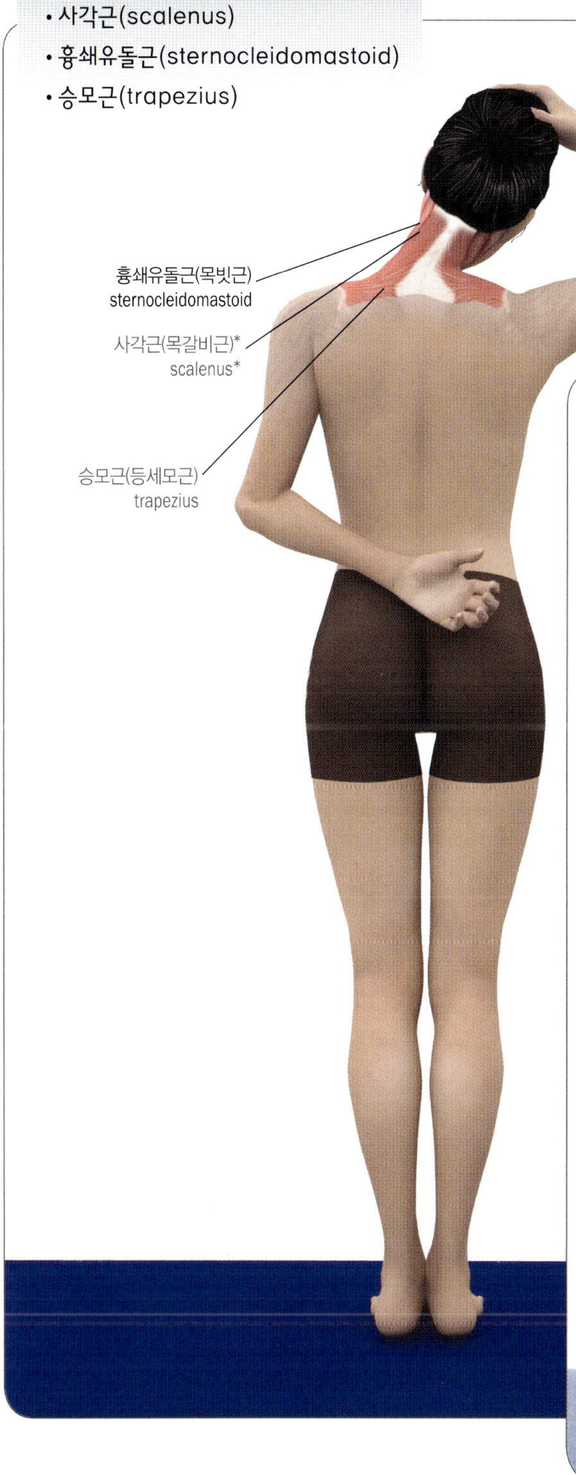

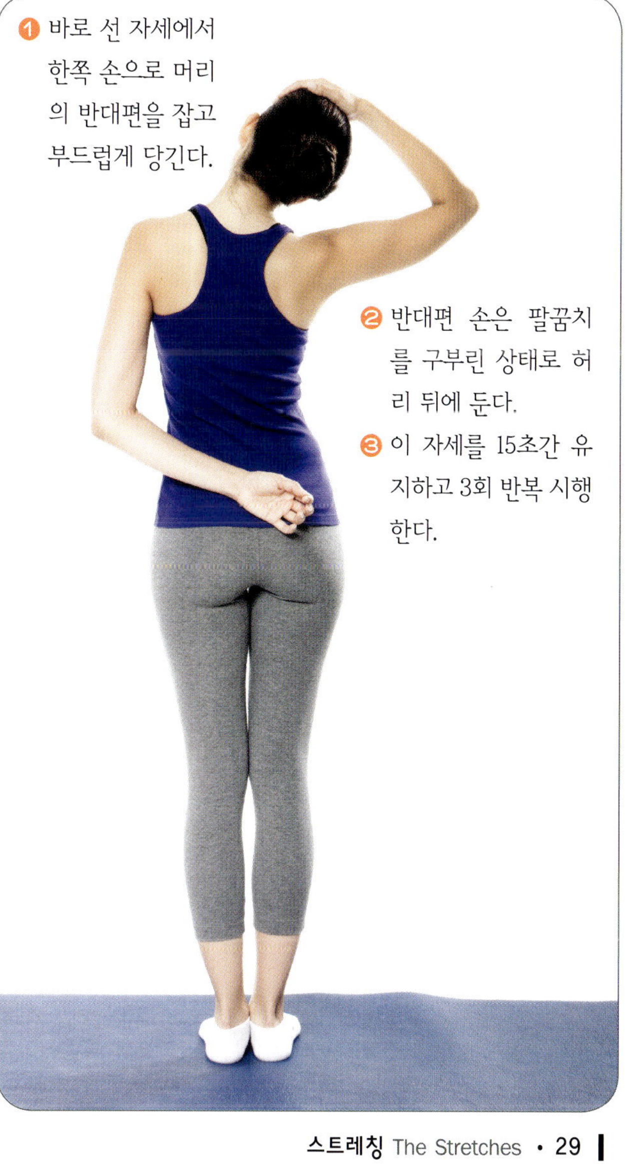

❶ 바로 선 자세에서 한쪽 손으로 머리의 반대편을 잡고 부드럽게 당긴다.

❷ 반대편 손은 팔꿈치를 구부린 상태로 허리 뒤에 둔다.

❸ 이 자세를 15초간 유지하고 3회 반복 시행한다.

운동

The Exercise

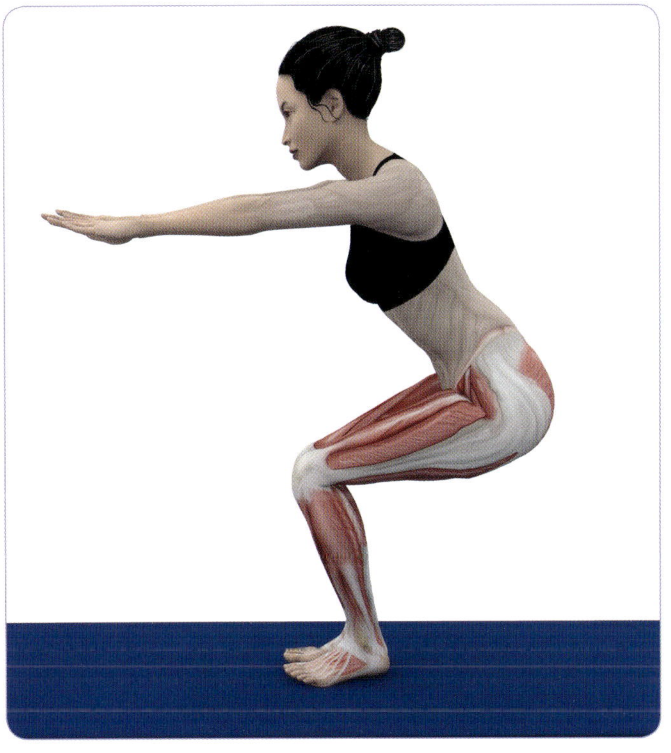

PILATES ANATOMY

운동

이 책에 나와 있는 운동은 3개의 단계(초급, 중급, 고급)으로 나뉘는데 만약 여러분이 필라테스를 처음 하는 것이라면 초급 운동 시작 전 충분한 준비운동과 몸을 진정시키는 과정을 거쳐야 한다. 중급이나 고급단계부터 시작하고 싶을 수도 있지만, 초급단계부터 시작해야 더 튼튼한 기초를 다질 수 있다. 운동시 각 동작마다 적힌 구체적인 팁과 제안을 꼼꼼히 숙지하는 것은 통증이나 부상으로부터 방지하는 데에 도움이 되니 이런 정보에 익숙해지는 것은 좋은 방법이다. 이 챕터는 필라테스의 단계적이고 반복되는 구조를 강화하는 내용이다. 초급단계에서는 하나의 근육을 고립시키거나 움직이는 것에서 더욱더 역동적인 운동 자세까지 설명할 것이다.

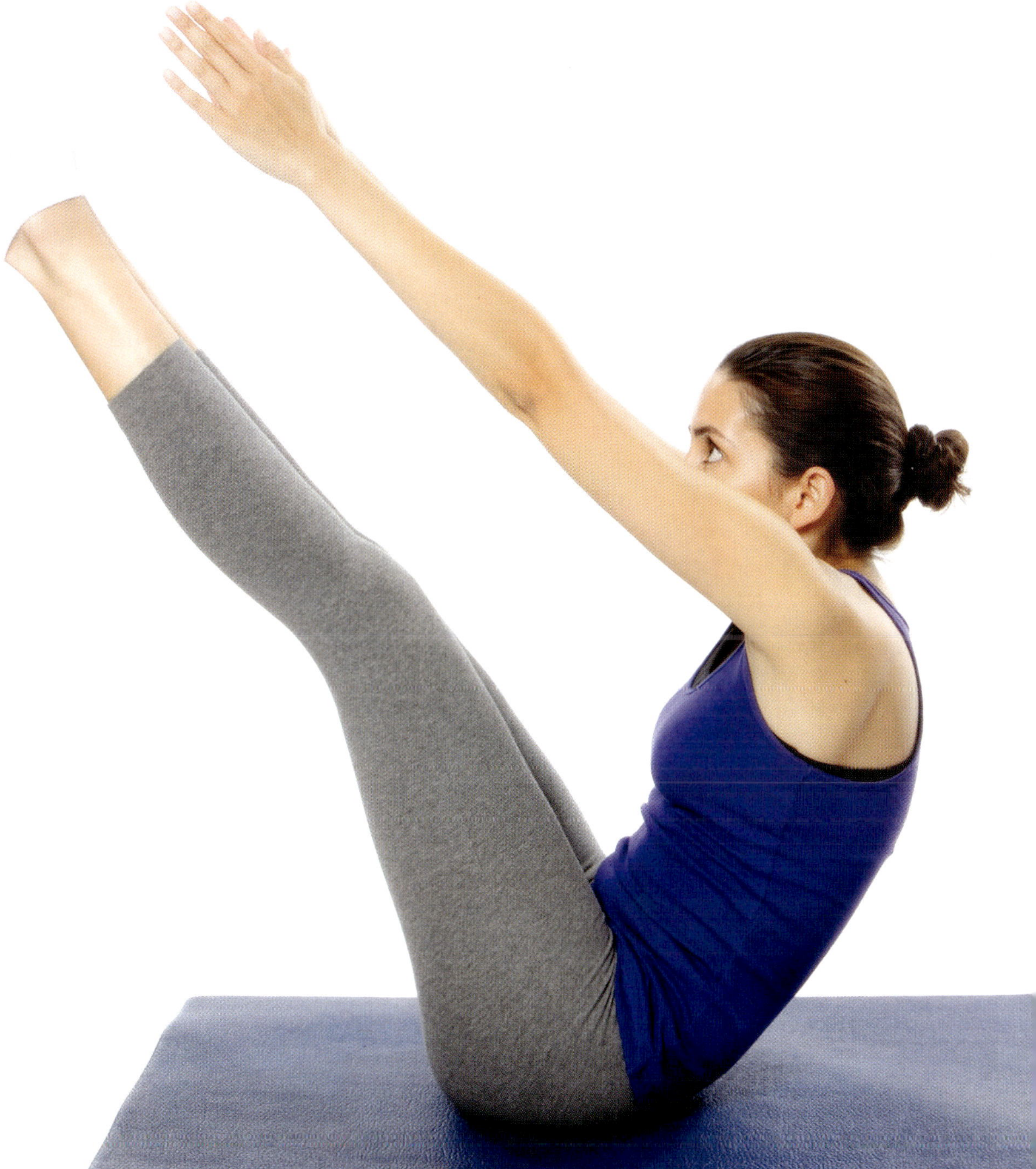

Half Curl

Beginner

하프 컬(half curl)은 근육의 톤(tone)을 증가시켜 등을 보호하는 기능을 가지고 있으며 동시에 심부근육까지 강화시킬 수 있는 간단한 복부 근력 강화 운동이다.

효과적인 운동을 위한 조언

체크사항

• 팔은 바닥과 평행을 이루어야 한다.

주의할 점

• 목은 너무 과도하게 굽히지 않는다.

• 발은 바닥에 견고하게 고정시킨다.

❶ 바닥에 등을 대고 바로 누운 자세에서 무릎을 구부리고 양팔은 손바닥을 바닥으로 하고 팔을 곧게 편 상태로 몸 옆에 나란히 둔다.

이때, 발바닥은 견고하게 바닥에 고정되어 있어야 하며 두 다리는 모아져 있어야한다.

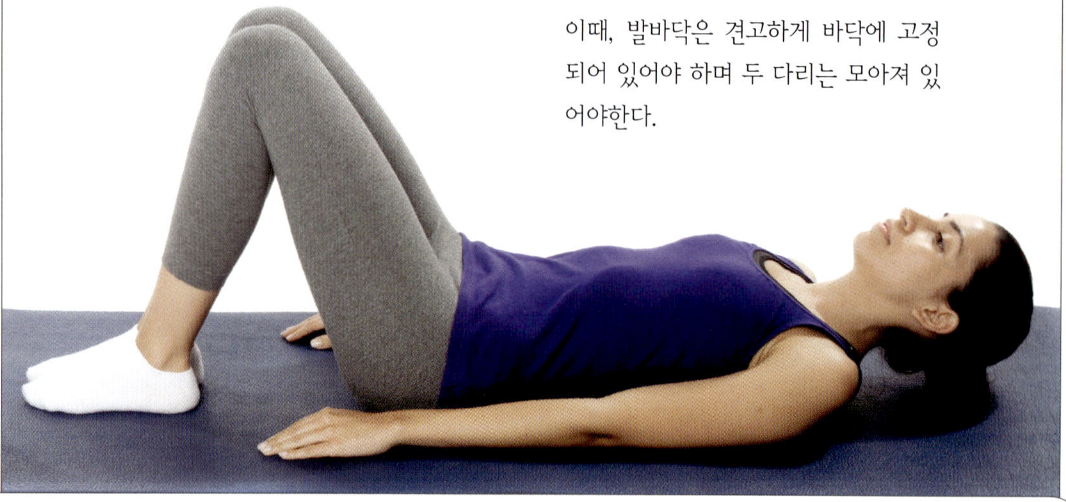

❷ 위쪽 복근을 이용하여 상부 등과 어깨만을 바닥으로부터 들어 올리며 양팔은 바닥과 평행해야 한다. 등 하부와 허리 부분은 바닥에 견고하게 고정되어 있어야한다.

❸ 이 동작을 2초간 유지하고 10회 반복 시행한다.

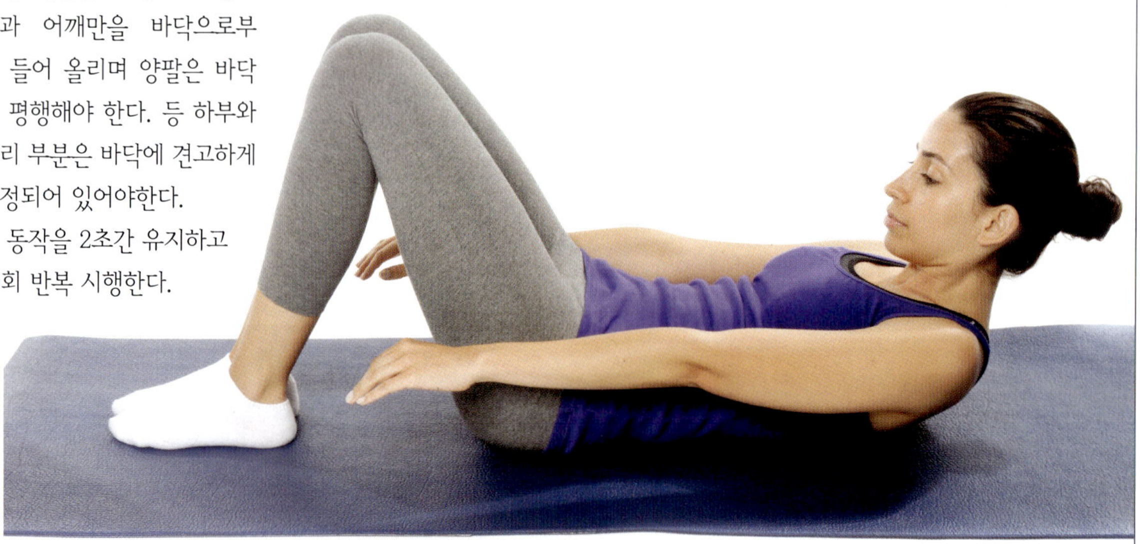

주 타겟 근육

- 복직근(rectus abdominis)
- 광배근(latissimus dorsi)
- 대흉근(pectoralis major)
- 흉골설골근(sternohyoid)
- 삼각근(deltoideus)
- 흉쇄유돌근(sternocleidomastoideus)
- 상완이두근(biceps brachii)
- 상완삼두근(triceps brachii)

핵심 주

붉고 선명하게 나타낸 근육은 활동근을 의미하는 것이고, 회색 바탕의 근육은 안정화 시키는 역할의 근육을 말한다.

* 는 심부근육을 의미한다.

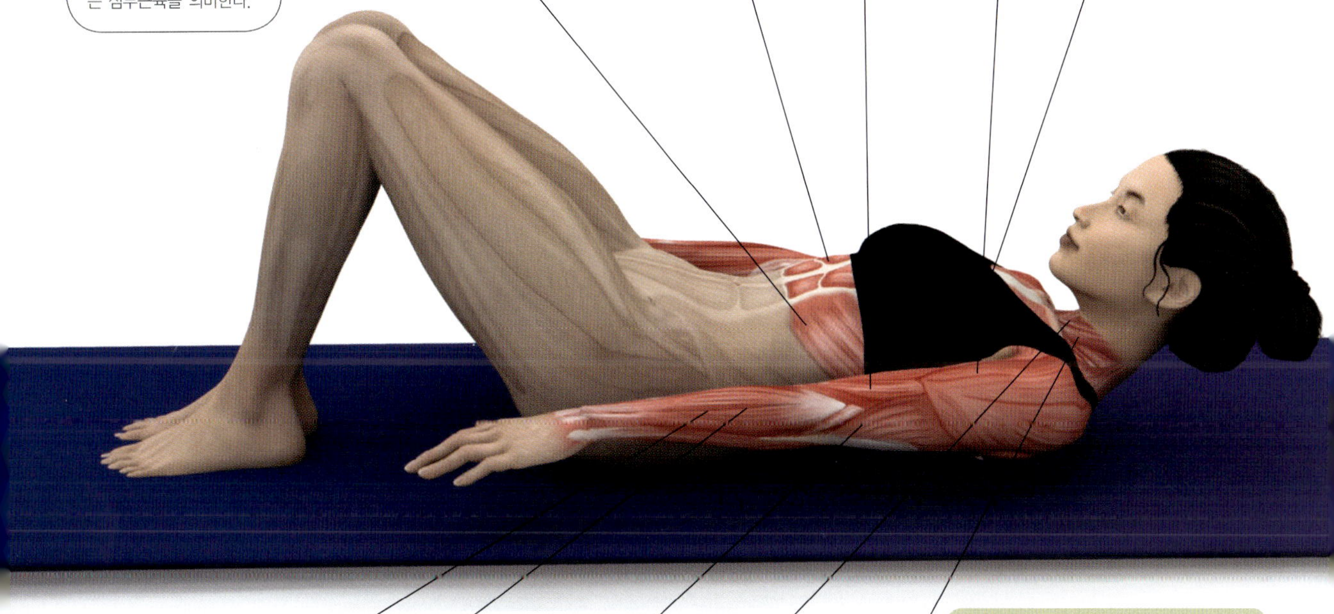

Quick Guide

목표부위

- 상부복근(upper abdominal muscles)

운동효과

- 코어 근육 강화
- 복근 지구력 향상

금기사항

- 손상된 경추

Beginner

Tiny Steps

하복부는 상복부만큼이나 중요하기에 건강한 몸매를 위해 꼭 단련해야 하는 부위이다. 공중 스텝 운동은 복부의 근육들을 촉진시켜 안정성을 강화하며 동시에 허리를 보호하는 기능을 가지고 있고 엉덩이 주변의 근육들을 강화시키는 기능을 한다.

주 타겟 근육

- 복직근(rectus abdominis)
- 대퇴직근(rectus femoris)
- 대둔근(gluteus maximus)
- 대퇴근막장근(tensor fasciae latae)
- 복횡근(transversus abdominis)
- 내복사근(obliquus internus)

❶ 무릎을 구부린 채 바닥에 등을 대고 바로 누운 자세에서 시작한다. 발가락만 바닥에 닿도록 한다.

❷ 엉덩이의 움직임을 감지하기 위해 양손을 골반의 전방 부위에 올려 둔다.

❸ 숨을 내쉬며 배꼽을 바닥(척추) 쪽으로 당기면서 한쪽 다리를 가슴 쪽으로 들어 올린다. 이 동작 동안 숨을 들이쉬며 자세를 유지한다.

❹ 다시 숨을 내쉬며 배꼽을 계속 당긴 상태에서 다리를 내려 시작 자세로 돌아간다. 이때, 엉덩이는 바닥에 견고하게 고정되어 있어야 한다.

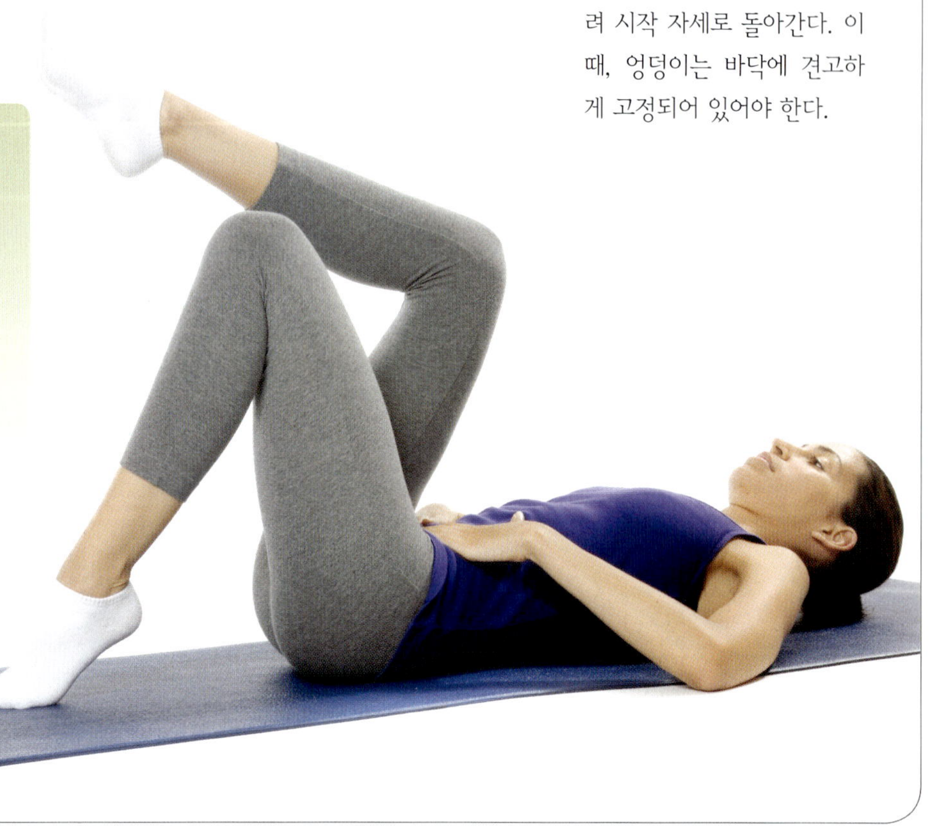

Quick Guide

목표부위

- 하복부의 근육

운동효과

- 골반과 허리를 강화하며 하복부가 안정화된다.

금기사항

- 다리를 아래로 내릴 때 요통이 있을 시 이 운동은 하지 않아야 한다.

❺ 이 동작을 6~8회 교대로 번갈아 가며 시행한다.

효과적인 운동을 위한 조언

체크사항

- 운동 과정에서 배꼽을 바닥(척추)을 향해 당긴다.
- 규칙적인 숨쉬기와 함께 다리의 움직임에 집중한다.

주의할 점

- 다리를 움직일 때 엉덩이가 움직이지 않도록 바닥에 견고하게 고정되어 있어야 한다.

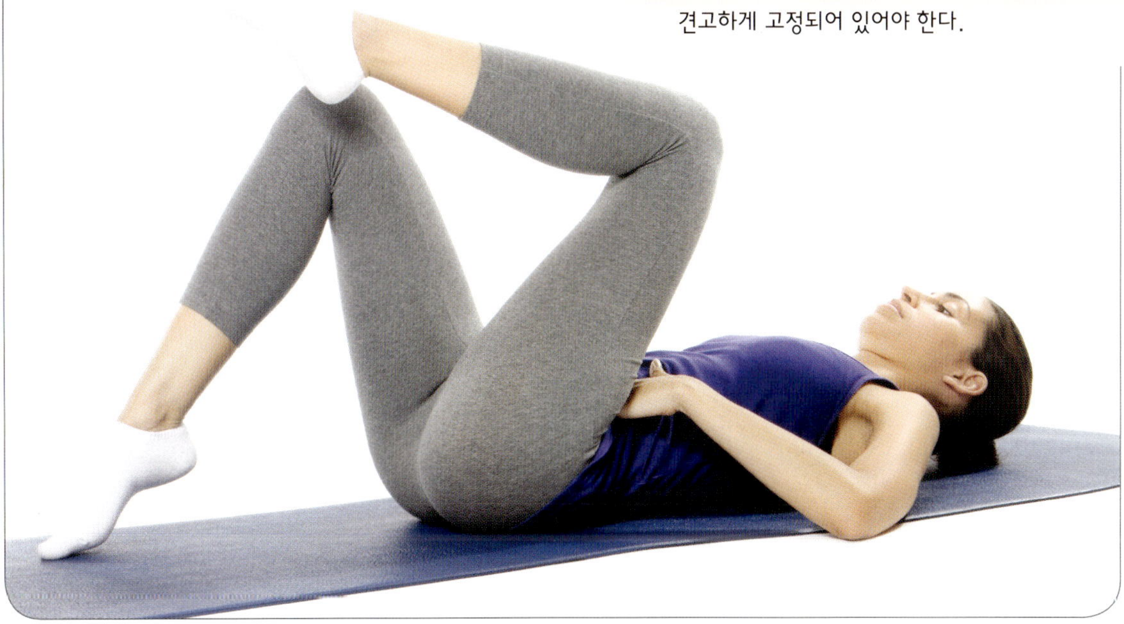

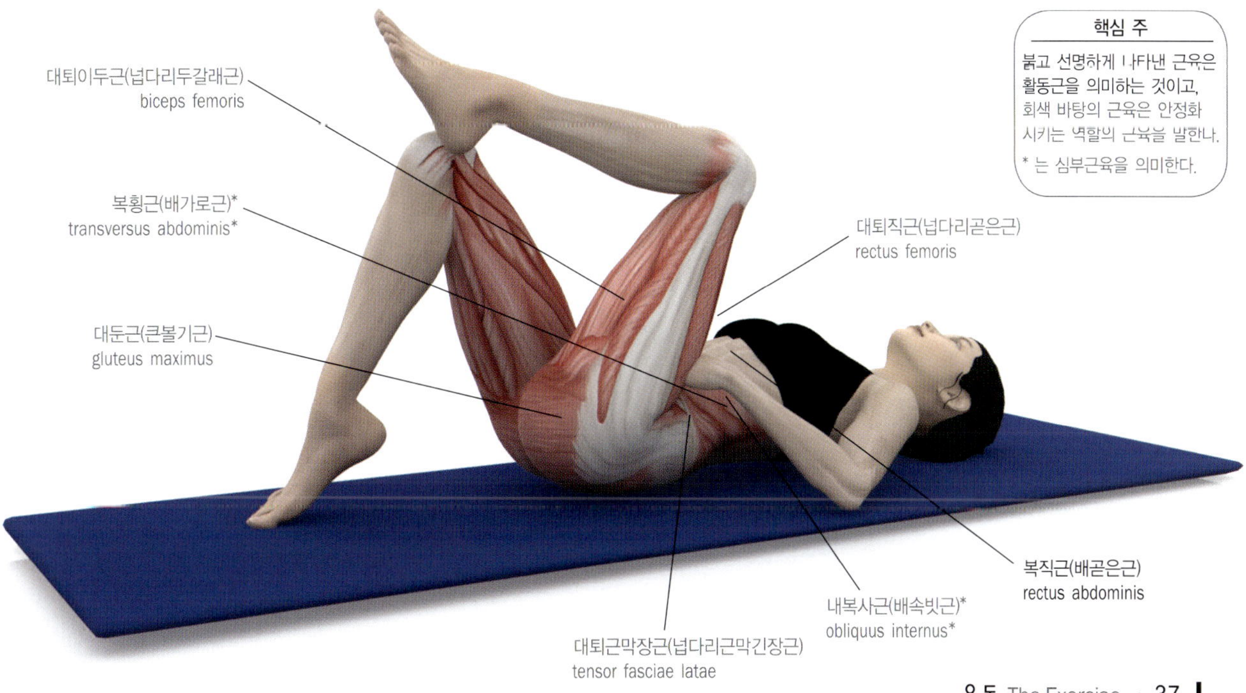

핵심 주

붉고 선명하게 나타낸 근육은 활동근을 의미하는 것이고, 회색 바탕의 근육은 안정화 시키는 역할의 근육을 말한다.

* 는 심부근육을 의미한다.

Side Leg Lift

Beginner

양다리 옆으로 들어 올리기는 중요한 안정성 운동으로써 다리와 복근의 긴장도와 강도를 높여 주는 운동이다. 또한 이 운동은 필라테스의 기초 동작으로 사용되는 아주 훌륭한 기본자세이다.

효과적인 운동을 위한 조언

체크사항

- 동작 전 과정에서 두다리는 서로 붙이고 복근은 힘을 주어 긴장시킨 상태를 유지한다.

주의할 점

- 엉덩이를 뒤로 빼지 않고 어깨를 귀 위로 들어올리지 않도록 한다.

❶ 바닥에 바르게 옆으로 누운 자세에서 시작한다. 한쪽 손으로 머리를 받치고 반대편 손을 몸 앞에 고정시켜 두어 상체가 흔들리지 않게 균형을 잡는다. 가슴은 펴고 목은 길게 뻗어 올린다.

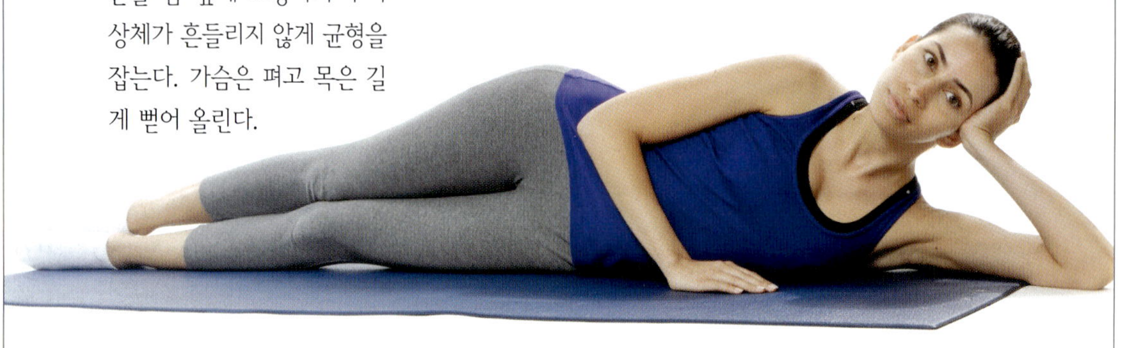

Quick Guide

목표부위

- 골반 근육
- 복부의 안쪽 근육

운동효과

- 다리와 몸체의 근육을 이완시키고 탄력성을 생성

금기사항

- 손상된 목

❷ 숨을 내쉬며 (배꼽을 등 쪽으로 당기며) 두 다리를 붙인 상태로 들어 올린다.

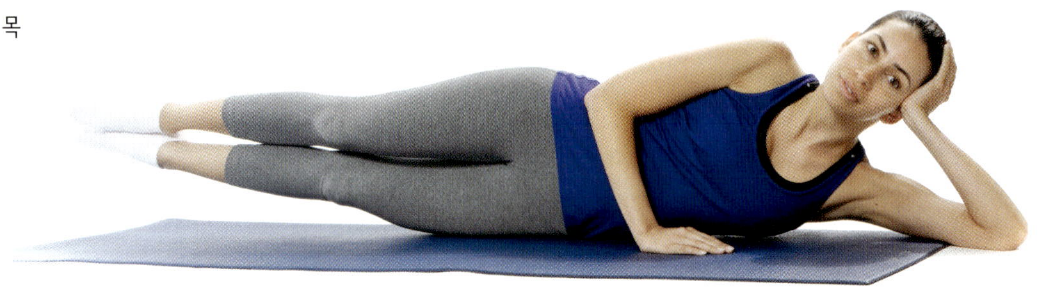

주 타겟 근육

- 복직근(rectus abdominis)
- 전경골근(tibialis anterior)
- 대퇴근막장근(tensor fasciae latae)
- 복횡근(transversus abdominis)
- 내복사근(obliqus internus)

❸ 상체와 엉덩이를 바닥에 견고하고 고정한 채 두 다리를 앞뒤로 움직인다. 이때, 바닥과 다리의 각도는 45도여야 하며 골반과 어깨는 움직이지 않고 정렬된 상태로 유지되어야 한다.

❹ 복부와 다리에 힘을 준 상태에서 다리를 들어 올린 후 시작 자세로 되돌아간다. 이 동작을 5~6회 반복 시행한다.

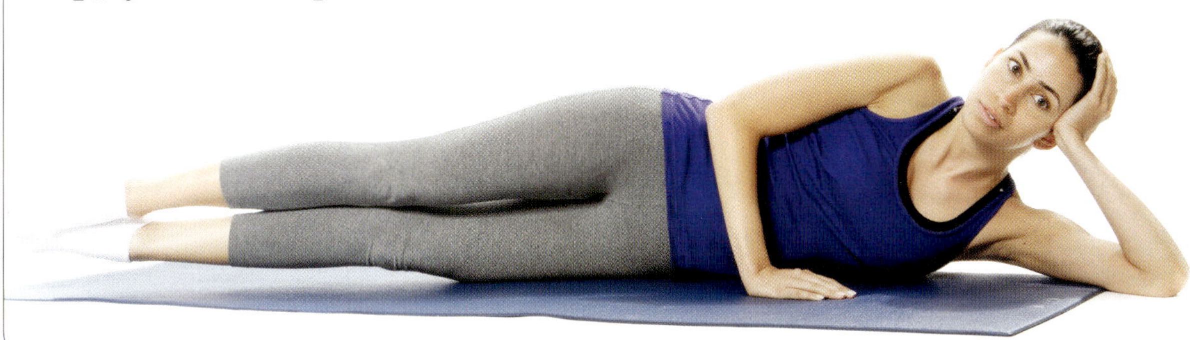

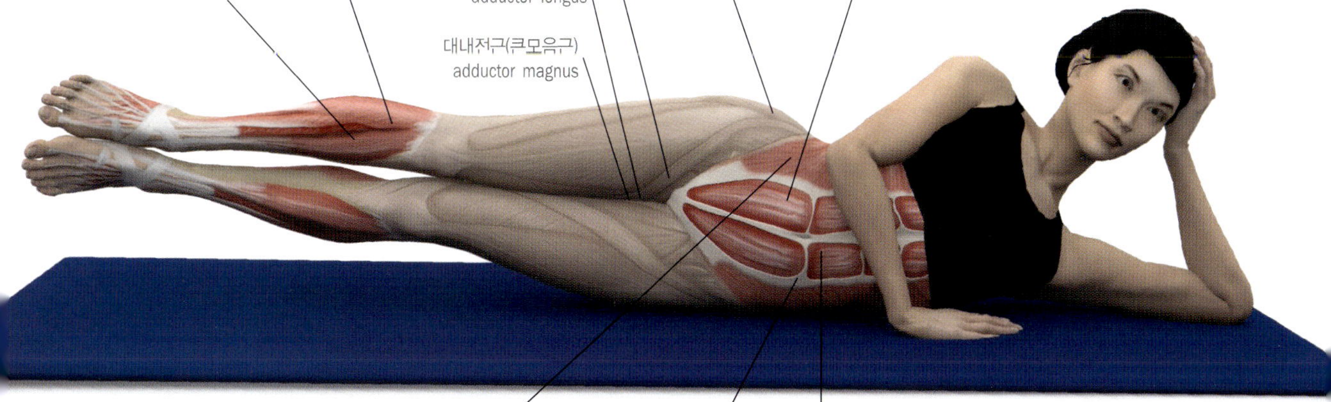

핵심 주

붉고 선명하게 나타낸 근육은 활동근을 의미하는 것이고, 회색 바탕의 근육은 안정화 시키는 역할의 근육을 말한다.

* 는 심부근육을 의미한다.

Rolling Like a Ball

Beginner

공처럼 몸 구르기 운동은 척추 분절 움직임을 향상시켜 주고 상체의 균형과 조절 및 근력을 강화시키는 기능을 한다. 척추를 분절마다 골고루 마사지해 주는 기능도 있기 때문에 기분이 상쾌해질 수도 있다.

효과적인 운동을 위한 조언

체크사항

- 운동 과정에서 등을 구부린다.
- 복부를 활성화하여 몸의 균형을 유지한다.

주의할 점

- 몸의 균형을 바로잡고, 팔을 이용하여 상체를 뒤로 구르지 않아야 한다.
- 운동 과정에서 발이 바닥에 닿지 않아야 한다.

❶ 무릎을 구부린 채 바닥에 바로 앉은 자세에서 시작한다. 무릎 뒤를 양 손으로 잡고 균형을 유지하며 다리를 들어 올린다.

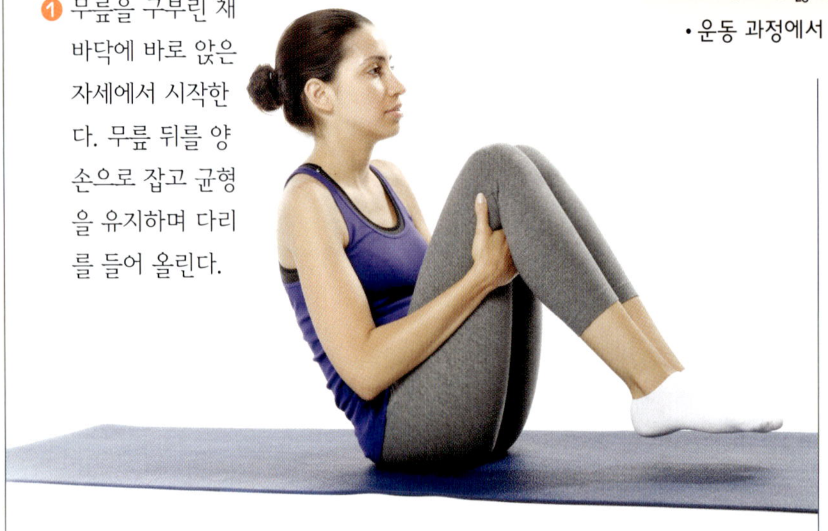

❷ 하복부 근육을 이용하여 엉덩이를 들어 올리고, 어깨를 이용하여 상체를 뒤로 굴린다.

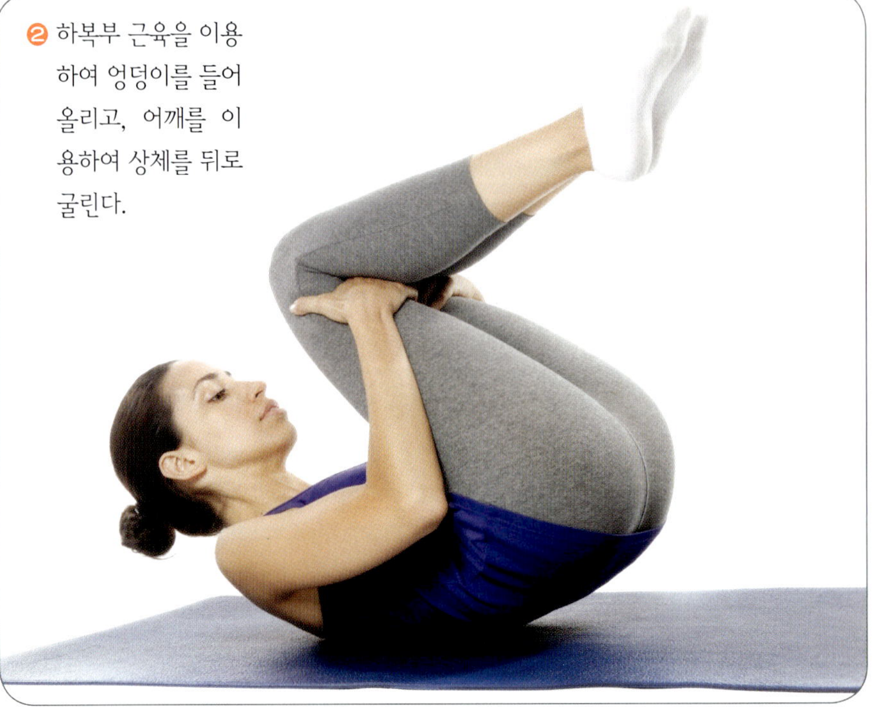

Quick Guide

목표부위

- 복근

운동효과

- 등 근육 마사지
- 복부 조절기능 강화

금기사항

- 손상된 목 부위

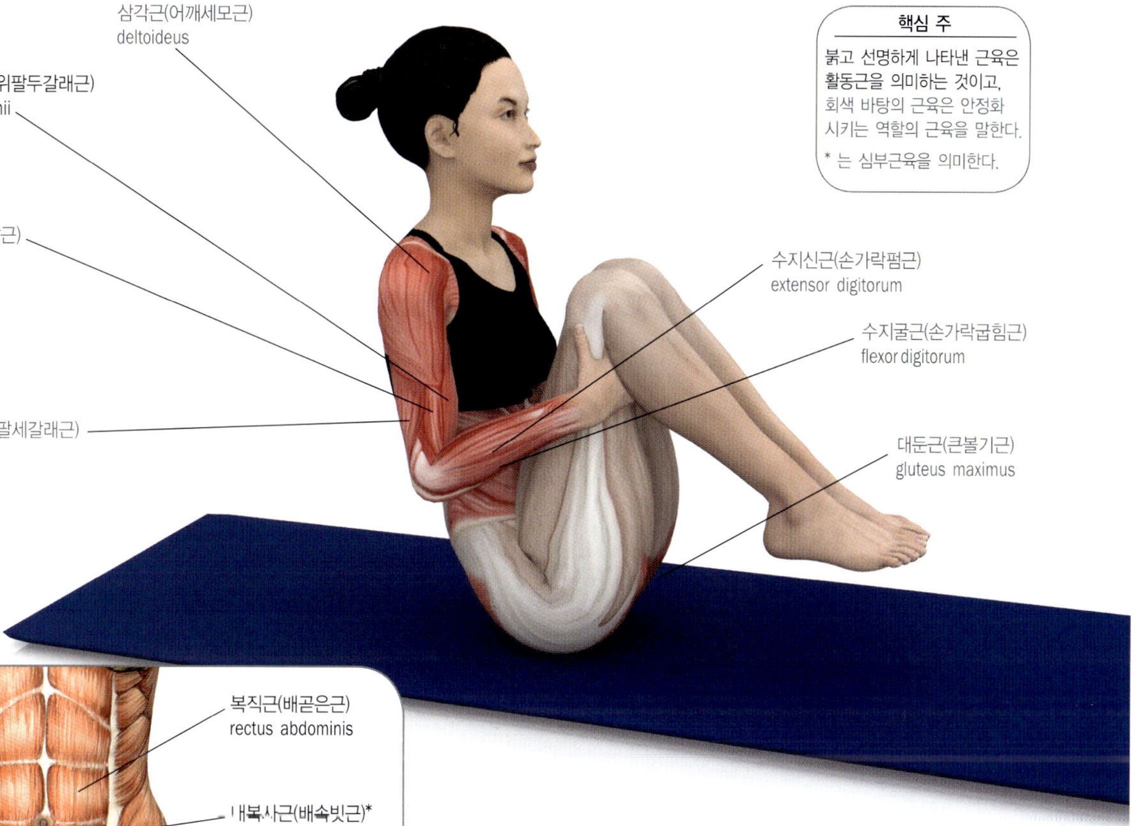

핵심 주

붉고 선명하게 나타낸 근육은 활동근을 의미하는 것이고, 회색 바탕의 근육은 안정화 시키는 역할의 근육을 말한다.

* 는 심부근육을 의미한다.

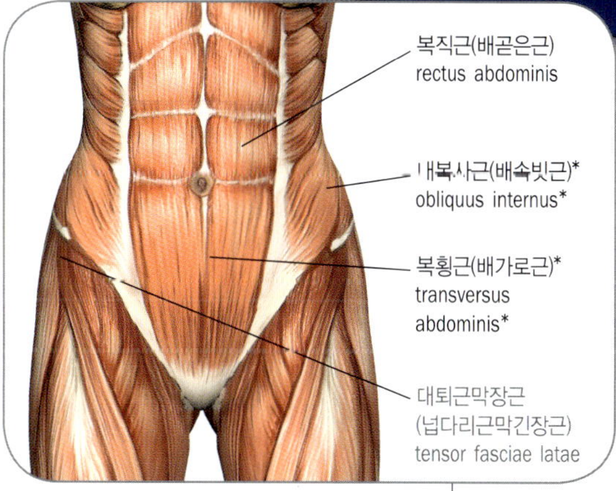

주 타겟 근육

- 복직근(rectus abdominis)
- 상완삼두근(triceps brachii)
- 상완이두근(biceps brachii)
- 대둔근(gluteus maximus)
- 대퇴근막장근(tensorfasciaelatae)
- 복횡근(transversus abdominis)
- 내복사근(obliquus internus)

❹ 숨을 내쉬며 복근을 이용하여 몸을 천천히 들어 올려 시작 자세로 돌아간다. 운동 중 어깨는 이완시킨 상태를 유지해야 한다.

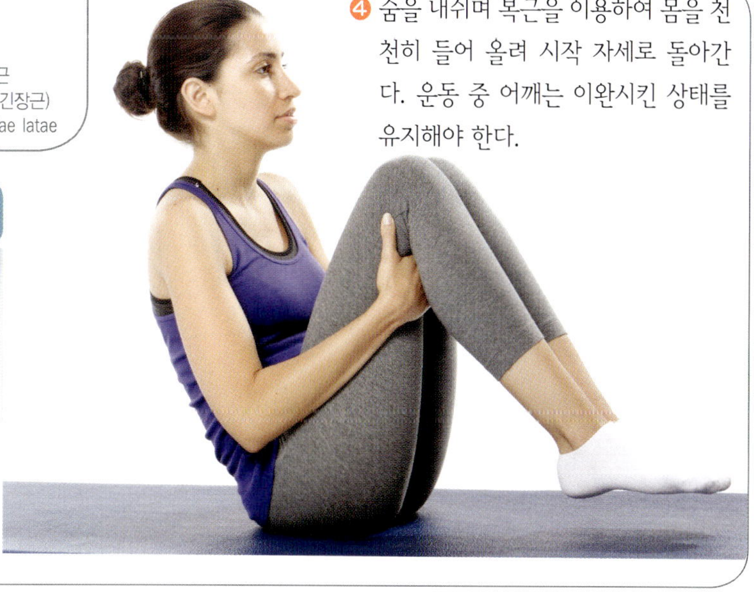

Spine Stretch II

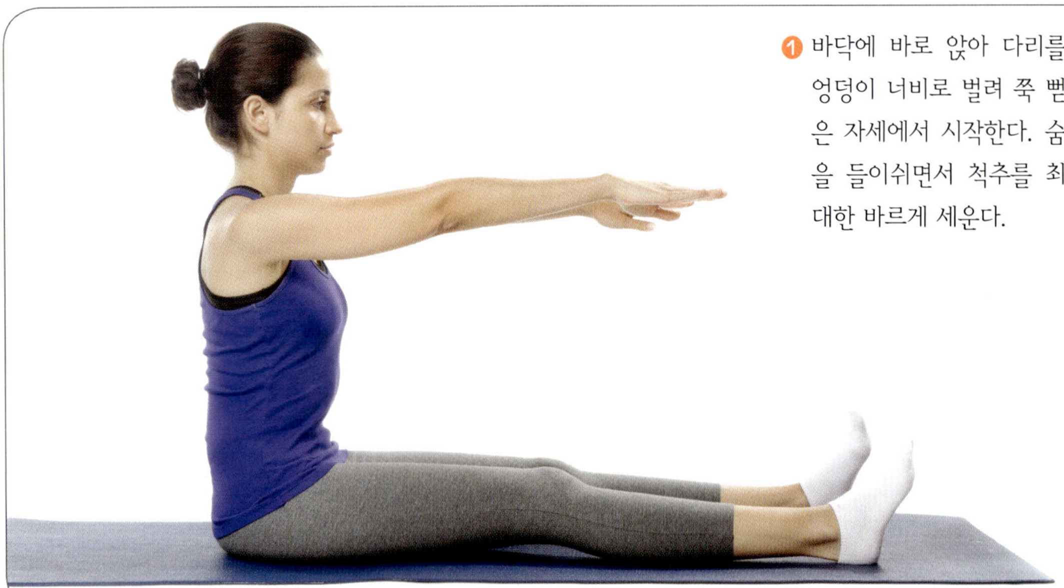

❶ 바닥에 바로 앉아 다리를 엉덩이 너비로 벌려 쭉 뻗은 자세에서 시작한다. 숨을 들이쉬면서 척추를 최대한 바르게 세운다.

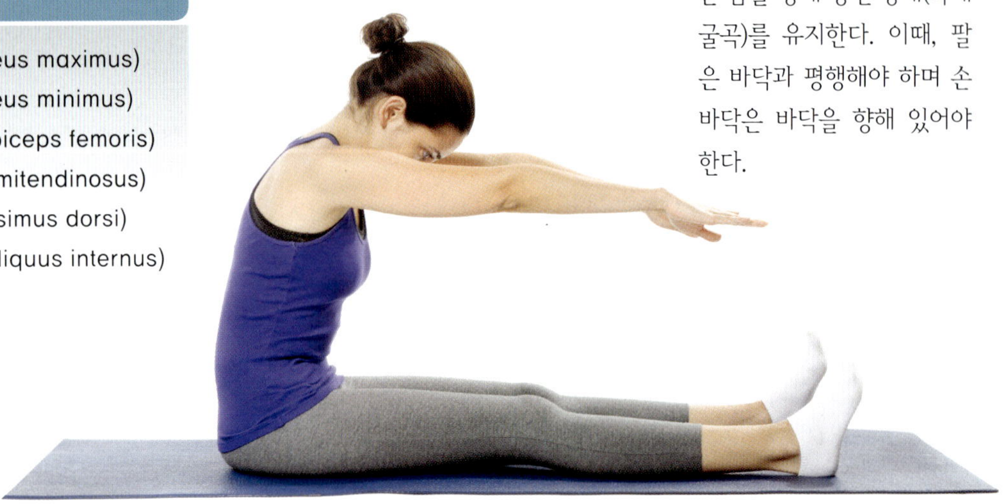

❷ 팔을 최대한 앞으로 뻗고, 발은 몸을 향해 당긴 상태(족배굴곡)를 유지한다. 이때, 팔은 바닥과 평행해야 하며 손바닥은 바닥을 향해 있어야 한다.

주 타겟 근육

- 대둔근(gluteus maximus)
- 소둔근(gluteus minimus)
- 대퇴이두근(biceps femoris)
- 반건양근(semitendinosus)
- 광배근(latissimus dorsi)
- 내복사근(obliquus internus)

척추 스트레칭은 척추 아래 분절들을 각 마디별로 벌려주며 강화시키고 허벅지 뒤쪽의 근육을 스트레칭 시킨다. 또한 이 운동은 몸의 유연성을 향상시켜주고 부상을 예방하며 자세를 교정하는데 도움을 준다.

효과적인 운동을 위한 조언

체크사항

- 바르게 앉은 자세.
- 척추의 각 분절을 하나하나 열어주는 생각으로 전방으로 굽혀 스트레칭 시킨 다음 천천히 한 분절씩 곧게 펴며 제자리로 돌아간다.

❸ 숨을 내쉬면서 팔을 귀 옆 가까이에 두고 등을 C자 모양으로 둥글게 하여 몸을 앞으로 굽힌다. 허리 부분은 세우고 상체 윗부분은 굴곡하여 머리는 아래쪽으로 향한다.

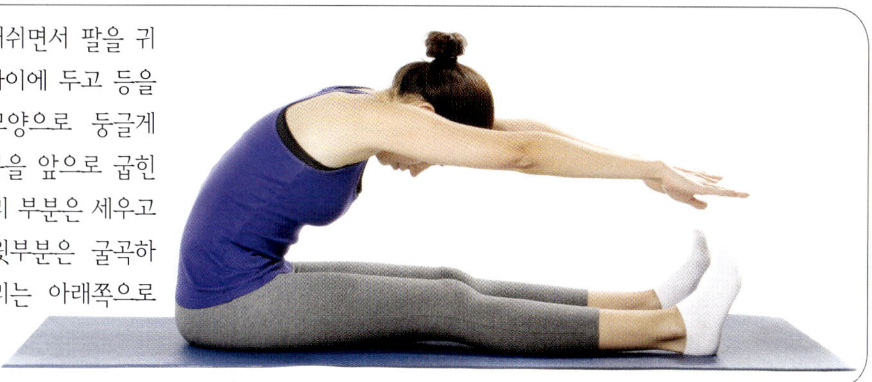

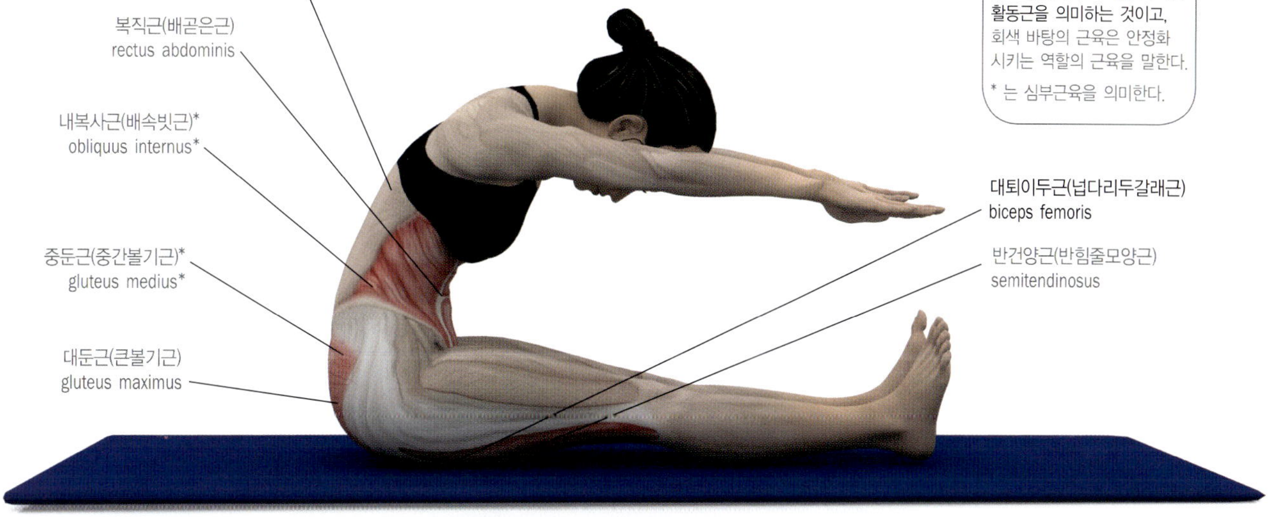

핵심 주

붉고 선명하게 나타낸 근육은 활동근을 의미하는 것이고, 회색 바탕의 근육은 안정화 시키는 역할의 근육을 말한다.

* 는 심부근육을 의미한다.

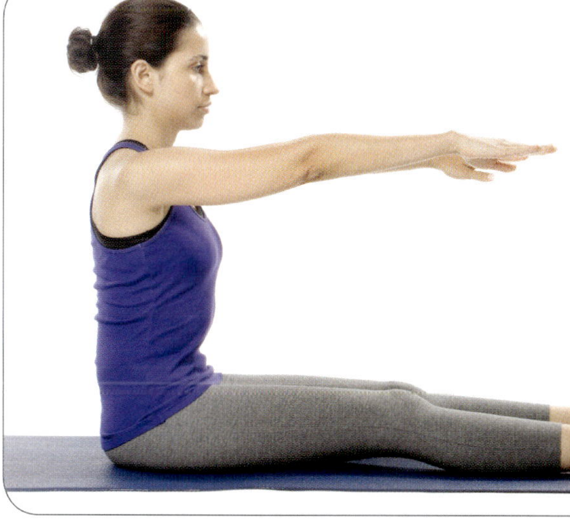

❹ 숨을 들이쉬면서 척추의 아래 분절부터 천천히 롤 백업(Roll Back-up) 하며 위 분절로 올라오면서 시작 자세로 되돌아온다. 이 동작을 3회 반복 시행한다.

Quick Guide

목표부위

- 엉덩이와 햄스트링의 유연성 강화

운동효과

- 척추 전체에 스트레칭 효과가 있으나 특히 목과 상부 등 부분에 많은 스트레칭 효과가 있다.

금기사항

- 손상된 허리
- 단축된 햄스트링

Beginner

Spine Twist

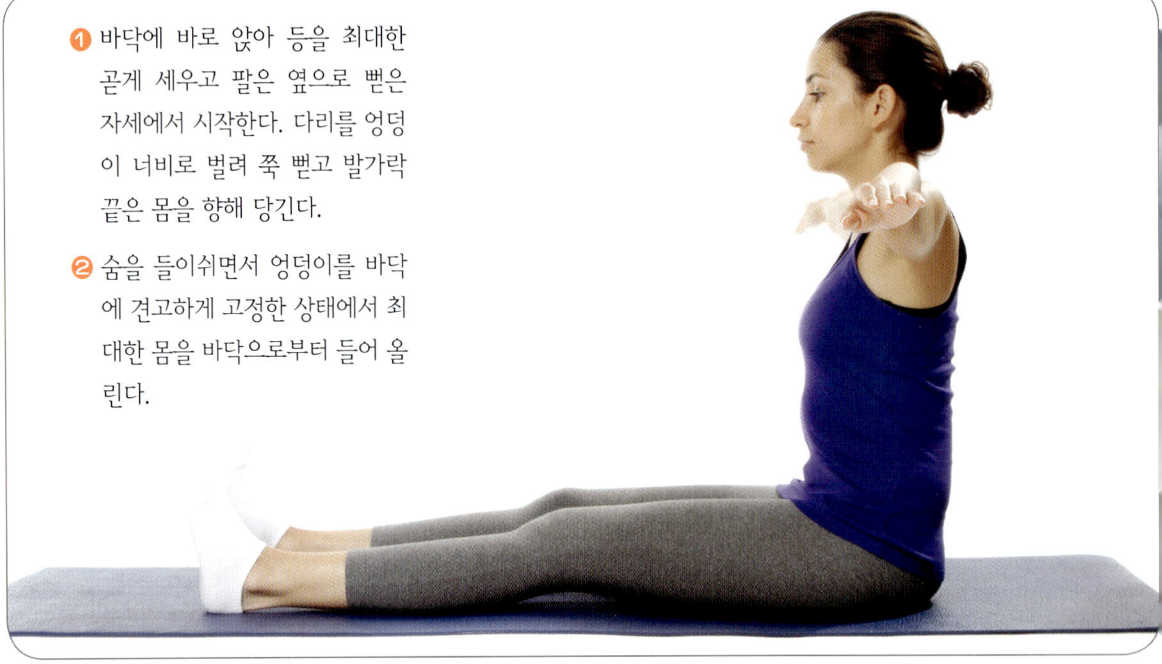

❶ 바닥에 바로 앉아 등을 최대한 곧게 세우고 팔은 옆으로 뻗은 자세에서 시작한다. 다리를 엉덩이 너비로 벌려 쭉 뻗고 발가락 끝은 몸을 향해 당긴다.

❷ 숨을 들이쉬면서 엉덩이를 바닥에 견고하게 고정한 상태에서 최대한 몸을 바닥으로부터 들어 올린다.

상체 비틀기는 상체의 가동성을 증가시키고 척추 주변 근육들을 강화시키는 운동으로 몸의 균형을 유지하고 상체를 스트레칭하는 데 도움을 주는 좋은 운동이다.

주 타겟 근육

- 대퇴이두근(biceps femoris)
- 대둔근(gluteus maximus)
- 대퇴근막장근(tensor fasciae latae)
- 복횡근(transversus abdominis)
- 외복사근(external oblique)
- 광배근(latissimus dorsi)
- 대원근(teres major)
- 요방형근(quadratus lumborum)
- 삼각근(deltoideus)
- 대퇴직근(quadratus femoris)

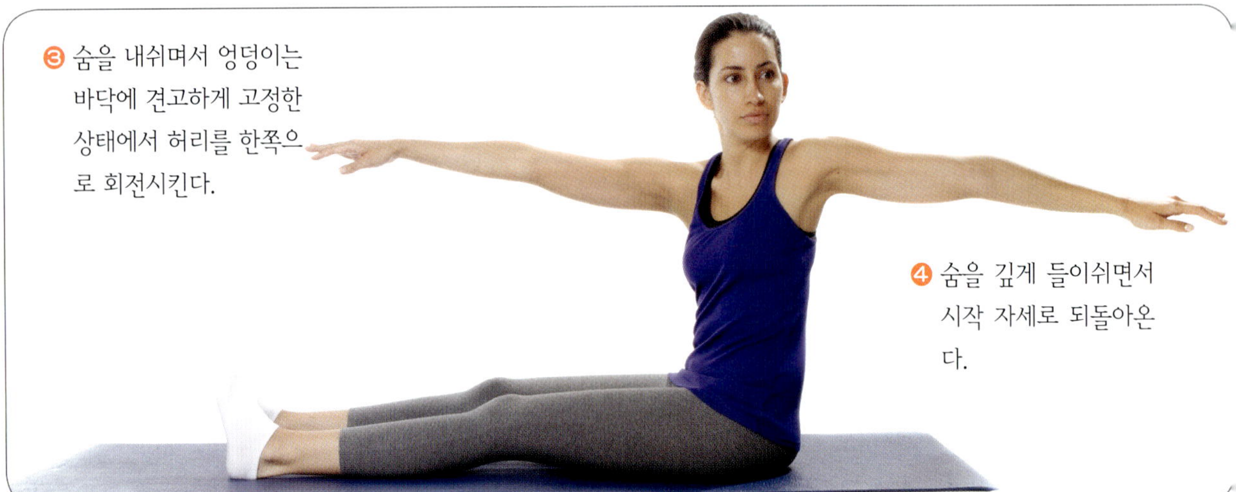

❸ 숨을 내쉬며서 엉덩이는 바닥에 견고하게 고정한 상태에서 허리를 한쪽으로 회전시킨다.

❹ 숨을 길게 들이쉬면서 시작 자세로 되돌아온다.

효과적인 운동을 위한 조언

체크사항

- 신체의 중심축(선)을 중심으로 몸을 회전시킨다.
- 팔은 바닥과 평행해야 한다.

주의할 점

- 운동 과정에서 발 뒤꿈치와 엉덩이는 바닥에 견고하게 고정되어 있어야 한다.
- 운동 과정에서 어깨가 올라가지 않아야 한다.

핵심 주

붉고 선명하게 나타낸 근육은 활동근을 의미하는 것이고, 회색 바탕의 근육은 안정화 시키는 역할의 근육을 말한다.

* 는 심부근육을 의미한다.

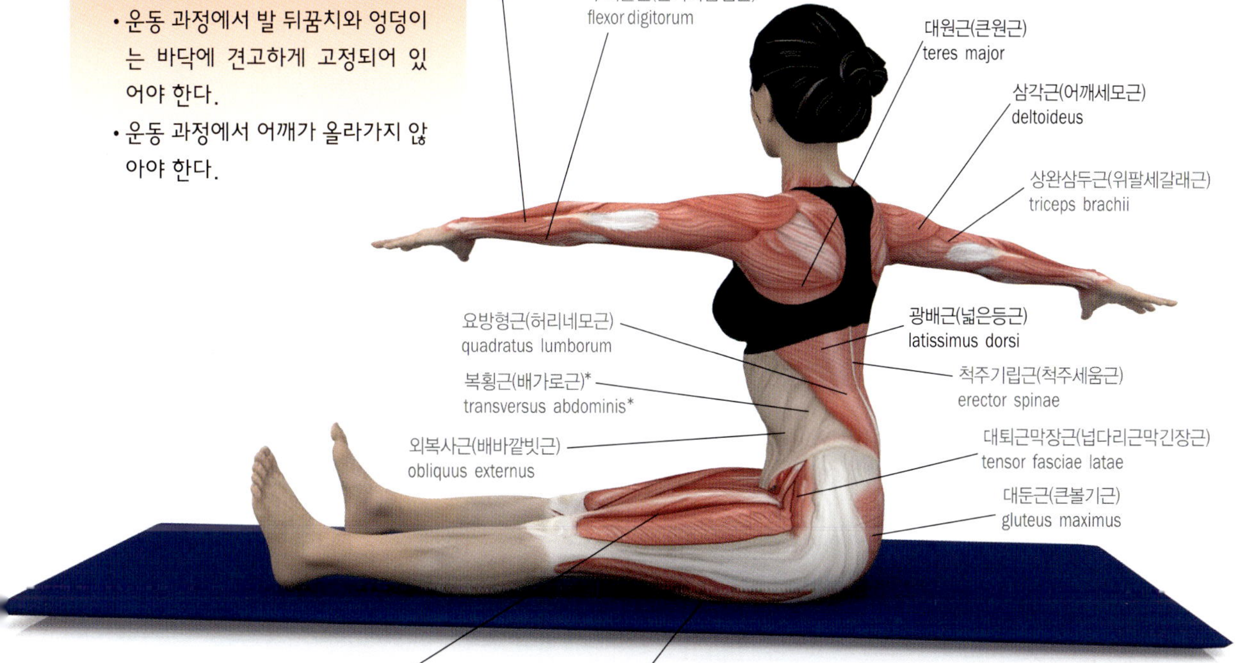

Quick Guide

목표부위

- 등 근육 이완

운동효과

- 몸통을 강화하며 유연하게 한다.

금기사항

- 요통이 있을 시 이 스트레칭을 시행하지 않아야 한다.

❺ 숨을 내쉬면서 반대 방향으로 몸을 회전시킨다.

❻ 숨을 깊게 들이쉬면서 시작 자세로 되돌아온다. 이 동작을 3회 반복 시행한다.

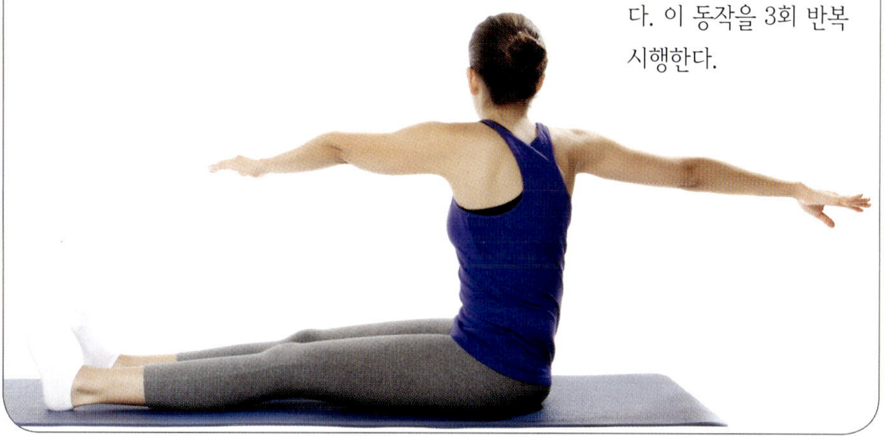

Beginner

Roll-Down

롤다운 운동은 복근 강화와 안정성을 동시에 향상시키는 최적의 운동이다.

주 타겟 근육

- 복직근(rectus abdominis)
- 대퇴근막장근(tensor fasciae latae)
- 내복사근(obliquus internus)
- 외복사근(obliquus externus)
- 복횡근(transversus abdominis)

❶ 무릎을 구부린 채 바닥에 바로 앉은 자세에서 시작한다. 숨을 들이쉬면서 척추를 최대한 바르게 세운다.

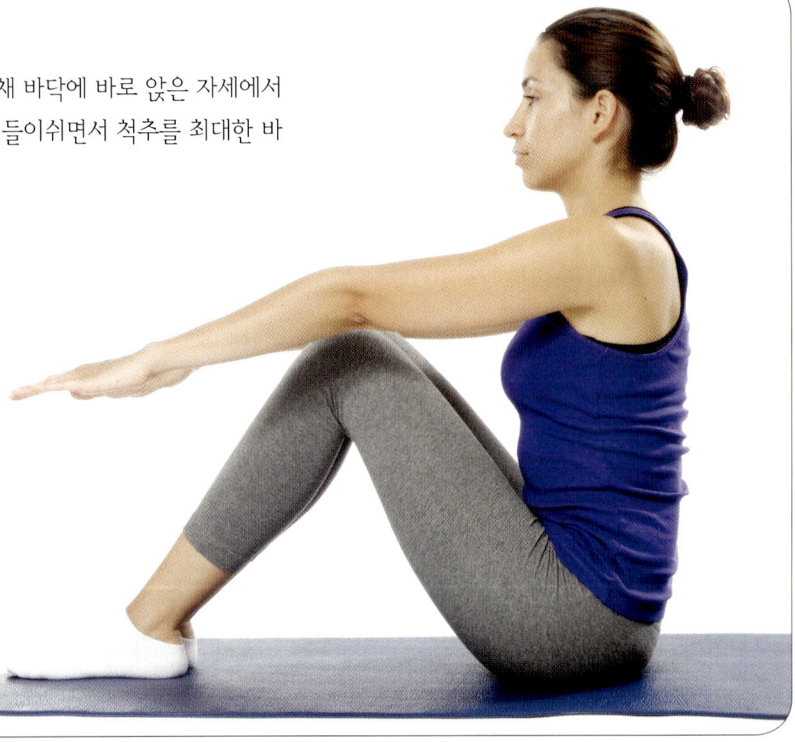

❷ 숨을 내쉬면서 배꼽(아랫배)을 척추 쪽으로 당겨 허리를 C자 모양으로 둥글게 하여 굽힌다. 척추는 뒤쪽으로 굽히고 꼬리뼈는 아래쪽으로 밀어 넣으며 팔을 바닥과 평행하게 뻗는다.

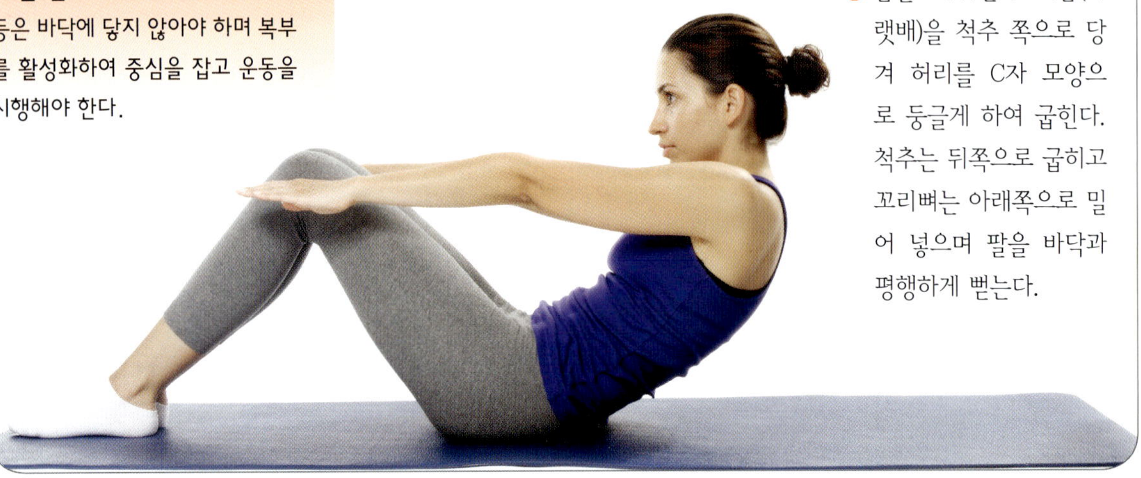

효과적인 운동을 위한 조언

체크사항

- 두 손은 최대한 곧게 뻗어 바닥과 평행하게 유지한다.

주의할 점

- 등은 바닥에 닿지 않아야 하며 복부를 활성화하여 중심을 잡고 운동을 시행해야 한다.

핵심 주

붉고 선명하게 나타낸 근육은 활동근을 의미하는 것이고, 회색 바탕의 근육은 안정화 시키는 역할의 근육을 말한다.

* 는 심부근육을 의미한다.

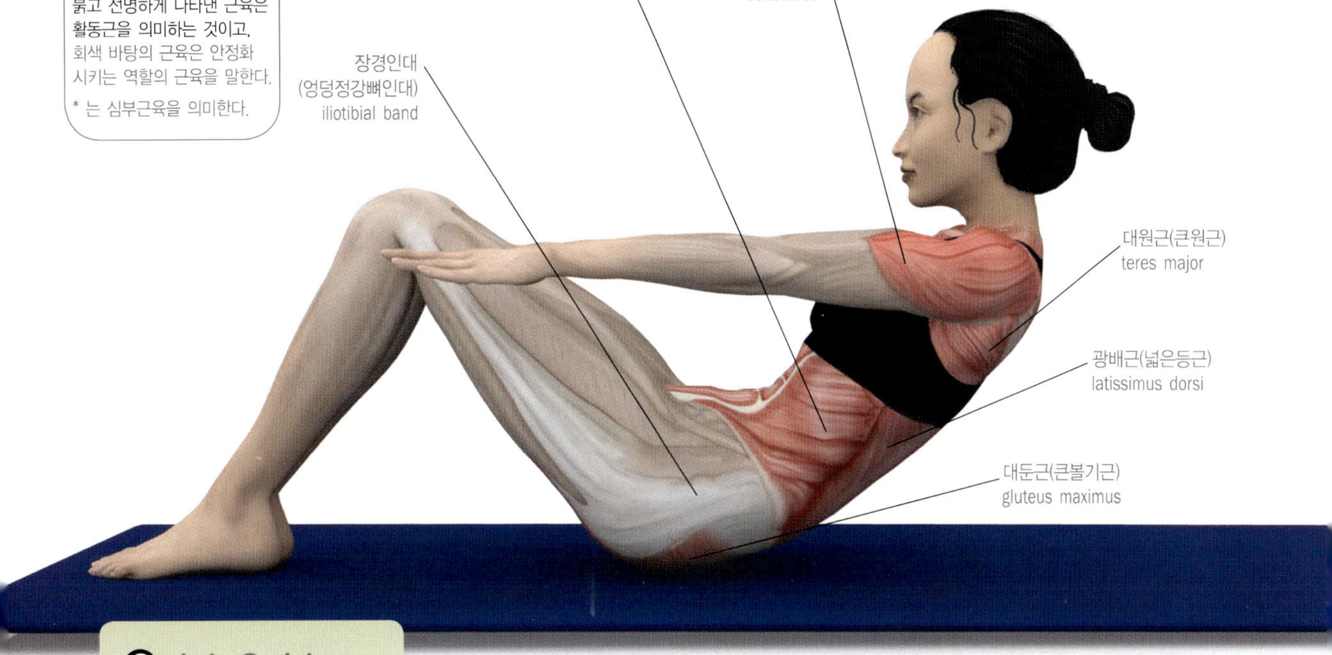

Quick Guide

목표부위

- 심복근(deep ab-dominal muscles)

운동효과

- 심복근 강화
- 척추 스트레칭
- 신체조절능력 향상

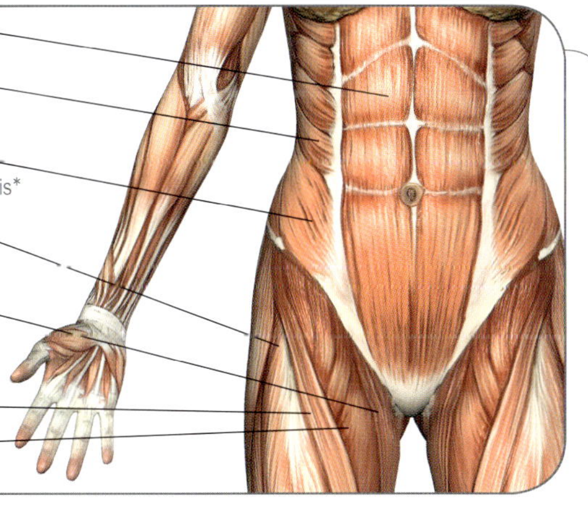

❸ 숨을 들이쉬면서 척추의 아래 분절부터 위 분절까지 천천히 롤 다운(Roll–down) 하며 바닥에 반듯하게 눕는다.

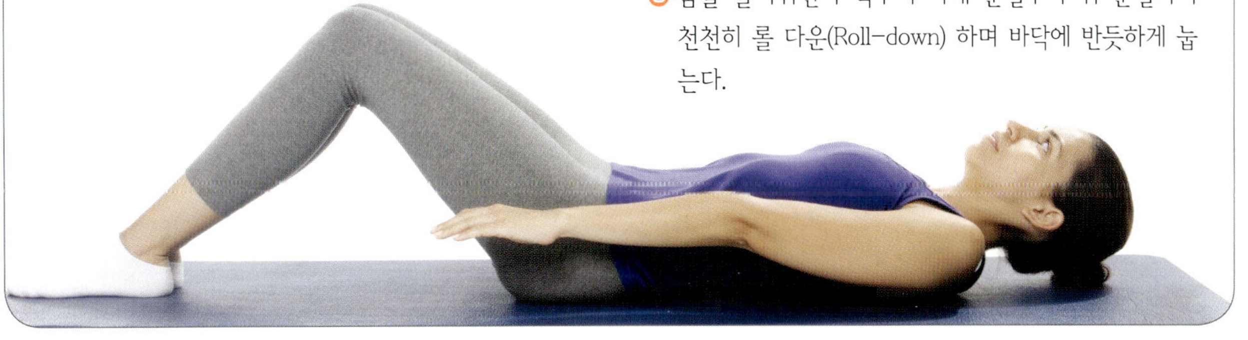

Beginner

Bridge I

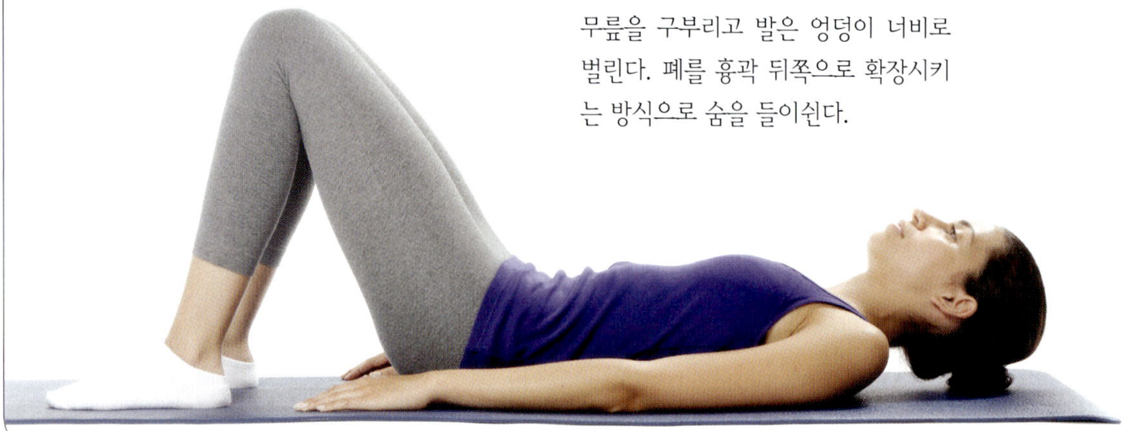

❶ 바닥에 등을 대고 바로 누운 자세에서 무릎을 구부리고 발은 엉덩이 너비로 벌린다. 폐를 흉곽 뒤쪽으로 확장시키는 방식으로 숨을 들이쉰다.

이 운동은 허리의 약한 근육을 강화 시켜주고 부상을 방지해 주는 기능을 가지고 있기 때문에 척추를 안정시킨 상태에서 운동을 하면 허리에 매우 좋은 효과를 가져올 수 있다.

주 타겟 근육

- 대둔근(gluteus maximus)
- 대퇴이두근(biceps femoris)
- 대퇴직근(rectus femoris)
- 복직근(rectus abdominis)
- 대퇴근막장근(tensor fasciae latae)
- 복횡근(transversus abdominis)
- 내복사근(obliquus internus)

❷ 숨을 내쉬고 발을 바닥에 두고 어깨부터 무릎까지 정렬된 상태를 유지하며 엉덩이에 힘을 주면서 들어 올린다.

❸ 숨을 들이쉬고 자세를 유지한다.

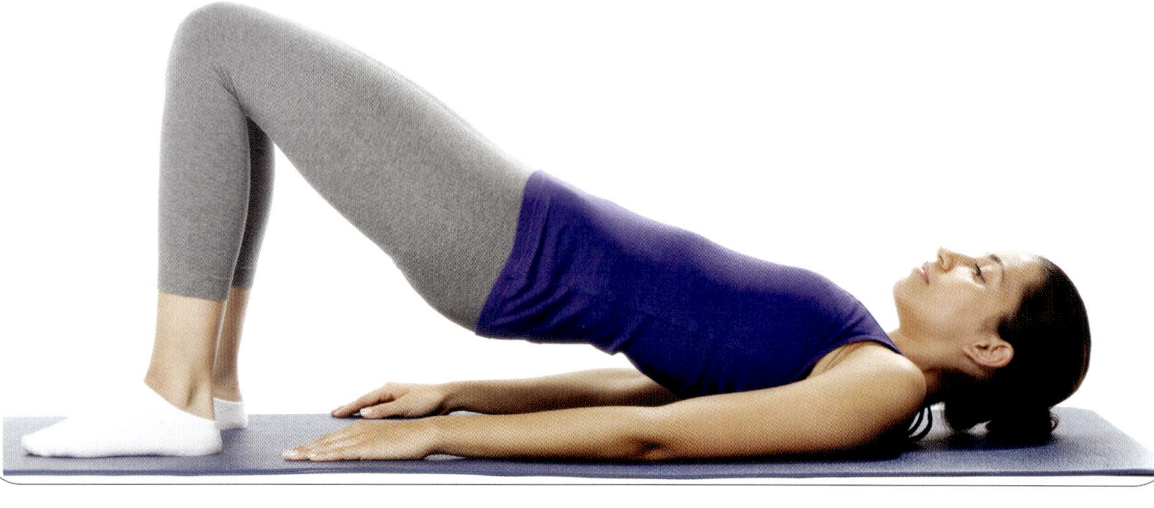

핵심 주
붉고 선명하게 나타낸 근육은 활동근을 의미하는 것이고, 회색 바탕의 근육은 안정화 시키는 역할의 근육을 말한다.
* 는 심부근육을 의미한다.

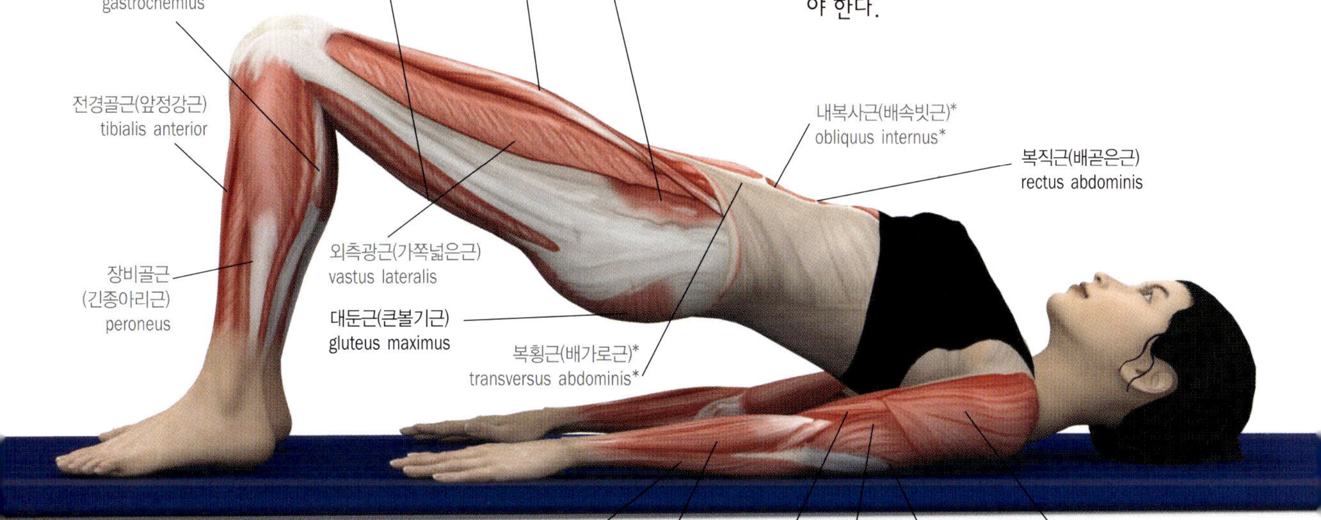

효과적인 운동을 위한 조언

체크사항

- 운동 중 엉덩이는 바닥에 견고하게 고정시킨다.
- 몸과 허벅지는 정렬된 상태를 유지한다.

주의할 점

- 운동 중 엉덩이를 앞 뒤로 흔들지 않아야 한다.
- 운동 중 엉덩이가 바닥 쪽으로 떨어지지 않아야 한다.

Quick Guide

목표부위

- 엉덩이
- 햄스트링 근육

운동효과

- 몸 전체에 안정성 효과가 있으나 특히 약하며 손상된 부분에 많은 안정성 효과가 있다.

❹ 숨을 내쉬고 엉덩이를 천천히 내려 시작 자세로 되돌아온다. 이 동작을 5회 반복 시행한다.

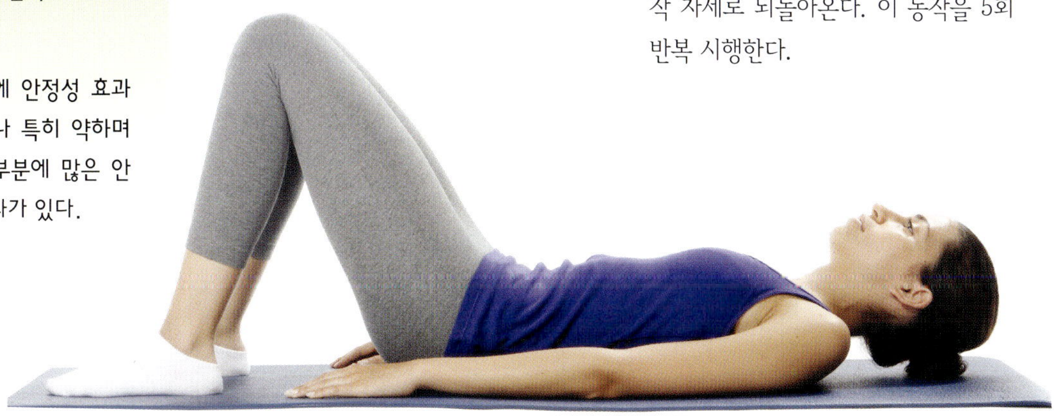

Single-Leg Circles

다리로 원 그리기는 복근조절을 개선하여 몸통 안정성 강화에 효과적인 운동이다. 이 운동은 다리와 복근에 중점을 둔 운동이다.

효과적인 운동을 위한 조언

체크사항

- 운동 중 엉덩이와 몸통은 바닥에 견고하게 고정되어 있어야 한다.
- 다리는 곧게 편 상태를 유지해야 한다.

주의할 점

- 운동 과정에서 허리가 바닥에서 떨어지지 않아야 한다.

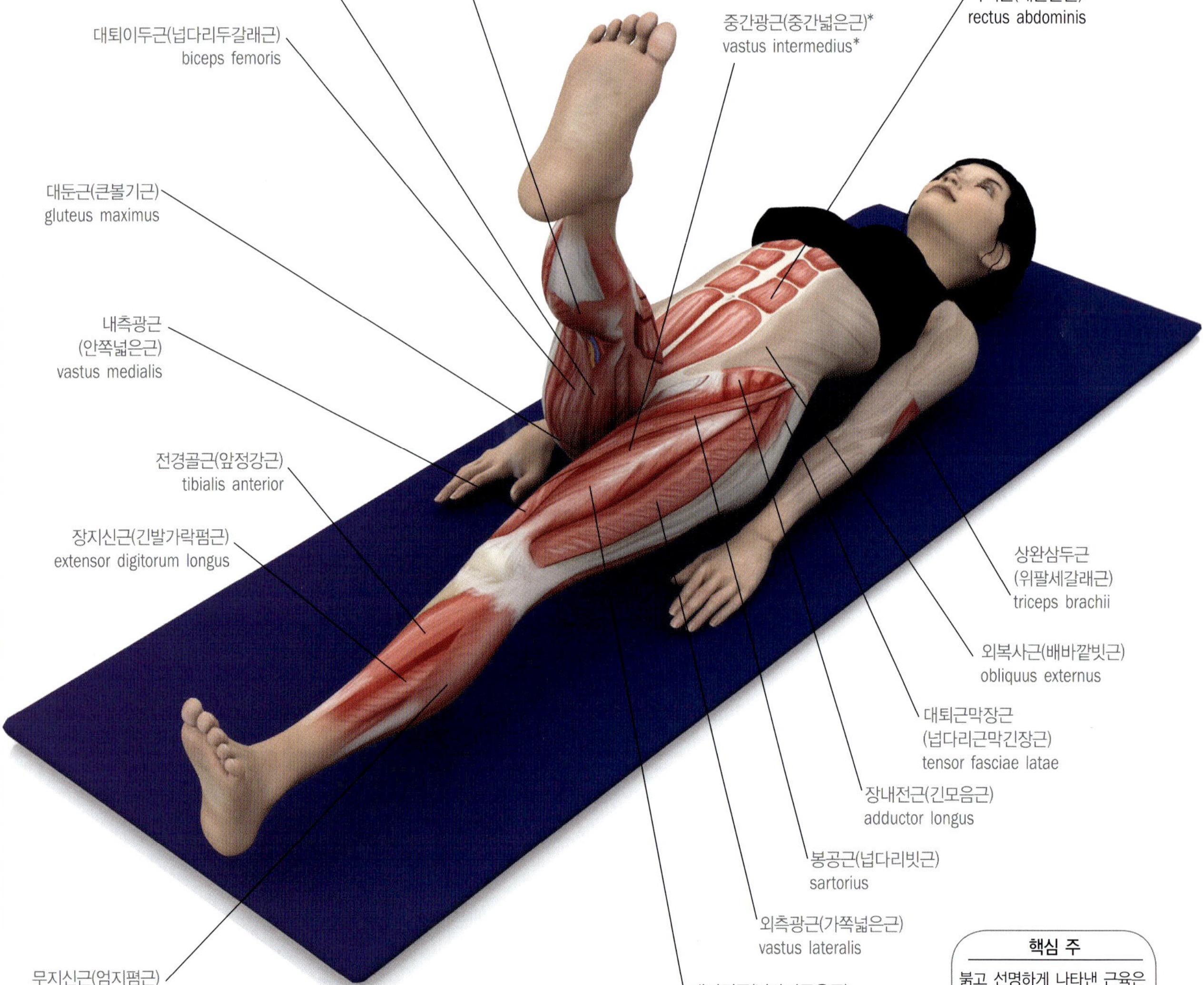

핵심 주

붉고 선명하게 나타낸 근육은 활동근을 의미하는 것이고, 회색 바탕의 근육은 안정화시키는 역할의 근육을 말한다.

* 는 심부근육을 의미한다.

❶ 바닥에 등을 대고 바로 누운 자세에서 팔 다리를 쭉 곧게 뻗는다.

❷ 한쪽 무릎을 가슴쪽으로 굽힌 다음, 다리를 천장을 향해 최대한 쭉 곧게 편다. 이때 등은 바닥에 견고하게 고정되어 있어야 하며 양쪽 다리 모두 곧게 뻗은 상태를 유지해야 한다.

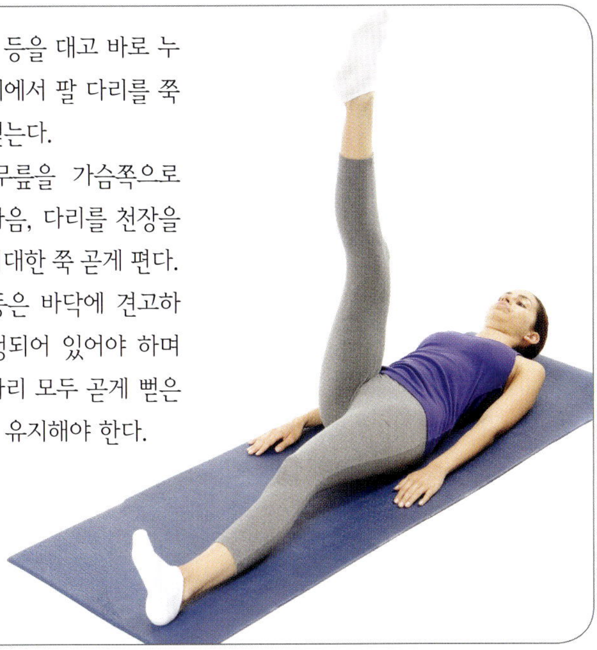

주 타겟 근육

- 상완삼두근(triceps brachii)
- 대둔근(gluteus maximus)
- 대퇴근막장근(tensor fasciae latae)
- 대퇴직근(rectus femoris)
- 상완이두근(biceps brachii)
- 대내전근(adductor magnus)
- 외측광근(vastus lateralis)
- 내측광근(vastus medialis)
- 복직근(rectus abdominis)
- 외복사근(obliquus externus)

❸ 위로 뻗은 다리의 반대편 어깨에 초점을 둔 채 다리로 원을 그린다. 다리가 바닥에 닿지 않도록 바깥쪽으로 돌린 후 시작 자세로 되돌아온다.

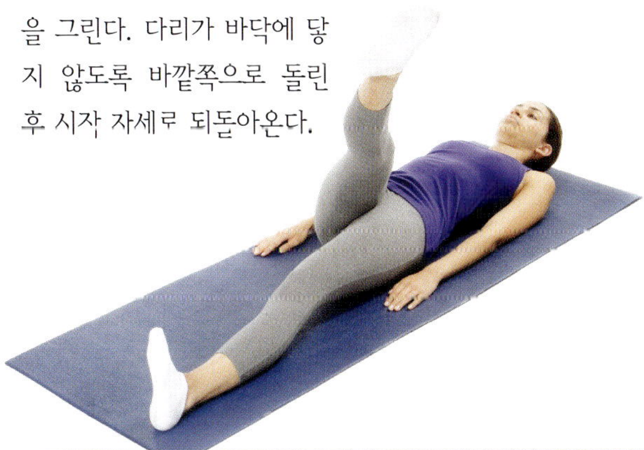

❹ 이 동작을 5~8분 동안 회전 방향과 다리를 바꾸어 가며 반복 시행한다.

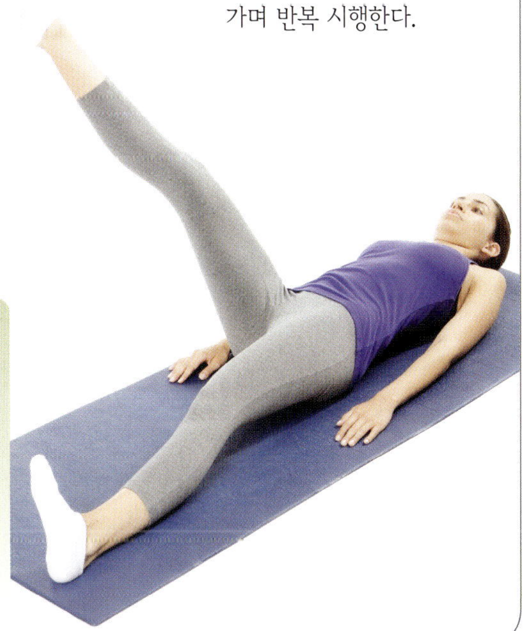

Quick Guide

목표부위
- 골반 안정성(pelvic stability)
- 복근(abdominalis)
- 복부 심부근 강화

운동효과
- 다리 근육 늘림 효과

금기사항
- 고관절에 불편함이 느껴지거나 소리가 난다면 원의 크기를 줄여 운동을 시행해야 한다.

Hundred I

헌드레드 운동은 폐와 복근을 워밍업(warming-up) 하는 기능을 한다. 적당한 호흡은 지구력을 높여 주며, 이 운동은 지구력 증진에 도움을 준다.

주 타겟 근육

- 복직근(rectus abdominis)
- 대둔근(gluteus maximus)
- 삼각근(deltoideus)
- 상완이두근(biceps brachii)
- 상완삼두근(triceps brachii)
- 장지신근(extensor digitorum longus)
- 흉쇄유돌근(sternocleidomastoid)

❶ 무릎을 구부려 붙인 채 바닥에 등을 대고 바로 누운 자세에서 시작한다.

❷ 숨을 들이쉬면서 팔이 바닥과 평행하게 최대한 곧게 뻗는다.

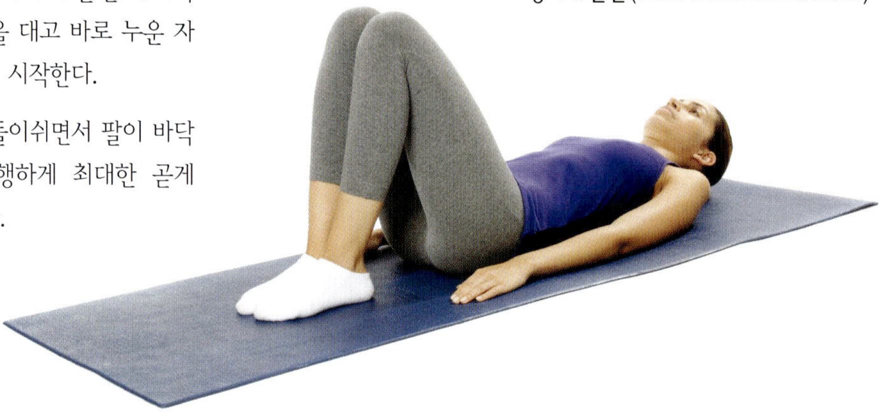

❸ 턱을 안쪽으로 당겨 목 뒤쪽을 이완시키며 머리와 어깨를 들어 올린 후 어깨만을 이용하여 두 팔을 위아래로 부드럽게 흔든다.

❹ 숨을 길게 들이쉬면서 복부에 힘을 주고 팔을 위아래로 빠르게 흔든다. 팔을 흔드는 5회의 주기마다 복근을 이용해 호흡을 한다.

❺ 이 동작을 10회 반복 시행한다.

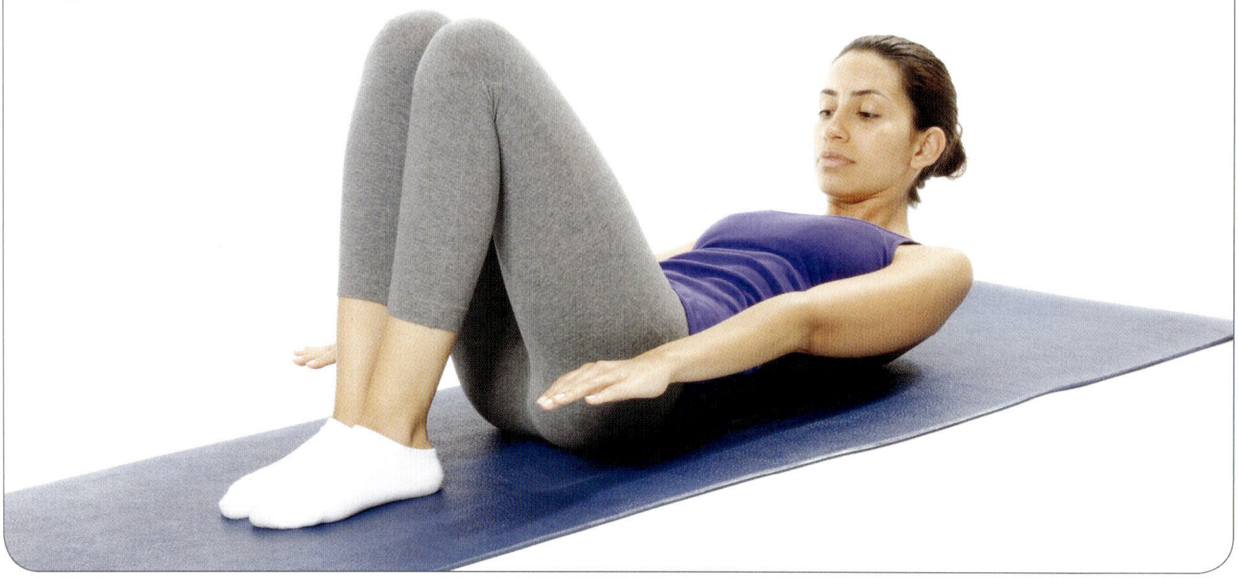

효과적인 운동을 위한 조언

체크사항

- 숨을 규칙적으로 쉰다.
- 복부가 아래로(척추 쪽) 눌리는 느낌이 들어야 한다.

주의할 점

- 팔을 흔들 때 허리 아래쪽 부분에 아치가 만들어져야 한다.

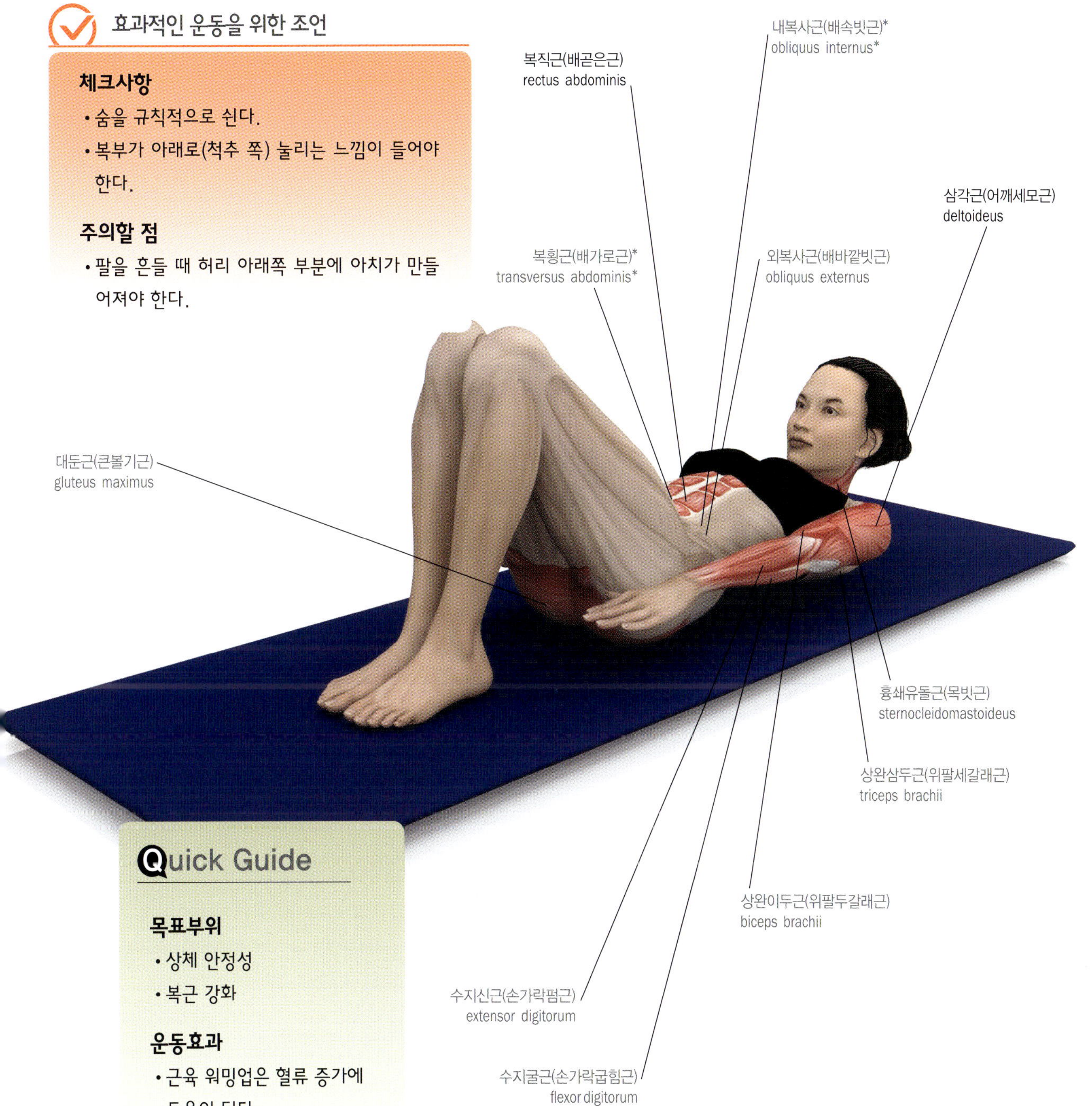

Quick Guide

목표부위

- 상체 안정성
- 복근 강화

운동효과

- 근육 워밍업은 혈류 증가에 도움이 된다.

금기사항

- 요통이 있을 시 이 운동을 시행하지 않아야 한다.

핵심 주

붉고 선명하게 나타낸 근육은 활동근을 의미하는 것이고, 회색 바탕의 근육은 안정화 시키는 역할의 근육을 말한다.

* 는 심부근육을 의미한다.

Beginner

Single-Leg Stretch

싱글레그 스트레칭은 몸 전체의 균형과 복근 강화에 도움을 주는 기초 운동이다.

주 타겟 근육

- 복직근(rectus abdominis)
- 대퇴이두근(biceps femoris)
- 상완삼두근(triceps brachii)
- 상완이두근(biceps brachii)
- 전경골근(tibialis anterior)
- 대퇴근막장근(tensor fasciae latae)
- 복횡근(transversus abdominis)
- 내복사근(obliquus internus)

1. 바닥에 등을 대고 바로 누운 자세에서 다리를 골반 너비로 벌린 채 시작한다. 숨을 들이쉬면서 뒷목을 최대한 길게 편다. 이때 배꼽(아랫배)을 척추 쪽으로 당겨야 한다. 숨을 내쉬면서 한쪽 다리를 가슴 쪽으로 구부려 당기고 반대편 다리는 바닥으로부터 45도 위로 들어 올리고 최대한 곧게 쭉 뻗는다.
2. 같은쪽 손을 구부린 다리의 발목에 두고 반대편 손은 구부린 다리 무릎 주위에 올려 둔다.

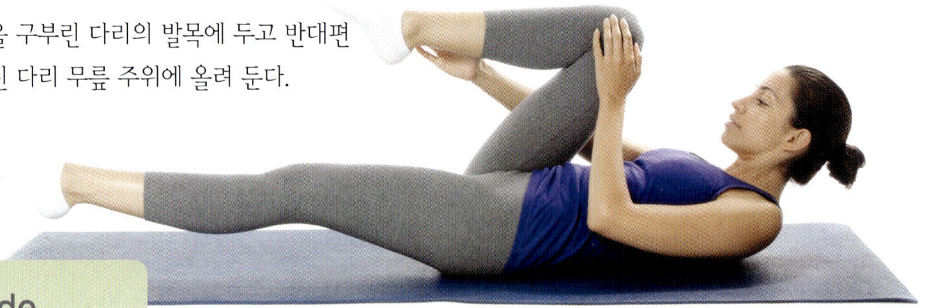

Quick Guide

목표부위
- 상체 안정성
- 복근

운동효과
- 코어 안정화
- 복근 강화

금기사항
- 손상된 목 부위
- 요통이 있을 시 이 운동을 시행하지 않아야 한다.

핵심 주

붉고 선명하게 나타낸 근육은 활동근을 의미하는 것이고, 회색 바탕의 근육은 안정화시키는 역할의 근육을 말한다.

* 는 심부근육을 의미한다.

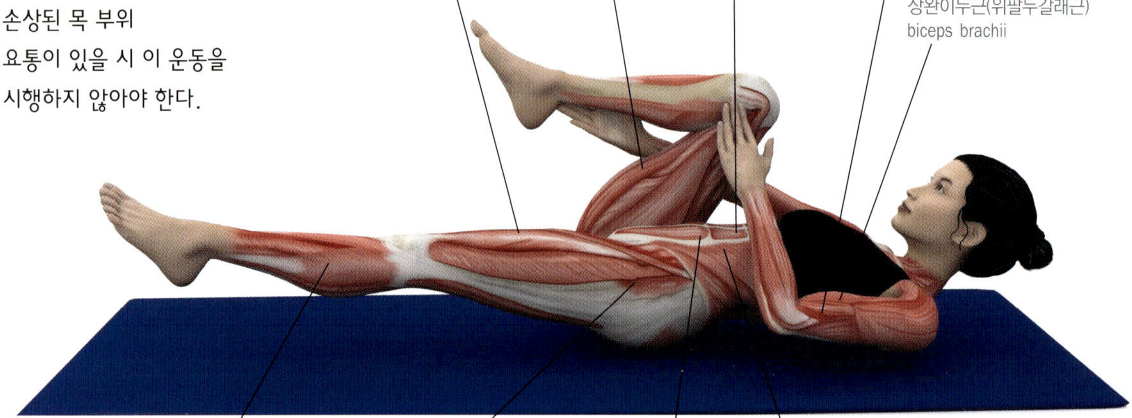

효과적인 운동을 위한 조언

체크사항

- 같은쪽 손은 구부린 다리의 발목에 두고 반대편 손은 무릎에 올려 놓는다.
- 머리와 상체를 바닥으로부터 들어 올린다.

주의할 점

- 운동 중 골반은 바닥에 견고하게 고정되어 있어야 한다.
- 다리를 바꿀 때 복근만을 이용하여 코어를 안정시킨다.

❸ 숨을 들이 쉴 때 다리와 손을 두 번 번갈아 가며 바꾸어 준다.

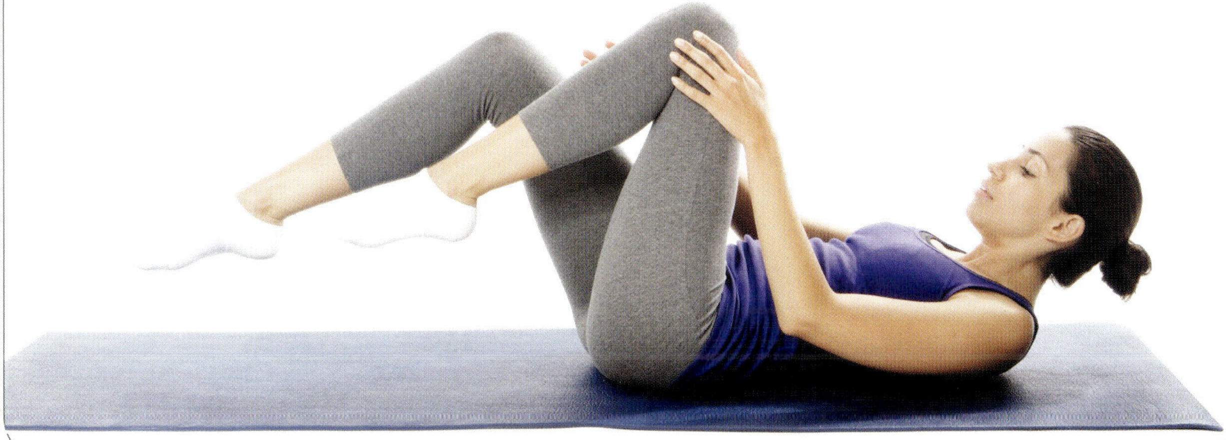

❹ 숨을 쉴 때 다리와 손의 위치를 번갈아 가며 바꾼 후 숨을 내쉰다. 이 자세를 연속으로 번갈아 가며 시행한다.

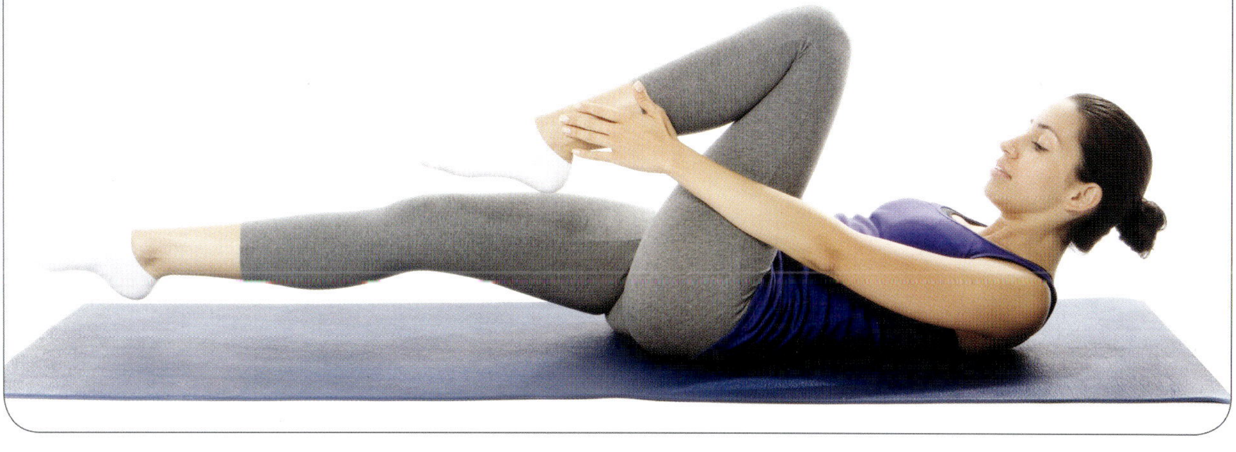

Double-Leg Stretch

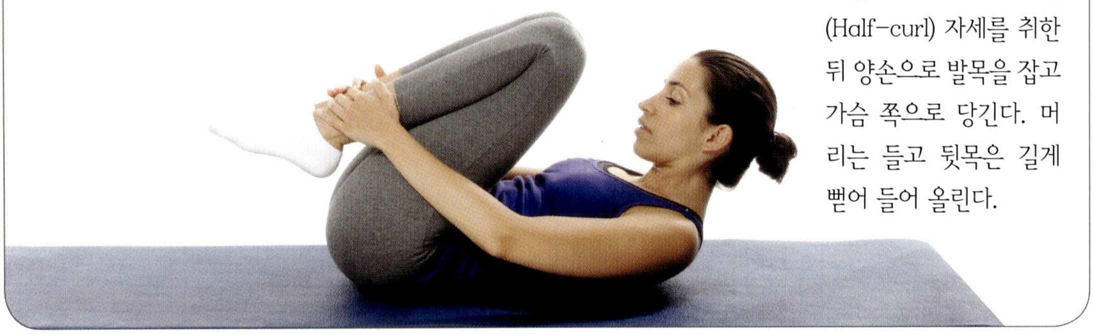

❶ 바닥에 등을 대고 바로 누운 자세에서 하프 컬(Half-curl) 자세를 취한 뒤 양손으로 발목을 잡고 가슴 쪽으로 당긴다. 머리는 들고 뒷목은 길게 뻗어 들어 올린다.

더블레그 스트레칭은 싱글레그 스트레칭과 달리 양 다리를 이용하는 운동이다. 이 자세는 다리와 복부 근육에 자극을 주게 되고 허리 또한 강화되는 효과가 있다.

주 타겟 근육

- 복직근(rectus abdominis)
- 대퇴이두근(biceps femoris)
- 상완삼두근(triceps brachii)
- 상완이두근(biceps brachii)
- 전경골근(tibialis anterior)
- 대퇴근막장근(tensor fasciae latae)
- 복횡근(transversus abdominis)
- 내복사근(obliquus internus)
- 대퇴직근(rectus femoris)

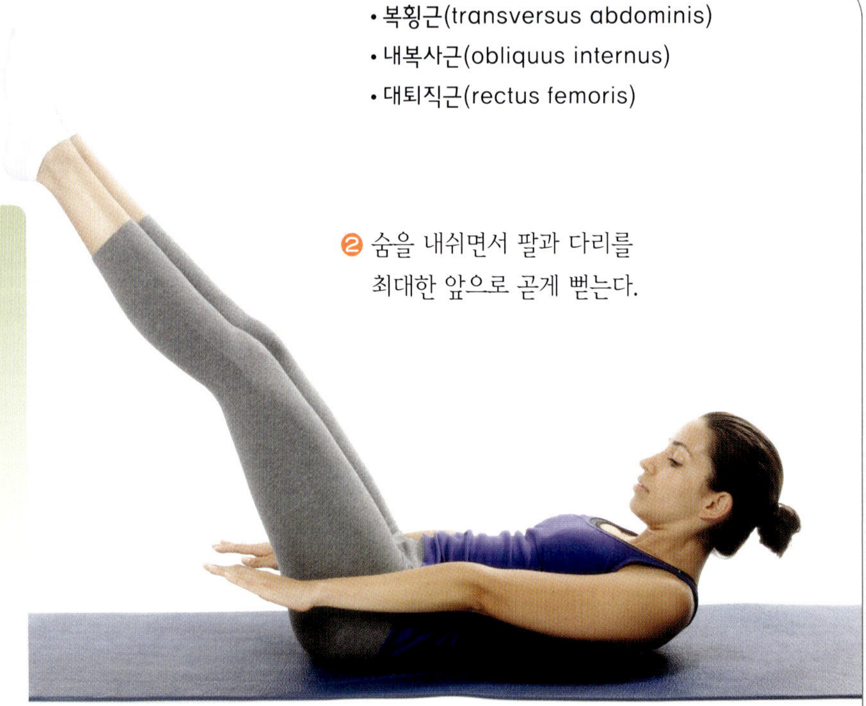

❷ 숨을 내쉬면서 팔과 다리를 최대한 앞으로 곧게 뻗는다.

Quick Guide

목표부위
- 복근

운동효과
- 다리 이완
- 복근 강화

금기사항
- 요통이 있을 시 이 운동을 시행하지 않아야 한다.

효과적인 운동을 위한 조언

체크사항

• 목과 머리를 바닥으로부터 들어 올린다.

주의할 점

• 허리는 바닥에 견고하게 고정되어 있어야 한다.
• 운동 과정에서 몸의 중심을 잡기 위해 복근을 활성화한다.

• 심화 자세 •

숨을 들이쉴 때 다리를 앞으로 뻗어 들어 올리고 팔은 귀 옆 머리 위로 뻗어 올린다.

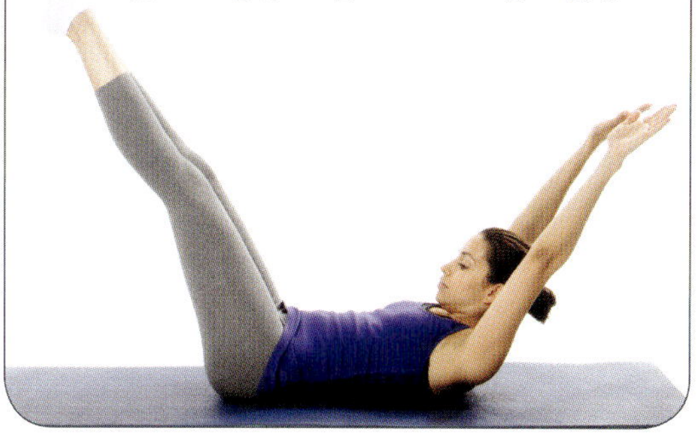

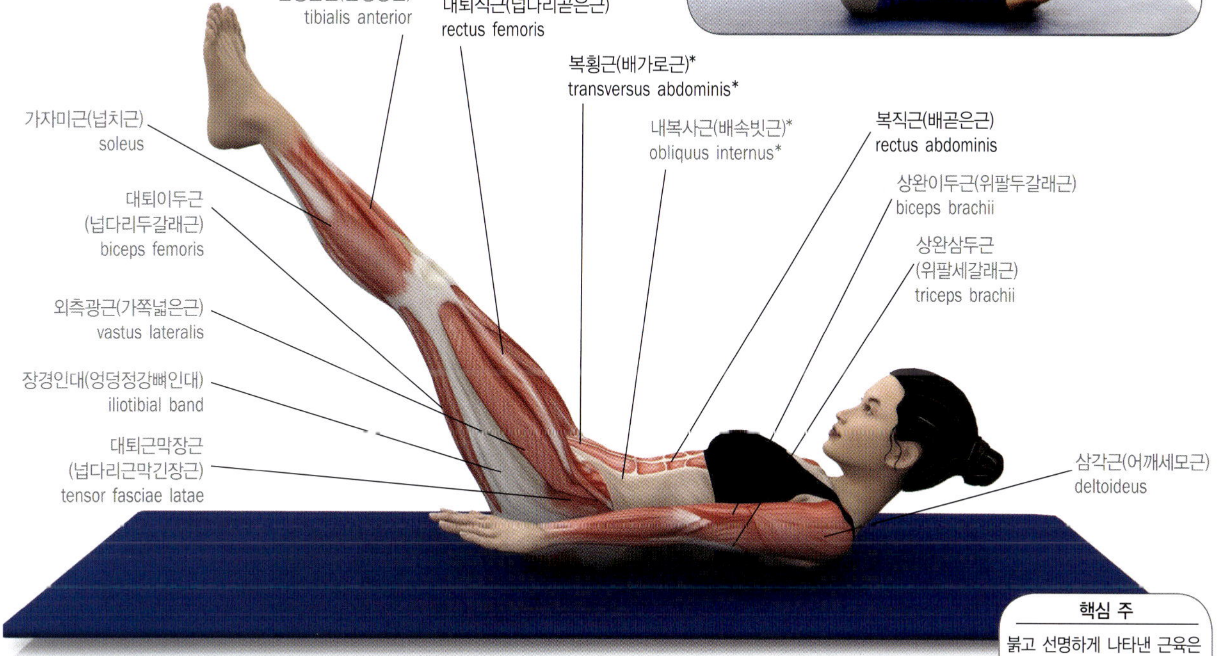

핵심 주

붉고 선명하게 나타낸 근육은 활동근을 의미하는 것이고, 회색 바탕의 근육은 안정화시키는 역할의 근육을 말한다.

* 는 심부근육을 의미한다.

❸ 무릎을 중심으로 발목을 잡고 가슴 쪽으로 당기며 숨을 내쉰다. 상체는 바닥으로부터 떨어져 있어야 하며 이 동작을 4회 반복 시행한다.

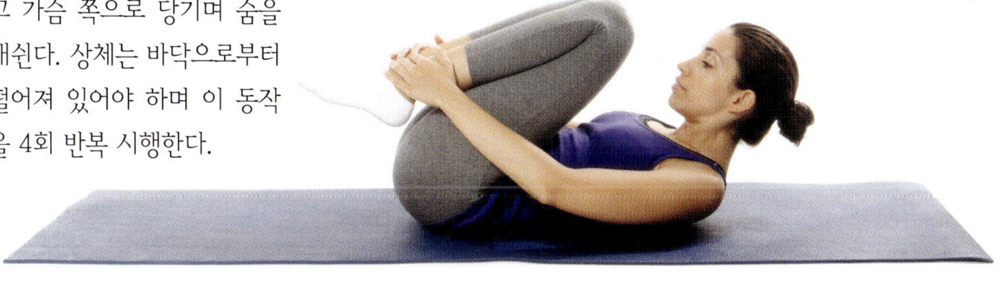

Rising Swan

Beginner

❶ 바닥에 이마를 대고 엎드린다. 양팔을 굽혀 손바닥을 몸 옆에 둔다. 두 다리는 허벅지를 서로 잡아 당긴 상태로 바닥에 가지런히 둔다.

❷ 배꼽을 매트로부터 떨어지도록 척추 쪽으로 잡아당기며 동시에 치골로 매트를 누르면서 엉덩이를 바닥에 붙이고 숨을 들이쉰다.

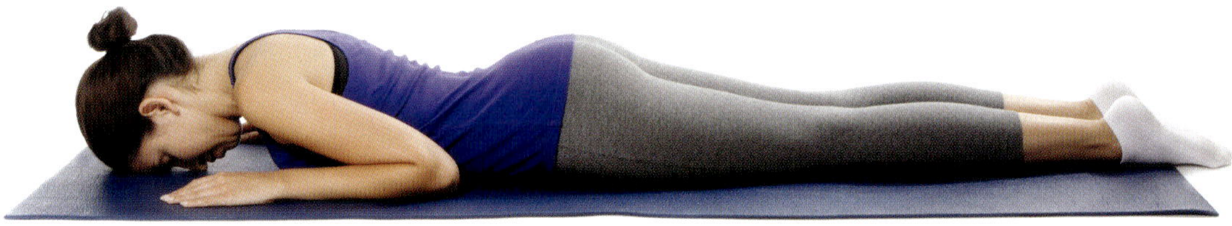

❸ 숨을 내쉬면서 팔로 바닥을 눌러 상체를 천천히 일으켜 세우는데, 이 때 배는 힘을 주어 복부쪽이 둥근 모양으로 유지되어야 한다. 머리는 목 뒤쪽을 늘리면서 부드럽게 바닥에서 들어 올린다.

❹ 두 다리를 매트에 대고 복부에 힘을 주면서 엉덩이는 바닥에 붙이고 숨을 들이쉬면서 이 자세를 유지한다.

❺ 숨을 내쉬면서 시작 자세로 되돌아온다.

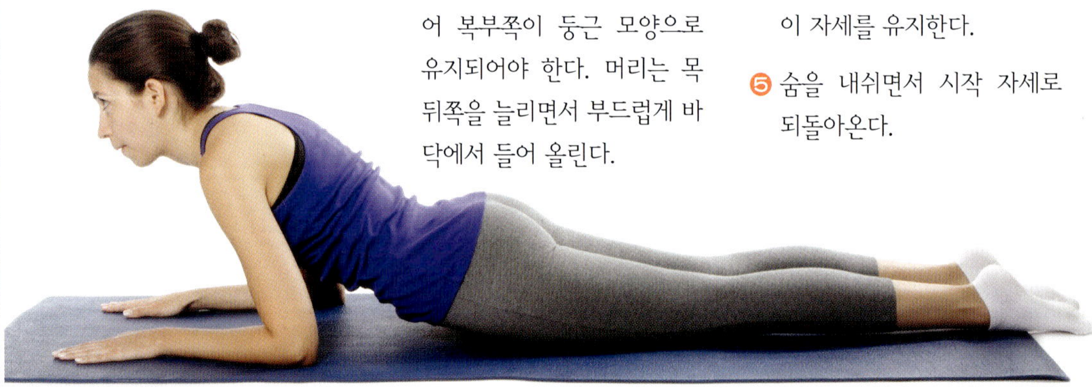

백조 자세에서 허리를 아치로 만들어 늘리는 것이 중요하다. 이 운동은 허리, 목, 엉덩이를 강화시키며 골반은 안정시키는 기능을 한다.

주 타겟 근육

- 대둔근(gluteus maximus)
- 대퇴이두근(biceps femoris)
- 대퇴직근(rectus femoris)
- 삼각근(deltoideus)
- 상완삼두근(triceps brachii)
- 상완이두근(biceps brachii)
- 대원근(teres major)
- 광배근(latissimus dorsi)
- 상완근(brachialis)
- 승모근(trapezius)
- 요방형근(quadratus lumborum)
- 대퇴근막장근(tensor fasciae latae)

핵심 주

붉고 선명하게 나타낸 근육은 활동근을 의미하는 것이고, 회색 바탕의 근육은 안정화 시키는 역할의 근육을 말한다.

* 는 심부근육을 의미한다.

Quick Guide

목표부위

• 허리신전근 • 경부 • 엉덩이

운동효과

• 몸을 앞쪽으로 숙여서 생기는 안 좋은 영향을 상쇄시킨다.

금기사항

• 등 통증

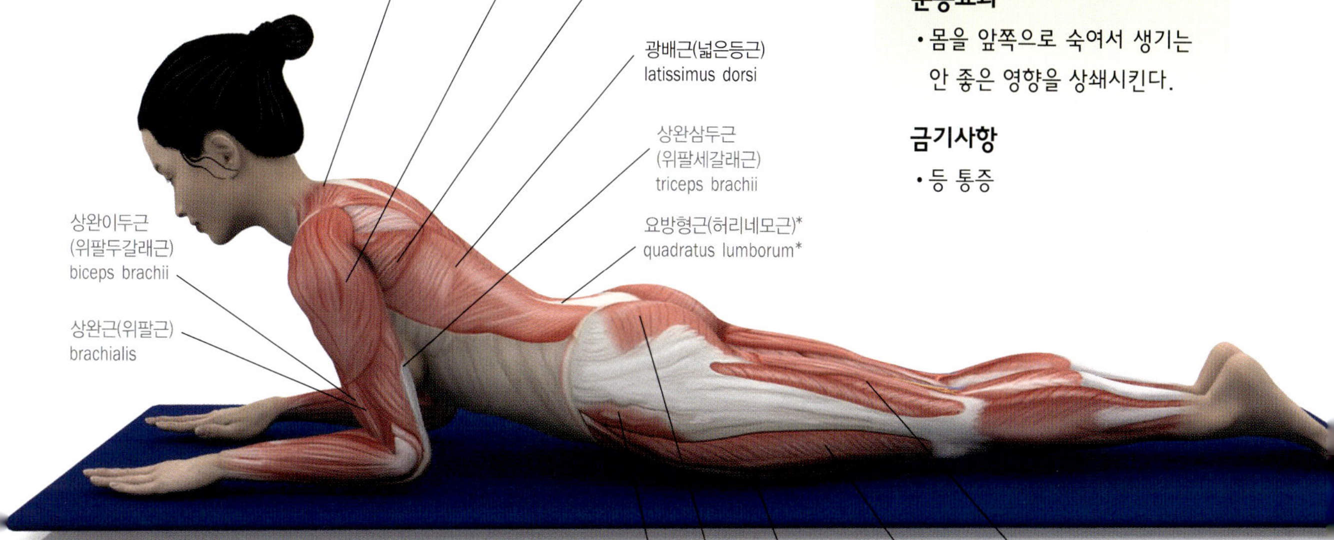

효과적인 운동을 위한 조언

체크사항

• 두 팔로 바닥을 누르는 동안 엉덩이는 바닥에 붙어있어야 한다.

• 머리를 중심으로 운동을 시행한다.

주의할 점

• 복부가 바닥에 닿지 않아야 한다.

• 심화자세 •

팔을 곧게 뻗은 채 바닥을 짚는다. 엉덩이를 들어 올리는 동안 복부는 둥근 아치형태를 이루어야한다.

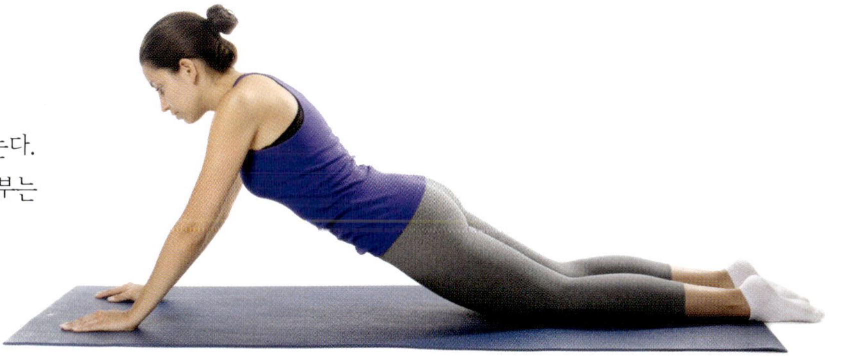

Child's Pose

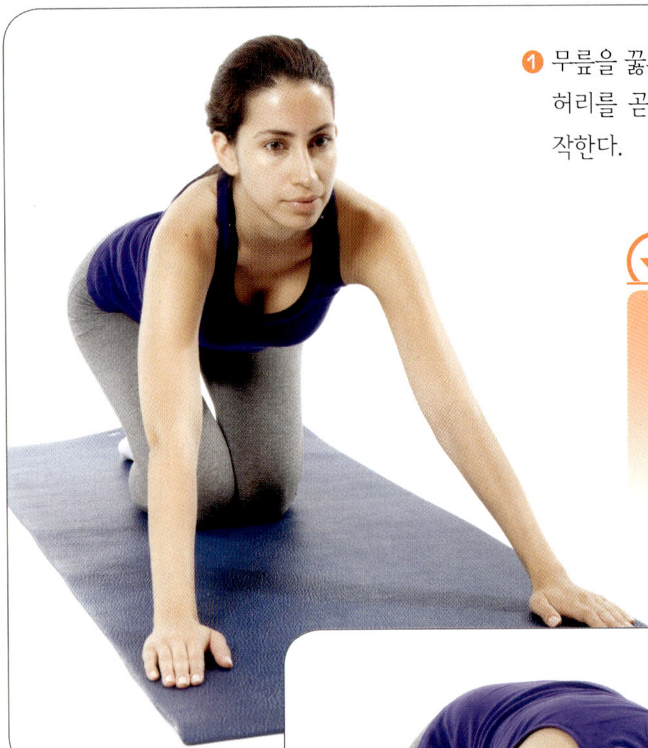

❶ 무릎을 꿇고 발뒤꿈치에 앉아 허리를 곧게 편 자세에서 시작한다.

효과적인 운동을 위한 조언

체크사항

- 목, 허리, 엉덩이의 긴장감을 풀어준다.

주의할 점

- 급격하게 서두르지 말고 천천히 몇 분의 시간을 가지고 스트레칭해야 한다.

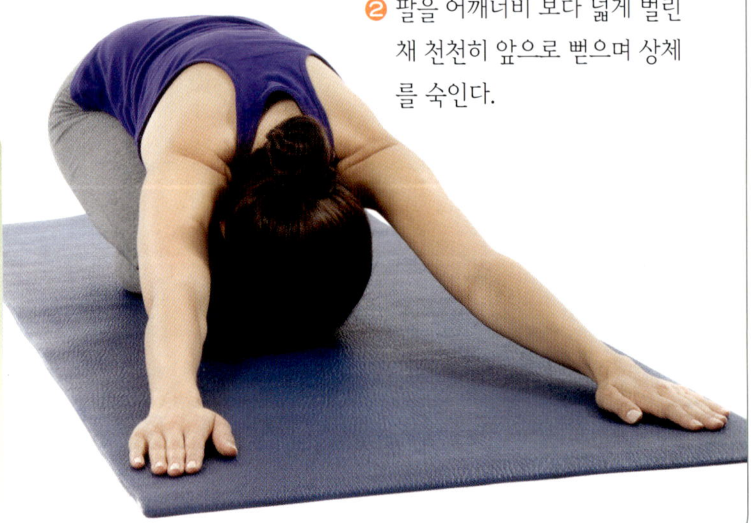

❷ 팔을 어깨너비 보다 넓게 벌린 채 천천히 앞으로 뻗으며 상체를 숙인다.

Quick Guide

목표부위

- 허리 부위

운동효과

- 허리 스트레칭 및 근육 이완

금기사항

- 무릎에 부상이 있을 시 이 스트레칭을 시행하지 않아야 한다.

이 스트레칭은 엉덩이와 허리의 긴장감을 풀어주는 운동이다.

주 타겟 근육

- 광배근(latissimus dorsi)
- 요방형근(quadratus lumborum)
- 능형근(rhomboideus)
- 전거근(serratus anterior)
- 대둔근(gluteus maximus)
- 척주기립근(erector spinae)
- 승모근(trapezius)
- 삼각근(deltoideus)
- 대원근(teres major)

Child's Pose

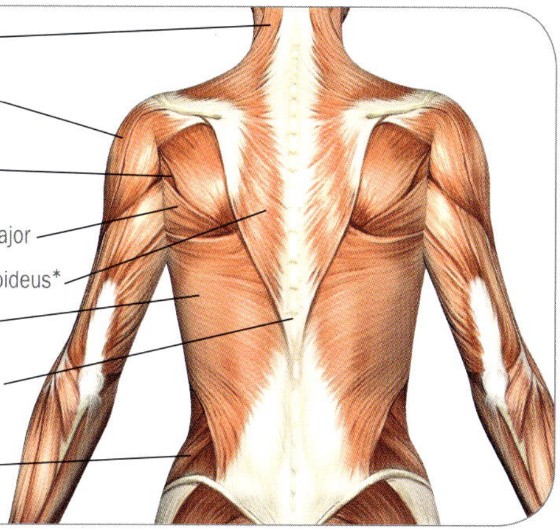

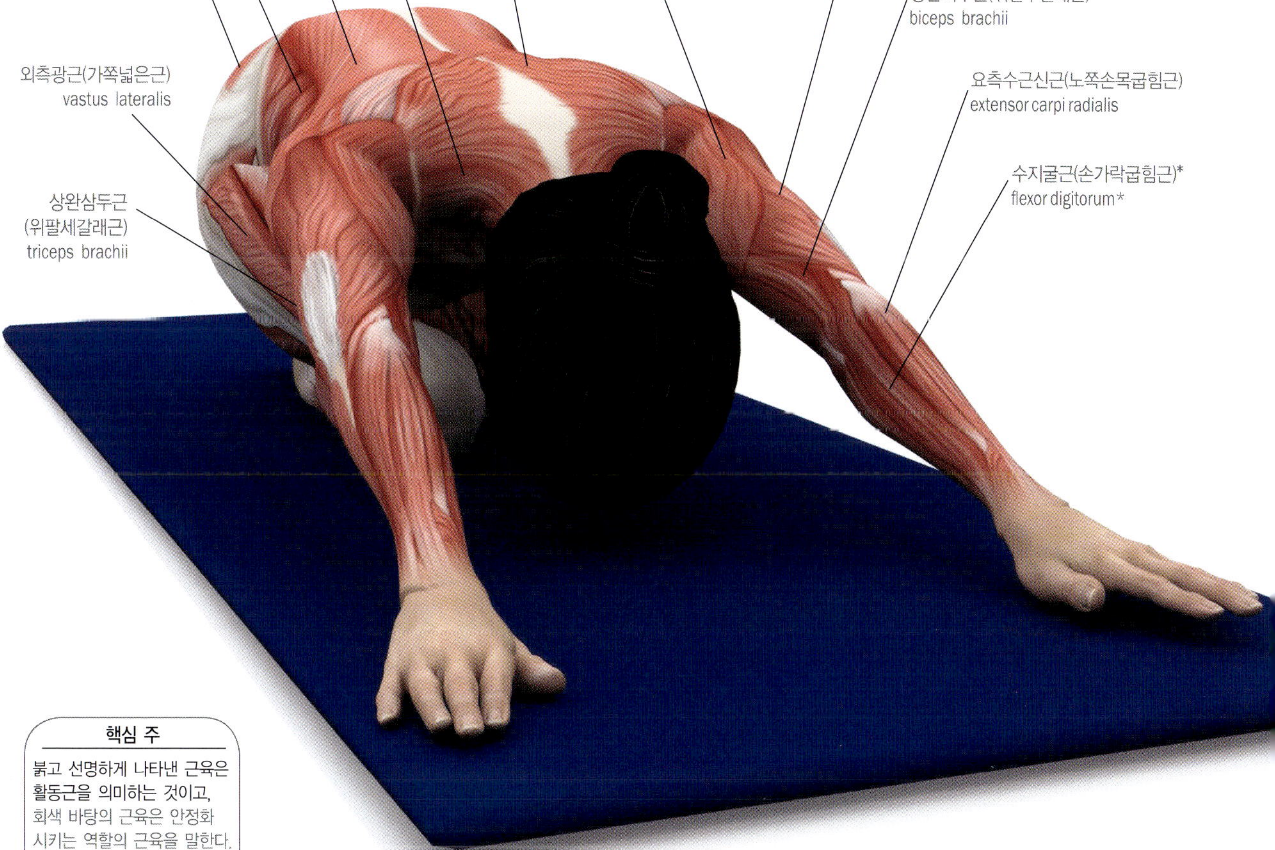

핵심 주

붉고 선명하게 나타낸 근육은 활동근을 의미하는 것이고, 회색 바탕의 근육은 안정화 시키는 역할의 근육을 말한다.

* 는 심부근육을 의미한다.

Beginner

Plank Roll-Down

필라테스의 많은 운동들은 더 나은 고급 동작을 위해 작용하고 있다. 플랭크 롤다운 동작은 상체를 일으켜 세우는 숙달된 동작을 위한 팔 근육과 복근을 강화시켜 준다. 잘 조율된 상하 움직임은 다리 근육에도 영향을 미친다.

❶ 등을 곧게 편 채 바로 선 자세(필라테스 서기자세) 에서 시작한다.

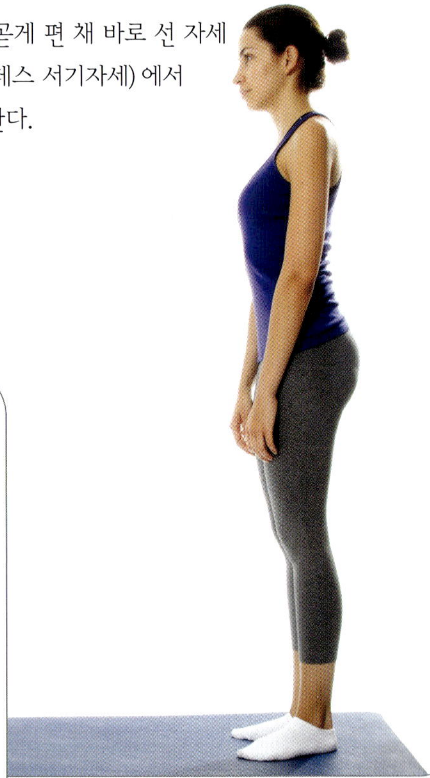

❷ 머리를 천천히 숙이고 손으로 바닥을 짚어 롤 다운(roll-down) 자세를 취한다.

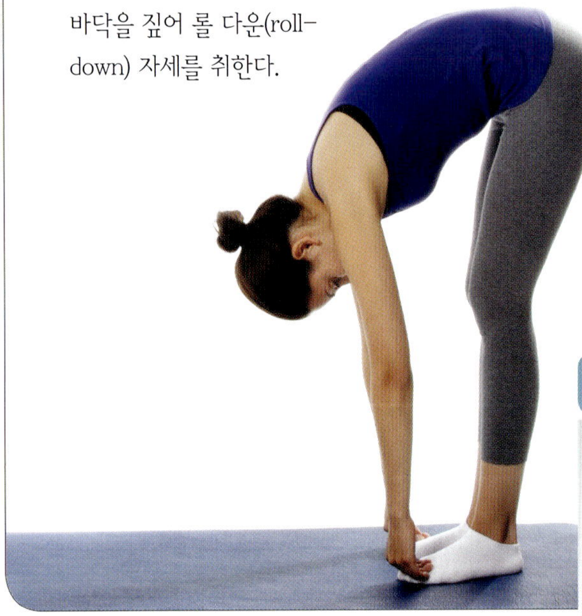

주 타겟 근육

- 복직근(rectus abdominis)
- 상완삼두근(triceps brachii)
- 대둔근(gluteus maximus)
- 대퇴이두근(biceps femoris)
- 외복사근(obliquus externus)
- 대퇴근막장근(tensor fasciae latae)
- 대퇴직근(rectus femoris)
- 중간광근(vastus intermedius)

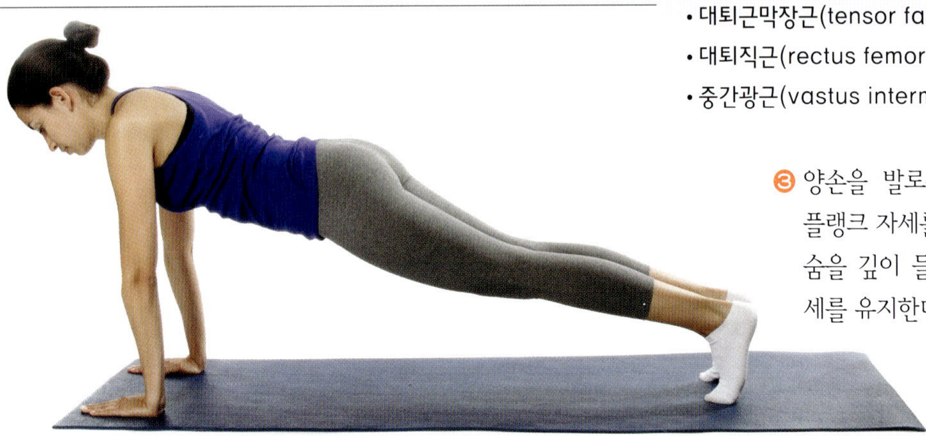

❸ 양손을 발로부터 멀리 두고 플랭크 자세를 시행한다. 3번 숨을 깊이 들이쉬는 동안 자세를 유지한다.

❹ 숨을 내쉬며 손을 발을 향해 짚는다.

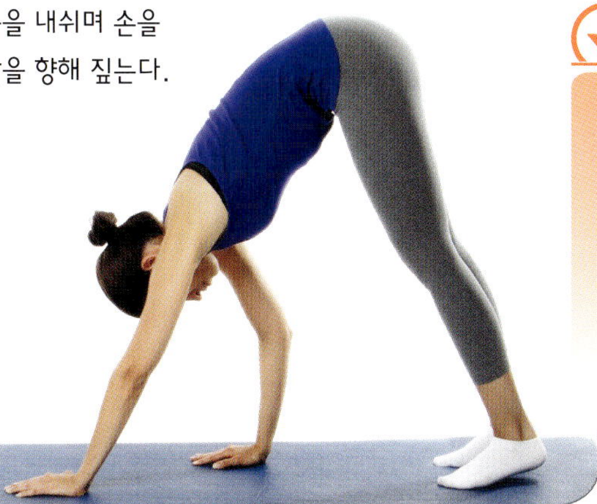

효과적인 운동을 위한 조언

체크사항

- 몸에 힘을 주어 플랭크 자세를 시행해야 한다.

주의할 점

- 운동 중 허리가 바닥 쪽으로 처지지 않아야 한다.

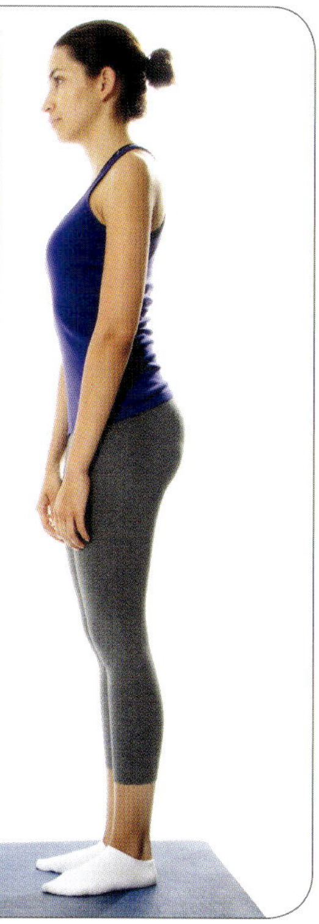

❺ 천천히 상체를 들어 올려 시작 자세로 되돌아온다. 이 동작을 3회 반복 시행한다.

Quick Guide

목표부위

- 코어 근육

운동효과

- 복근, 팔, 다리 근육 강화 및 조율

금기사항

- 임산부는 이 운동을 시행하지 않아야 한다.
- 요통이 있을 시 이 운동을 시행하지 않아야 한다.

핵심 주

붉고 선명하게 나타낸 근육은 활동근을 의미하는 것이고, 회색 바탕의 근육은 안정화 시키는 역할의 근육을 말한다.

* 는 심부근육을 의미한다.

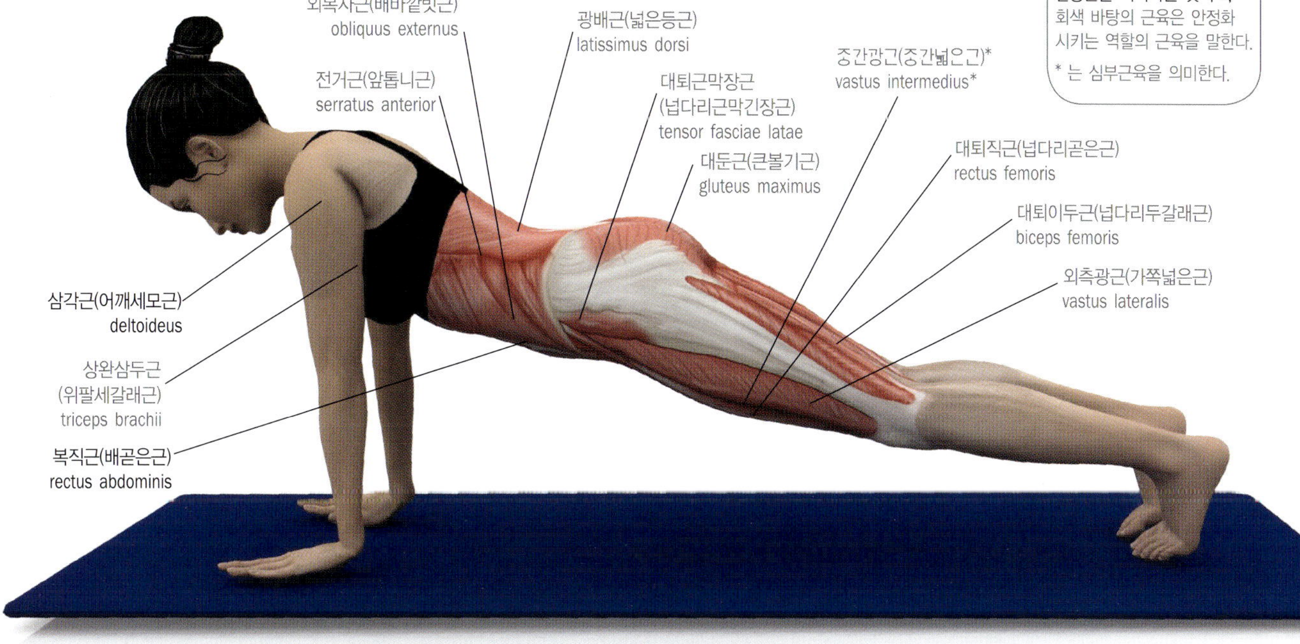

Beginner

Thigh Rock-Back

상체 뒤로 젖히기는 발목을 스트레칭시키면서 허벅지와 복근을 조절하고 강화시키는 운동이다. 이 동작을 실행할 때 조금 더 뒤로 기울임으로써 더욱 진전된 고급레벨의 자세를 취할 수 있다.

핵심 주

붉고 선명하게 나타낸 근육은 활동근을 의미하는 것이고, 회색 바탕의 근육은 안정화 시키는 역할의 근육을 말한다.

* 는 심부근육을 의미한다.

Quick Guide

목표부위

- 대퇴사두근(Quadriceps)
- 복근(Abdominal muscles)

운동효과

- 허벅지 전방 부위 스트레칭
- 발목 전방 부위 가동 범위 향상

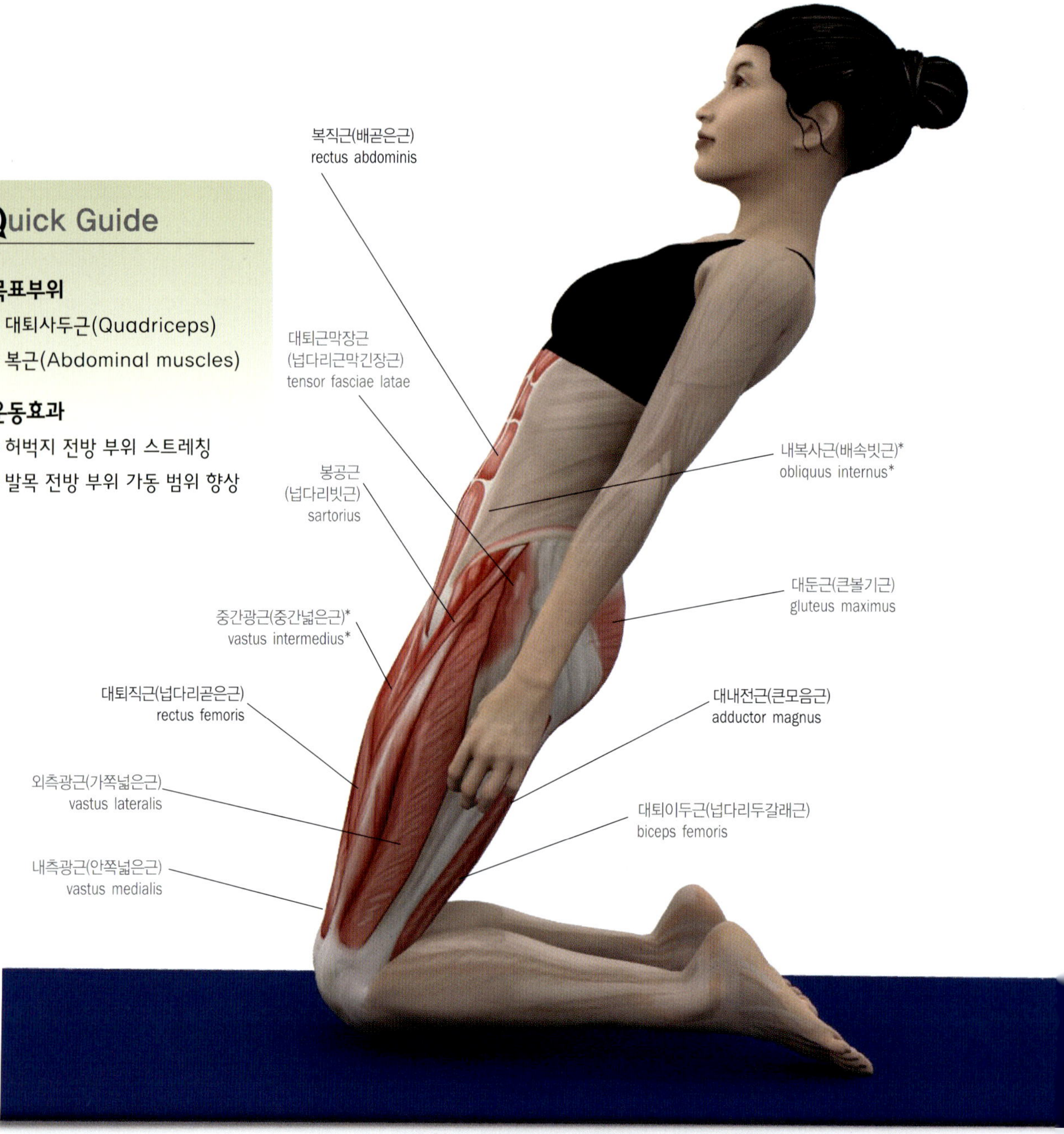

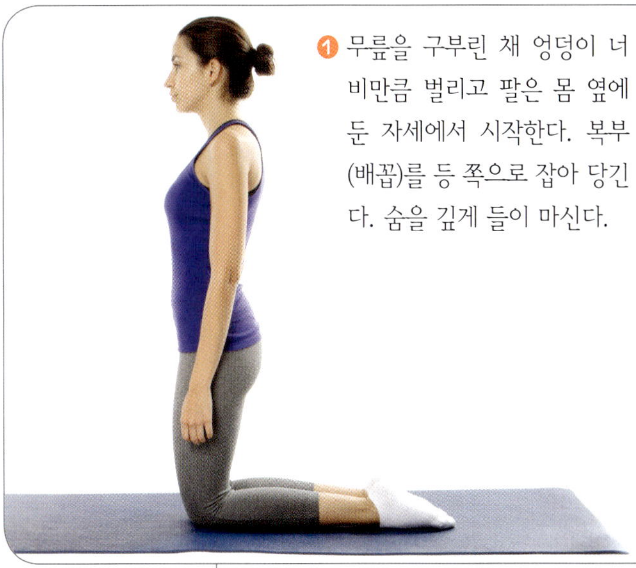

❶ 무릎을 구부린 채 엉덩이 너비만큼 벌리고 팔은 몸 옆에 둔 자세에서 시작한다. 복부(배꼽)를 등 쪽으로 잡아 당긴다. 숨을 길게 들이 마신다.

효과적인 운동을 위한 조언

체크사항

- 다리와 상체가 일선상에 놓여 있어야 한다.
- 복근의 힘을 이용하여 운동을 시행한다.
- 엉덩이 근육에 힘을 활용해야 한다.

주의할 점

- 과도하게 뒤로 몸을 기울이지 않아야 한다.
- 엉덩이는 굽히지 않고 곧게 펴져 있어야 한다.

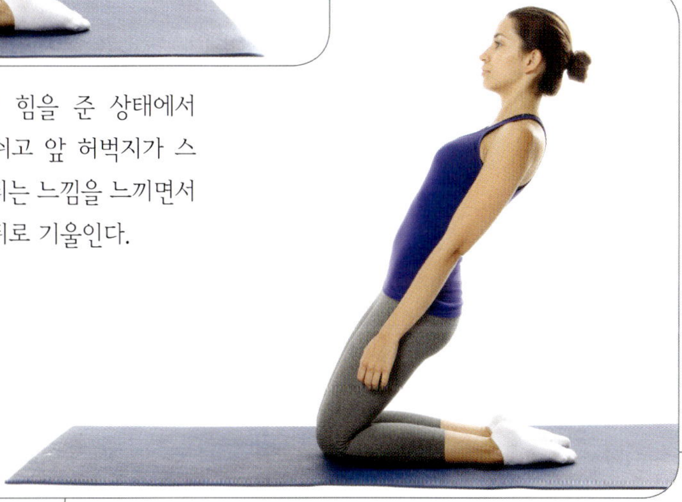

❷ 엉덩이에 힘을 준 상태에서 숨을 내쉬고 앞 허벅지가 스트레칭 되는 느낌을 느끼면서 천천히 뒤로 기울인다.

주 타겟 근육

- 복직근(rectus abdominis)
- 대퇴직근(rectus femoris)
- 중간광근(vastus intermedius)
- 내측광근(vastus medialis)
- 대퇴이두근(biceps femoris)
- 대퇴근막장근(tensor fasciae latae)
- 대둔근(gluteus maximus)
- 내복사근(obliquus internus)
- 대내전근(adductor magnus)
- 봉공근(sartorius)

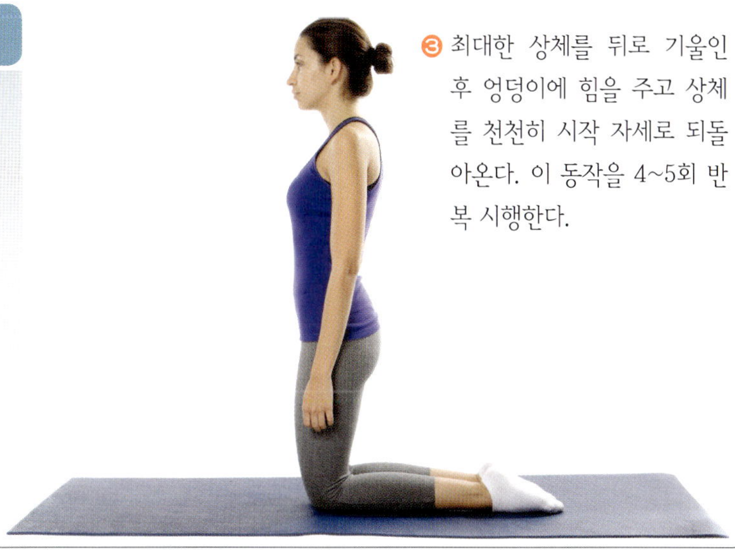

❸ 최대한 상체를 뒤로 기울인 후 엉덩이에 힘을 주고 상체를 천천히 시작 자세로 되돌아온다. 이 동작을 4~5회 반복 시행한다.

Tendon Stretch

힘줄(건) 스트레칭은 다리 근육의 균형, 조율 그리고 저항을 모두 종합한 운동이다. 또한, 이 동작은 발의 근육을 강화하는 데 도움을 준다.

주 타겟 근육

- 전경골근(tibialis anterior)
- 비복근(gastrocnemius)
- 가자미근(soleus)
- 대둔근(gluteus maximus)
- 대퇴이두근(biceps femoris)
- 대퇴직근(rectus femoris)
- 무지외전근(abductor hallucis)
- 내측광근(vastus medialis)

1. 팔을 앞으로 곧게 뻗은 채 바로 선 자세에서 시작한다. 발바닥을 바닥에 견고하게 고정시키고 발가락은 들어 올려 바닥에서 떨어지게 한다.

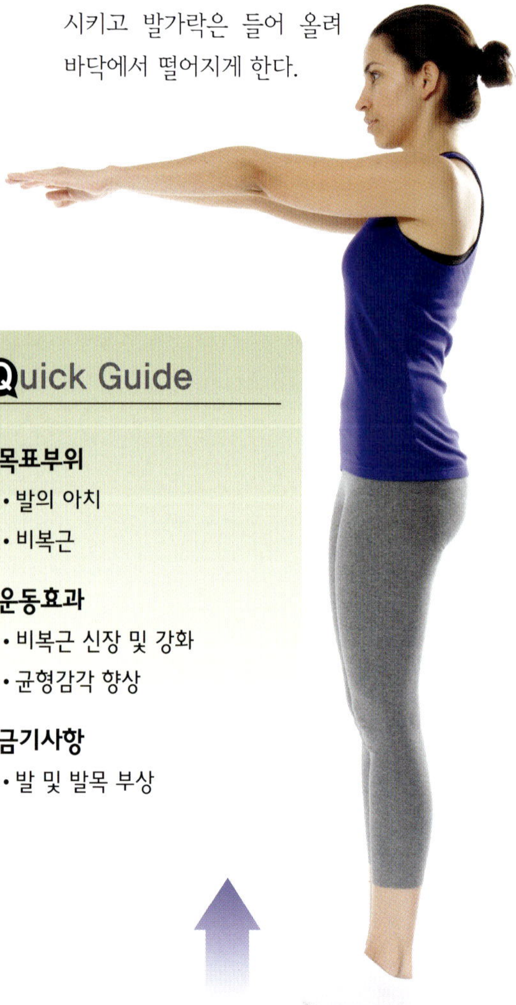

Quick Guide

목표부위
- 발의 아치
- 비복근

운동효과
- 비복근 신장 및 강화
- 균형감각 향상

금기사항
- 발 및 발목 부상

2. 복근에 힘을 주고 쪼그려 앉으면서 상체를 앞으로 굽힌다. 발뒤꿈치는 바닥에 견고하게 고정되도록 하고 가능한 가슴을 전방으로 향하도록 하고 상체가 앞쪽으로 너무 기울어지지 않도록 한다.

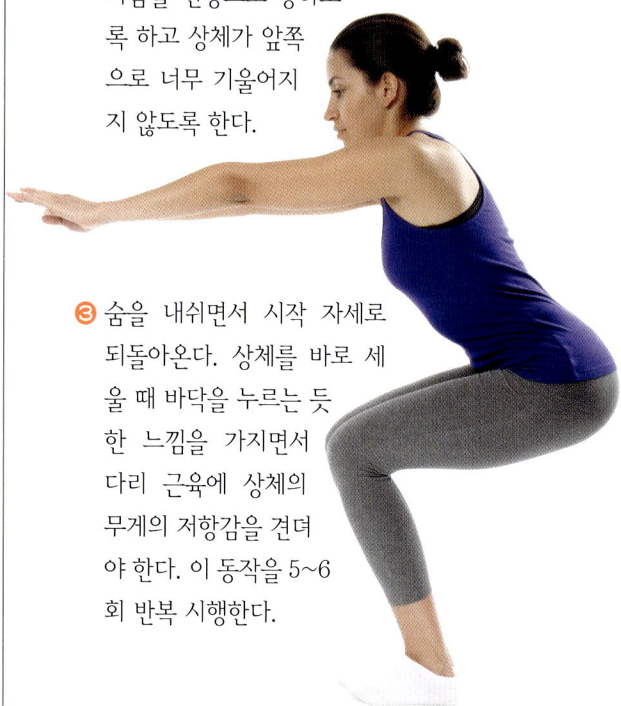

3. 숨을 내쉬면서 시작 자세로 되돌아온다. 상체를 바로 세울 때 바닥을 누르는 듯한 느낌을 가지면서 다리 근육에 상체의 무게의 저항감을 견뎌야 한다. 이 동작을 5~6회 반복 시행한다.

효과적인 운동을 위한 조언

체크사항

- 다리와 상체가 일수직선상에 놓여 있어야 한다.
- 모든 움직임의 동작에는 복근의 힘을 활용한다.
- 엉덩이 근육은 힘을 준 상태를 유지해야 한다.

주의할 점

- 과도하게 뒤로 몸을 기울이지 않아야 한다.

핵심 주

붉고 선명하게 나타낸 근육은 활동근을 의미하는 것이고, 회색 바탕의 근육은 안정화 시키는 역할의 근육을 말한다.

* 는 심부근육을 의미한다.

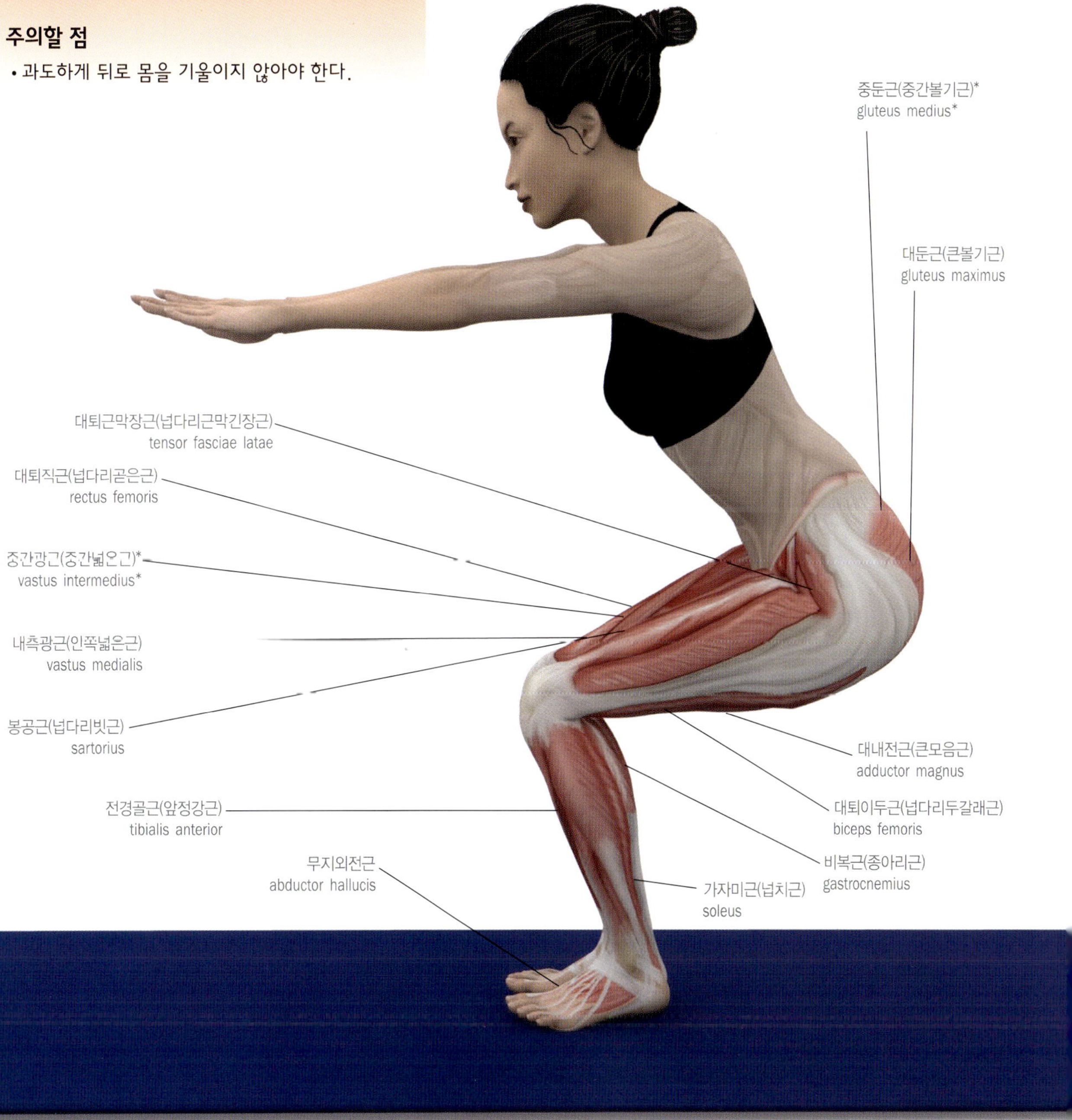

Beginner

Single-Leg Balance

한쪽 다리로 몸을 균형 잡는 자세는 간단하게 세 방향으로 실시할 수 있다. 전후 측면 세방향으로 두 다리를 뻗는 동작을 하면 균형감각을 증진시킬 뿐만 아니라 다리와 발의 강화에도 많은 도움이 된다.

Quick Guide

목표부위

- 중심 균형 잡기

운동효과

- 균형감각 개선
- 발과 발목 강화

❶ 양손을 골반 위에 올려놓고 바로 선 자세에서 시작한다. 숨을 들이쉬고 한쪽 다리를 엉덩이 높이로 굽혀 들어 올린다.

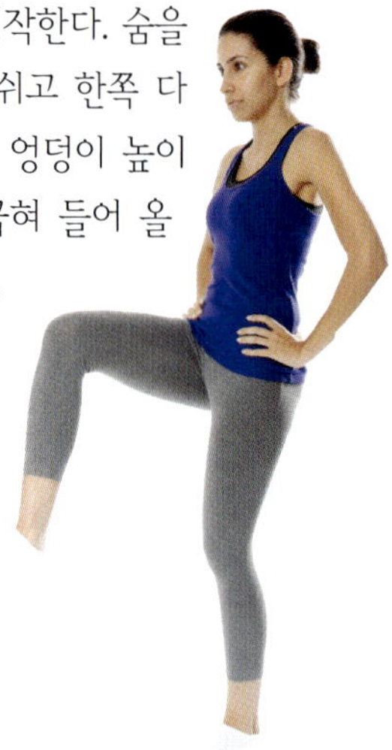

❷ 숨을 내쉬면서 무릎을 몸 앞쪽으로 최대한 곧게 뻗는다. 숨을 내쉬고 이 동작을 3회 반복 시행한다.

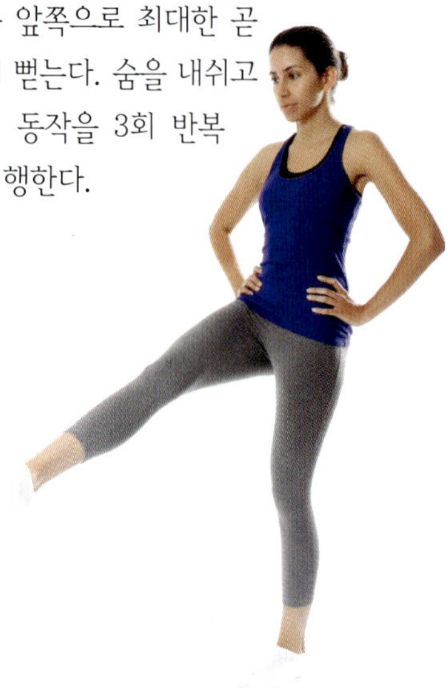

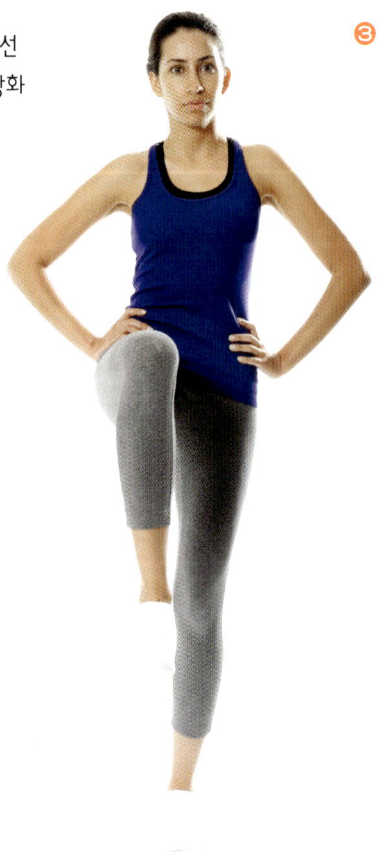

❸ 숨을 내쉬면서 무릎을 펴고 다리를 옆으로 곧게 뻗어 들어 올린다. 허벅지에서부터 발뒤꿈치까지 조이는 힘을 가한다. 이때 엉덩이와 상체는 안정되게 유지되어야 한다. 이 자세를 3회 반복 시행한다.

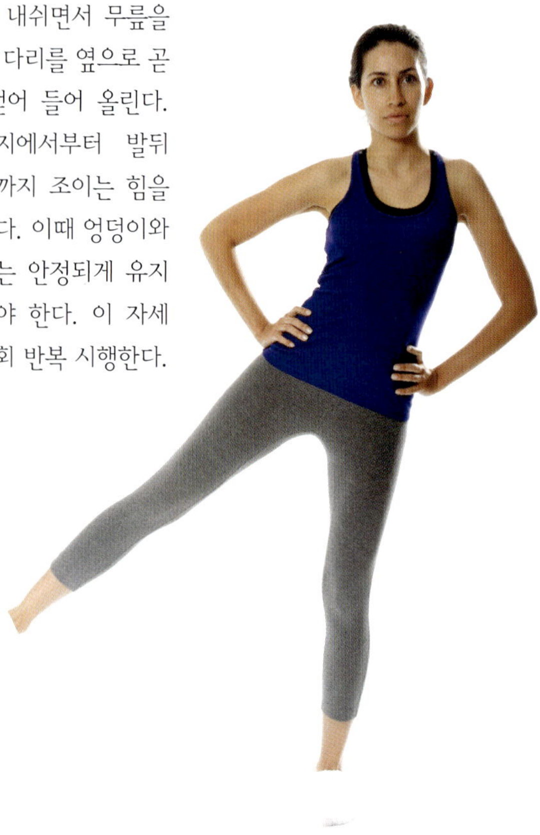

주 타겟 근육

- 복직근(rectus abdominis)
- 외복사근(obliquus externus)
- 장내전근(adductor longus)
- 대내전근(adductor magnus)
- 비복근(gastrocnemius)
- 전경골근(tibialis anterior)
- 대퇴이두근(biceps femoris)
- 대퇴직근(rectus femoris)
- 대퇴근막장근(tensor fasciae latae)
- 외측광근(vastus lateralis)

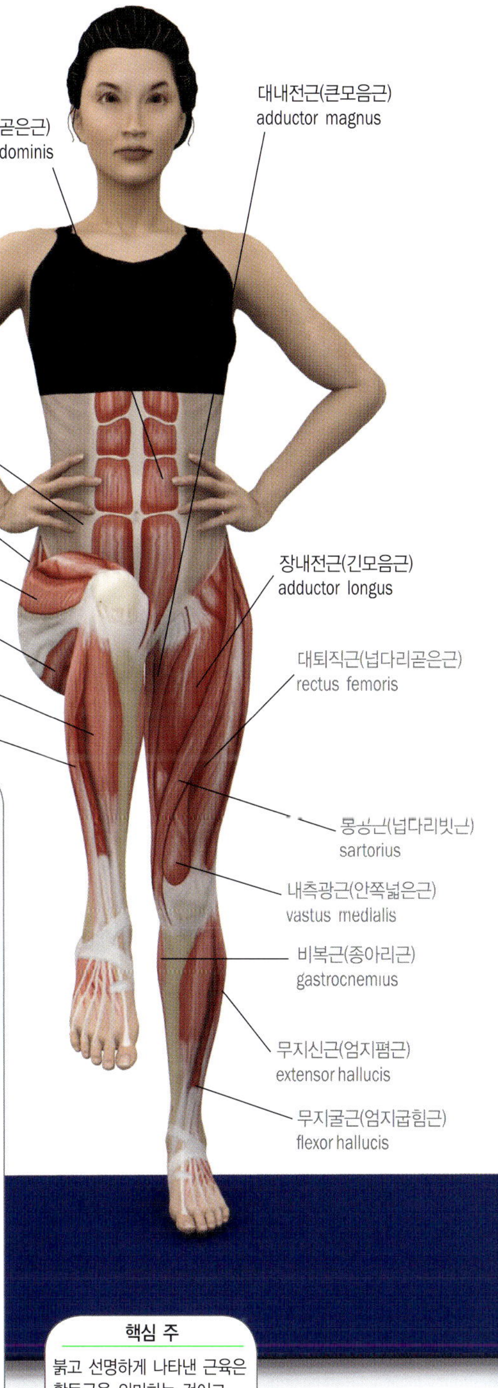

효과적인 운동을 위한 조언

체크사항

- 목과 허리가 일수직선상에 놓여 있어야 한다.

주의할 점

- 운동 중 손은 골반에 올려 놓아야 하고, 이 동작에서 균형을 유지하기 어려울 때에는 들어 올린 다리를 천천히 내린다.

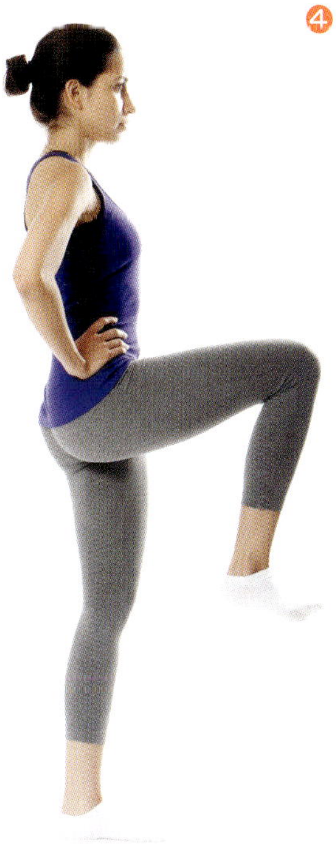

❹ 숨을 내쉬면서 무릎을 펴고 다리를 뒤로 곧게 뻗어 들어 올린다. 허벅지에서부터 발뒤꿈치까지 조이는 힘을 가한다. 숨을 들이쉬면서 이 동작을 3회 반복 시행한다.

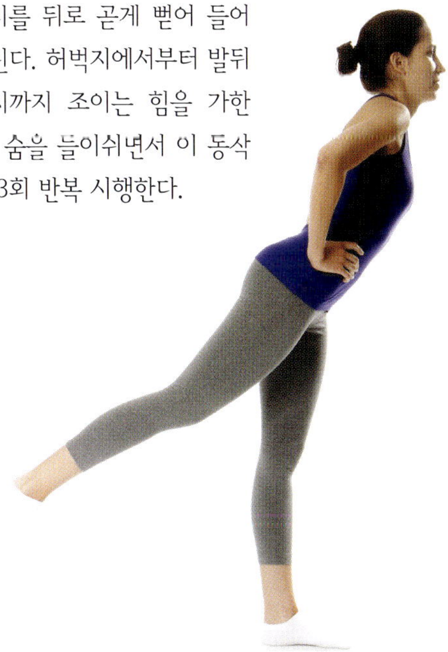

핵심 주

붉고 선명하게 나타낸 근육은 활동근을 의미하는 것이고, 회색 바탕의 근육은 안정화 시키는 역할의 근육을 말한다.

* 는 심부근육을 의미한다.

Beginner

Windmill

척추의 바른 정렬은 필라테스의 기본적인 원리이며, 이 운동(윈드밀)을 통해 향상시킬 수 있다. 윈드밀 자세는 척추를 천천히 정렬시켜 올리고 또한 앞으로 굽혀 스트레칭시키는 동작을 증진시켜 준다.

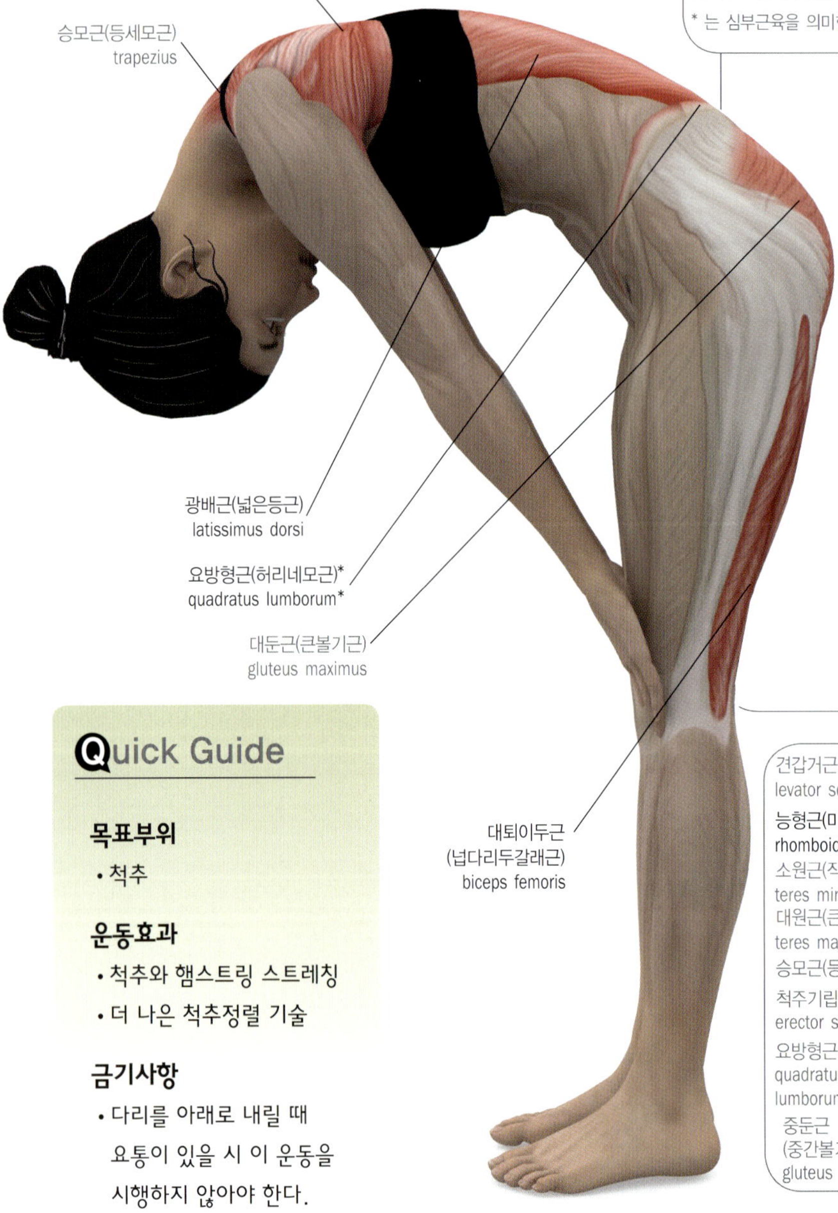

❶ 척추를 곧게 펴고 바로 선 자세에서 시작한다.

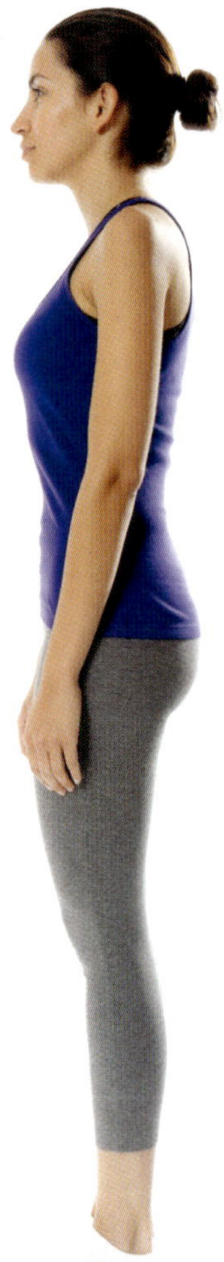

핵심 주

붉고 선명하게 나타낸 근육은 활동근을 의미하는 것이고, 회색 바탕의 근육은 안정화시키는 역할의 근육을 말한다.

* 는 심부근육을 의미한다.

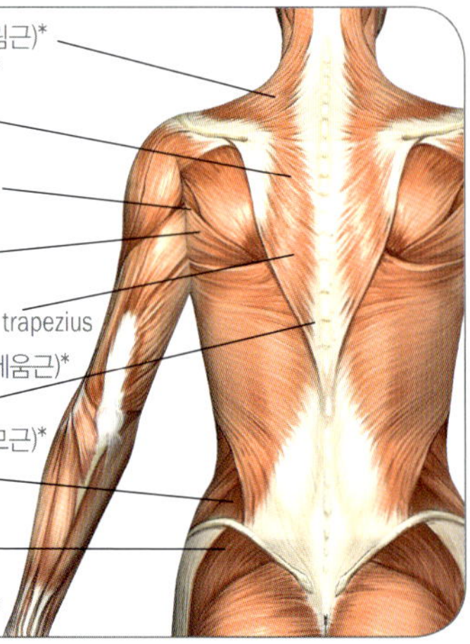

Quick Guide

목표부위

- 척추

운동효과

- 척추와 햄스트링 스트레칭
- 더 나은 척추정렬 기술

금기사항

- 다리를 아래로 내릴 때 요통이 있을 시 이 운동을 시행하지 않아야 한다.

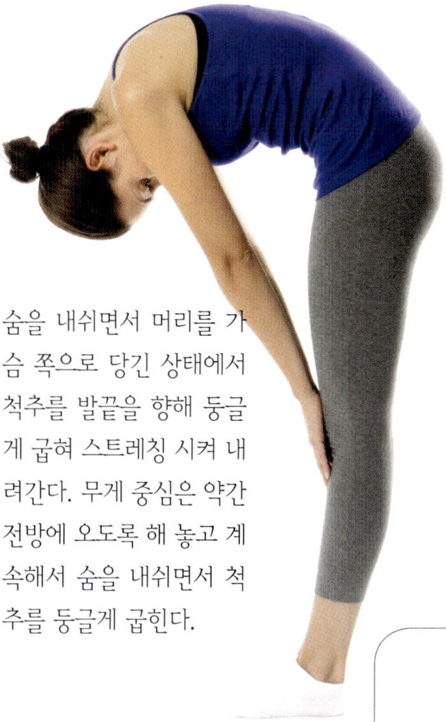

❷ 숨을 내쉬면서 머리를 가슴 쪽으로 당긴 상태에서 척추를 발끝을 향해 둥글게 굽혀 스트레칭 시켜 내려간다. 무게 중심은 약간 전방에 오도록 해 놓고 계속해서 숨을 내쉬면서 척추를 둥글게 굽힌다.

효과적인 운동을 위한 조언

체크사항

- 척추를 한동작으로 펴 올려 정렬시킨다.

주의할 점

- 허리 스트레칭과 햄스트링 스트레칭이 서로 연결돼야 한다.

❸ 척추를 완전하게 굽혔을 때, 숨을 들이쉬면서 엉덩이부터 어깨까지 척추를 곧게 펴 올라간다. 어깨를 펴면서 곧바르게 일어난다. 이 동작을 3회 반복 시행한다.

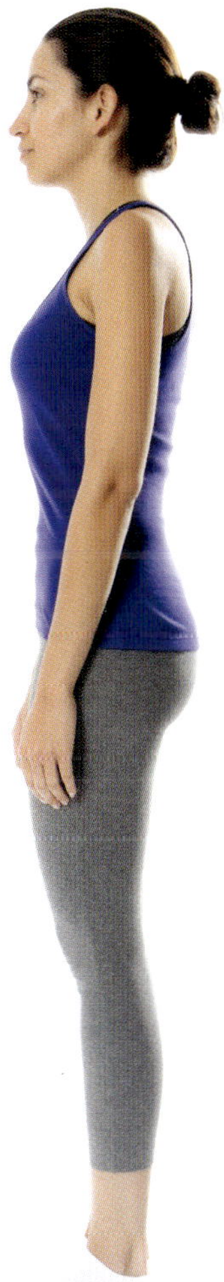

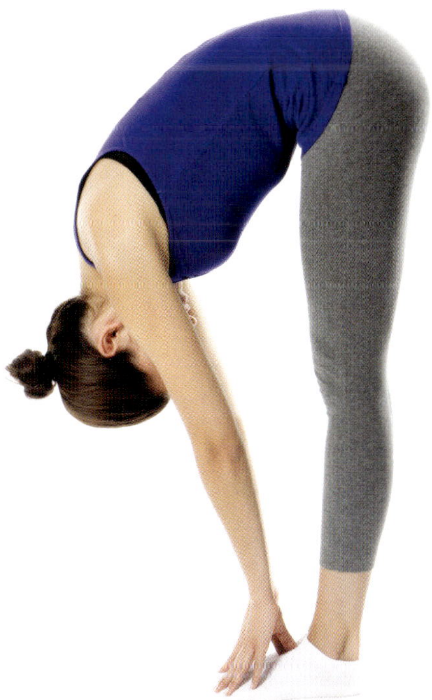

주 타겟 근육

- 광배근(latissimus dorsi)
- 척주기립근(erector spinae)
- 능형근(rhomboideus)
- 요방형근(quadratus lumborum)
- 대퇴이두근(biceps femoris)
- 대둔근(gluteus maximus)

Heel beats

뒤꿈치 들기 운동을 위해 바르게 엎드린 자세에서 시작한다. 이 운동은 몸 뒷부분 근육 전체(목에서 발까지)을 강화하고 조율하는 데 도움을 준다.

효과적인 운동을 위한 조언

체크사항

- 운동 중 엉덩이와 복부는 바닥에 견고하게 고정되어야 한다.
- 꾸준하게 규칙적인 호흡을 하도록 한다.

주의할 점

- 어깨에 힘이 들지 않아야 한다.

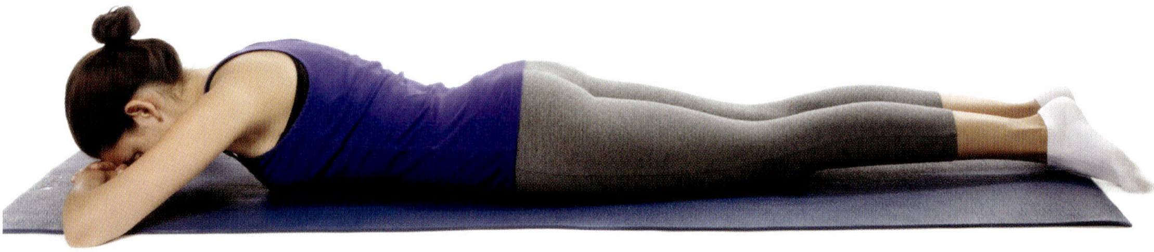

❶ 팔을 머리 위로 굽혀 이마를 손등으로 받치고 바르게 엎드린 자세에서 취한다. 어깨를 바닥 쪽으로 당겨 내리고 허벅지 안쪽에 힘을 주어 당긴다.

Quick Guide

목표부위

- 코어근육

운동효과

- 몸 전체의 근육을 조화롭게 한다.
- 근육을 길게 늘인다.

금기사항

- 요통이 있을 시 이 스트레칭을 시행하지 않아야 한다.

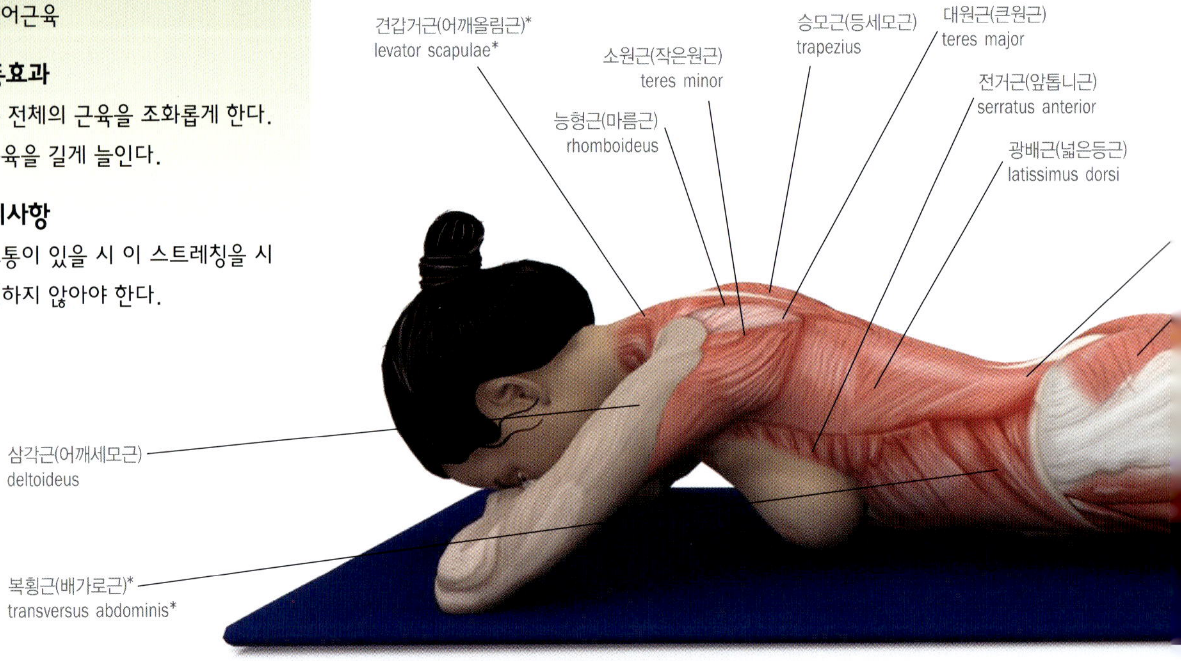

❷ 배꼽을 척추 쪽으로 가볍게 잡아당기고 골반은 바닥에 힘을 주어 누른다. 허벅지 근육을 긴장시킨 상태로 다리를 매트로부터 천천히 들어 올린다.

주 타겟 근육

- 승모근(trapezius)
- 광배근(latissimus dorsi)
- 대원근(teres major)
- 소원근(teres minor)
- 삼각근(deltoideus)
- 대둔근(gluteus maximus)
- 대퇴이두근(biceps femoris)
- 대내전근(adductor magnus)
- 가자미근(soleus)
- 외측광근(vastus lateralis)

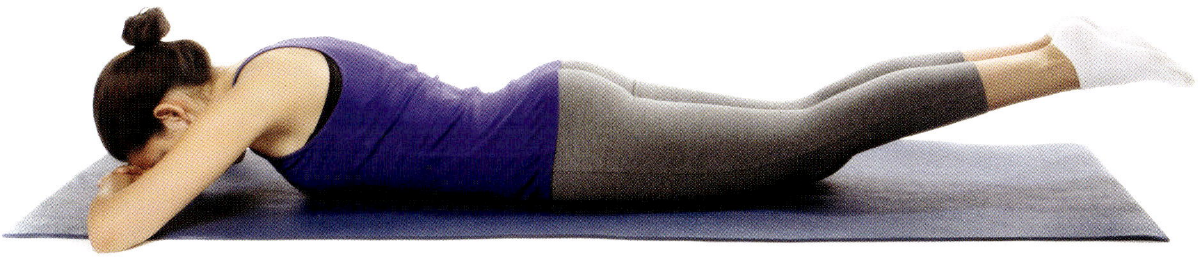

❸ 뒤꿈치를 붙인 상태에서 다리를 들어 올린 후 시작 자세로 되돌아온다. 이 동작을 6~8회 반복 시행한다.

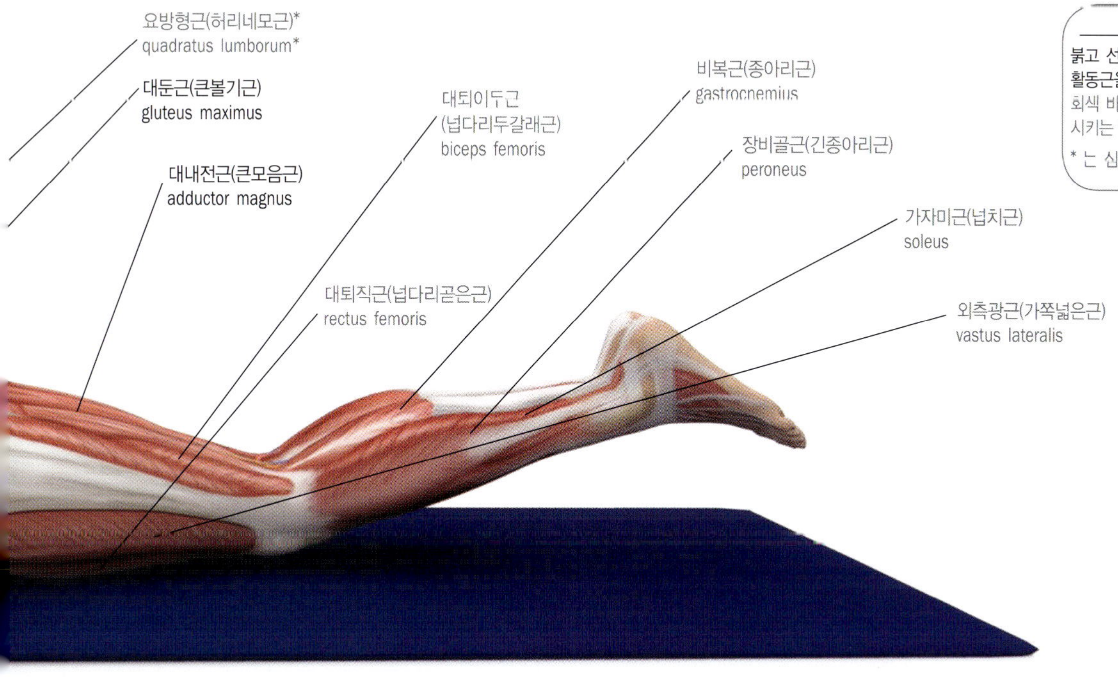

핵심 주

붉고 선명하게 나타낸 근육은 활동근을 의미하는 것이고, 회색 바탕의 근육은 안정화 시키는 역할의 근육을 말한다.

* 는 심부근육을 의미한다.

초급 기본 연속동작

아래의 사진들은 이번 장에서 배운 운동을 이해하기 쉽게 요약정리 한 것이다. 이 운동들은 필라테스의 초급 단계에 해당되는 동작들로써 두 단위(기초 1, 기초 2)로 구성되어 있으며, 코어근육 단련은 물론 다른 근육군을 단련시키는데도 많은 도움을 준다. 각 동작을 4~6회씩 반복해서 실시하도록 하며 순서에는 연연하지 않아도 된다. 이 책의 첫 장에 나와있는 스트레칭 동작을

기초과정 학습 및 숙지 1

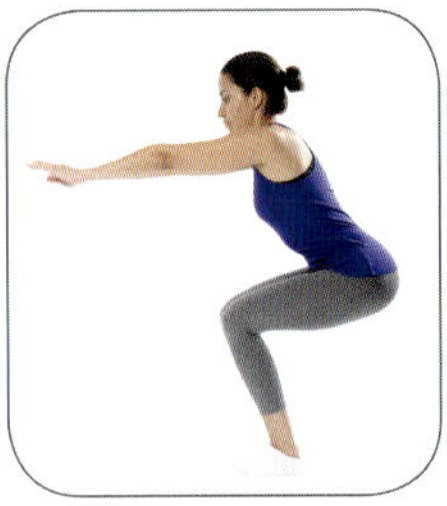
Single-leg Balance

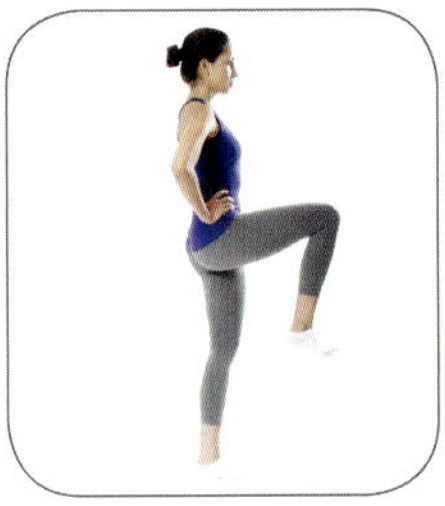
Tendon Stretch

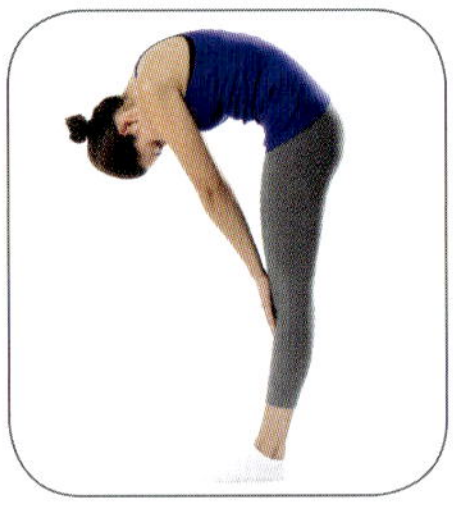
Windmill

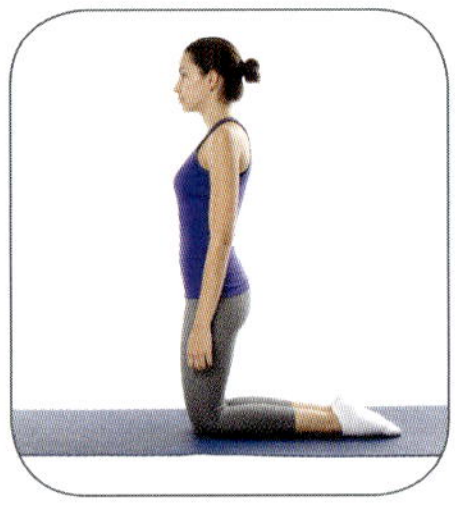
Thigh Rock-back

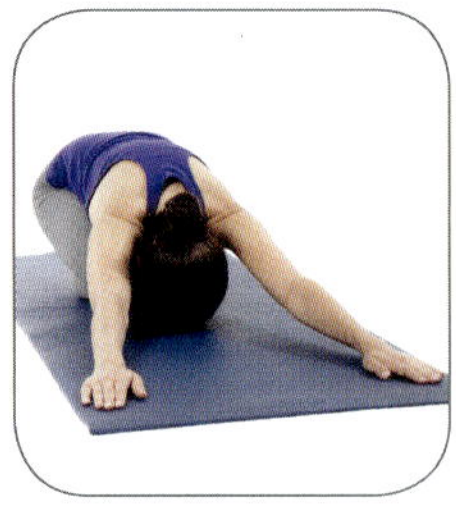
Child's Pose

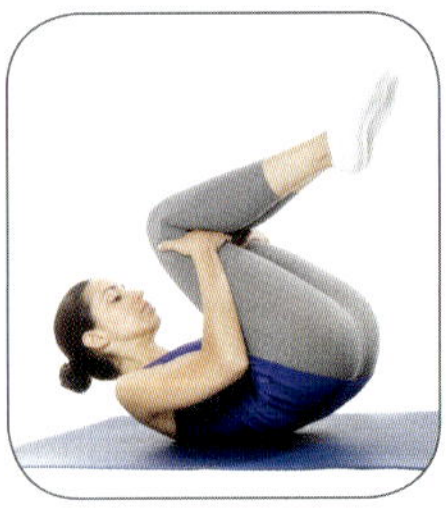
Rolling Like a Ball

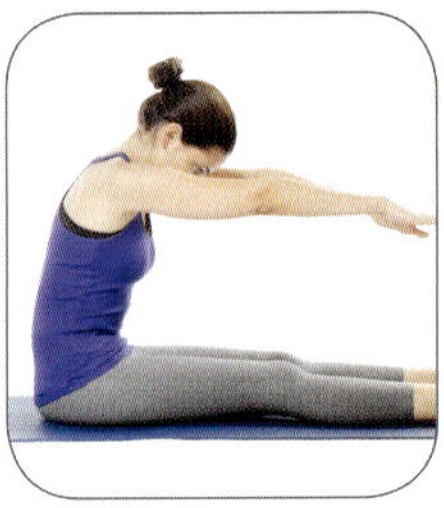
Spine Stretch II

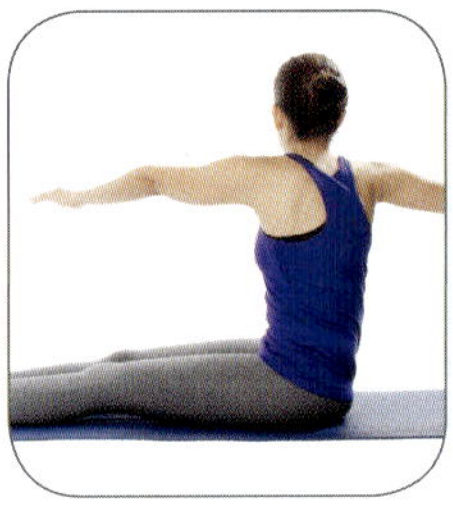
Spine Twist

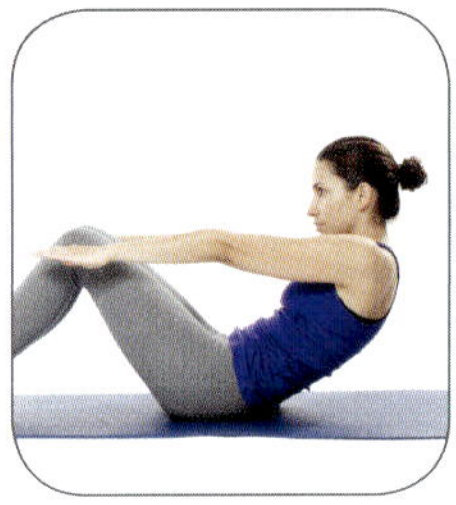
Roll-down

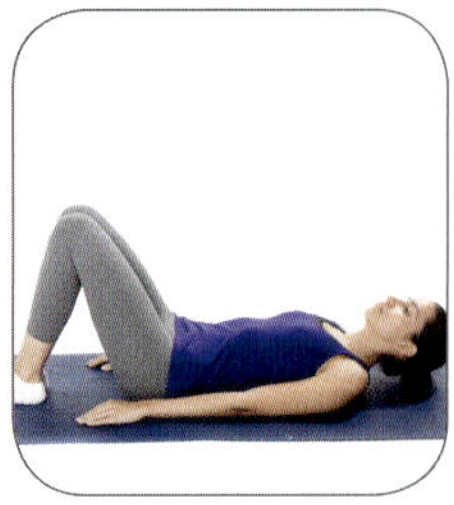
Half Curl

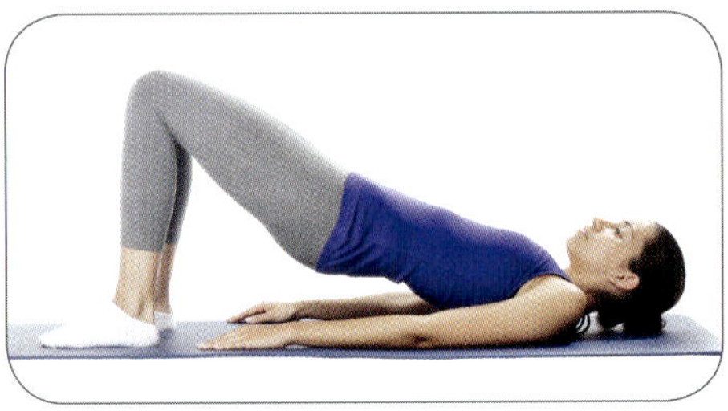
Bridge I

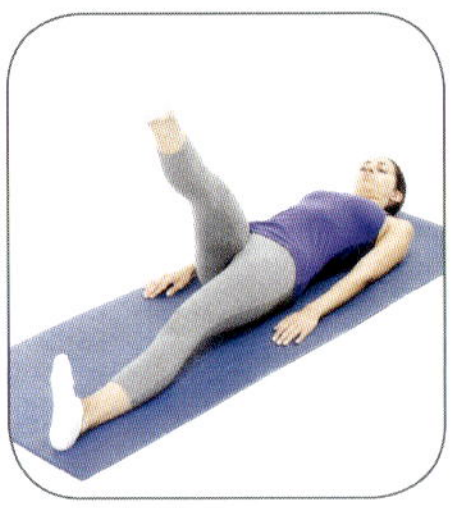
Single-leg Circles

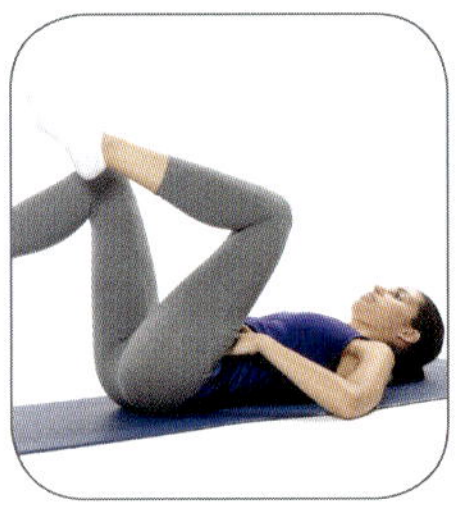
Tiny Steps

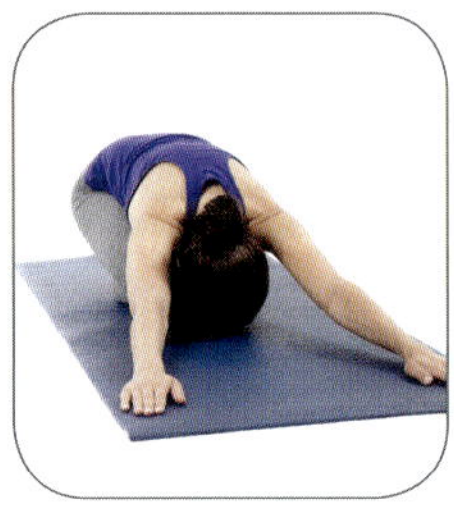
Child's Pose

스트레칭

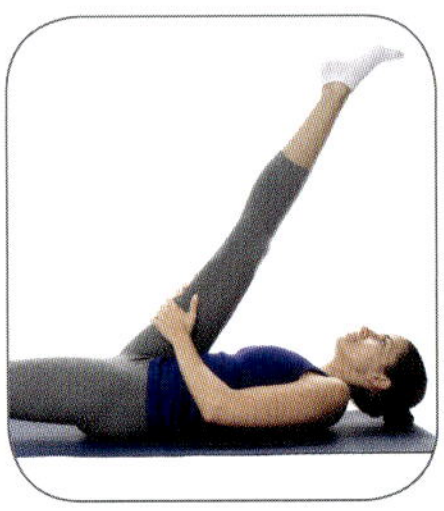
Hamstring Stretch

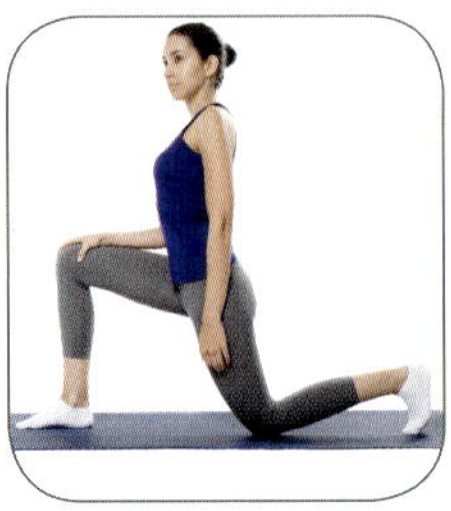
Hip Flexor Stretch

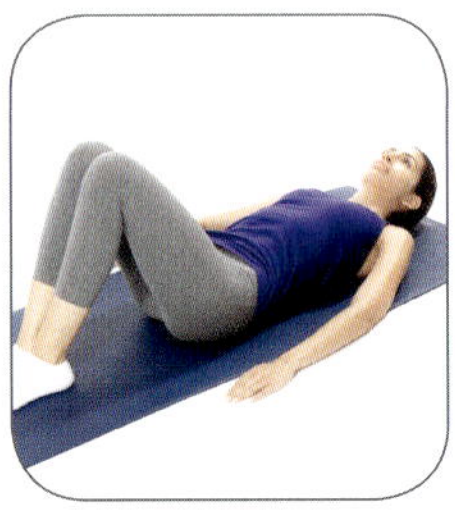
Lumbar Stretch

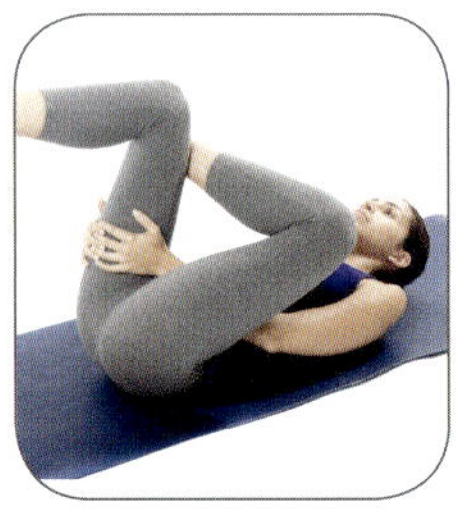
Piriformis Stretch

운동 전후로 해서 충분히 하고 꾸준히 반복해 실시하면 몸이 전반적으로 유연해 지고 근육 또한 이완되면서 각 필라테스 동작들을 구사하는데 많은 도움이 된다.

기초과정 학습 및 숙지 II

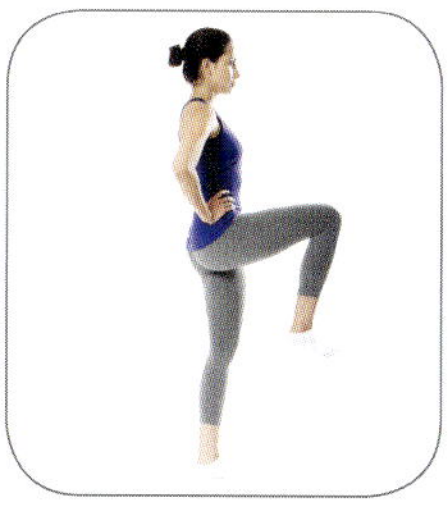
Tendon Stretch

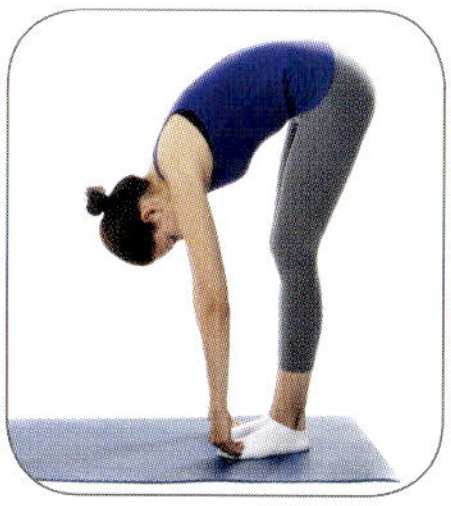
Plank Roll-down

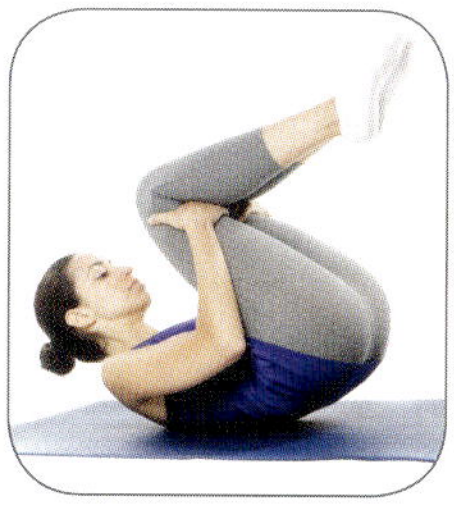
Rolling Like a Ball

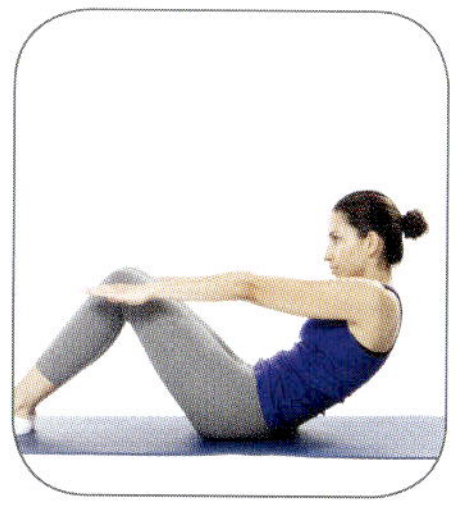
Roll-down

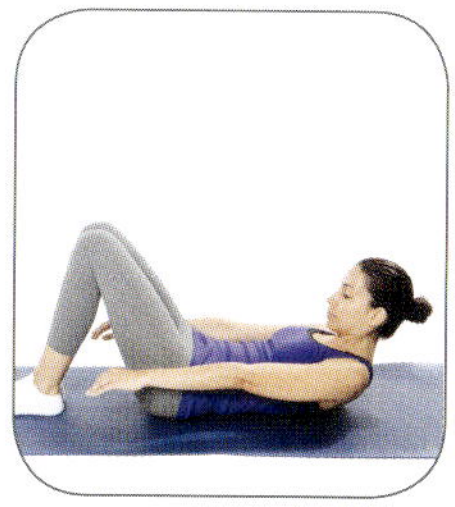
Half Curl

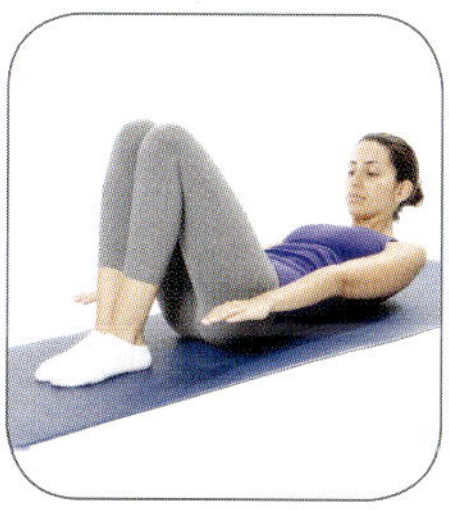
Hundred I

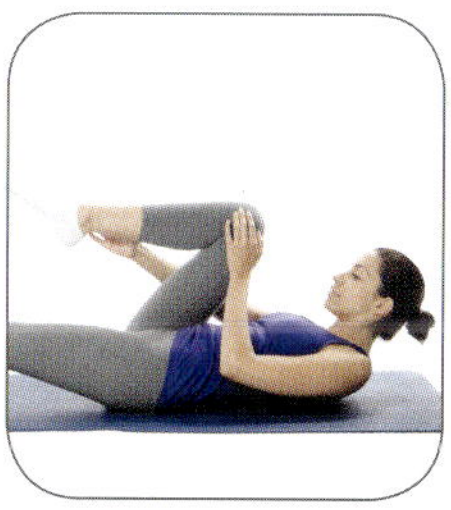
Single-leg Stretch

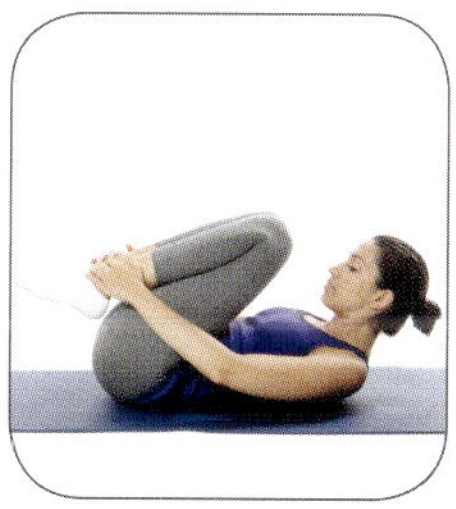
Double-leg Stretch

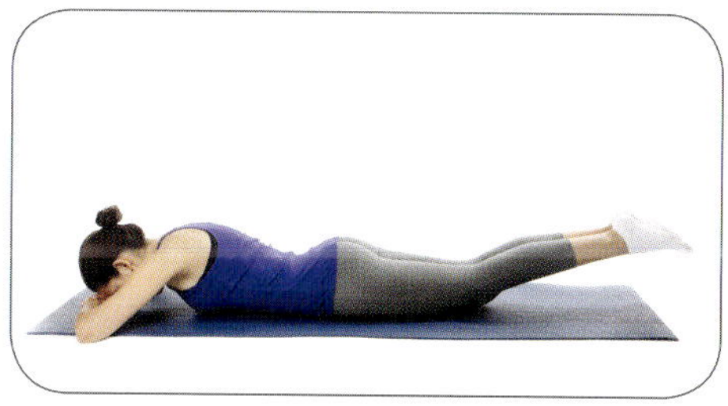
Heel Beats

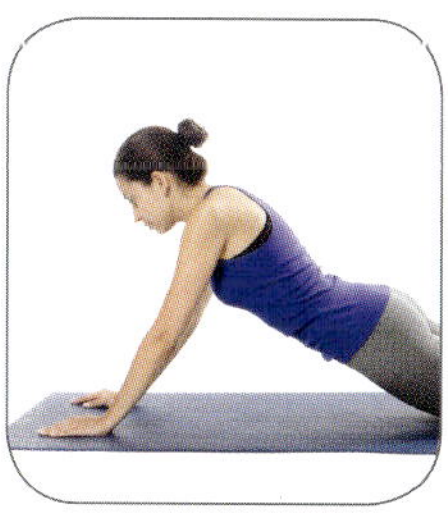
Rising Swan

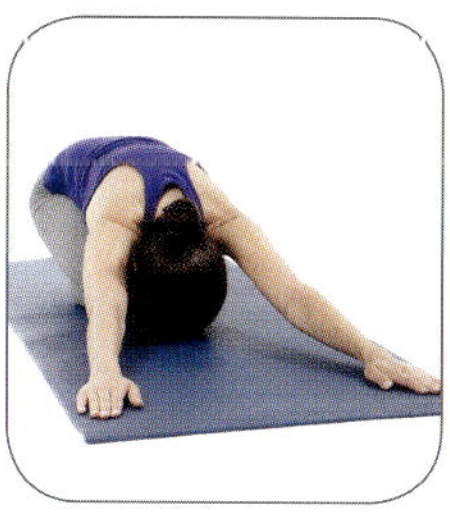
Child's Pose

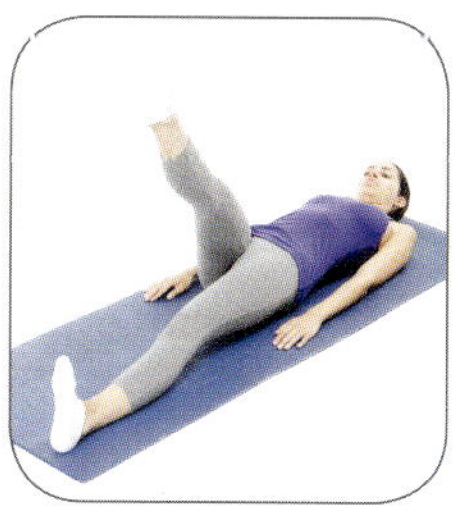
Single-leg Circles

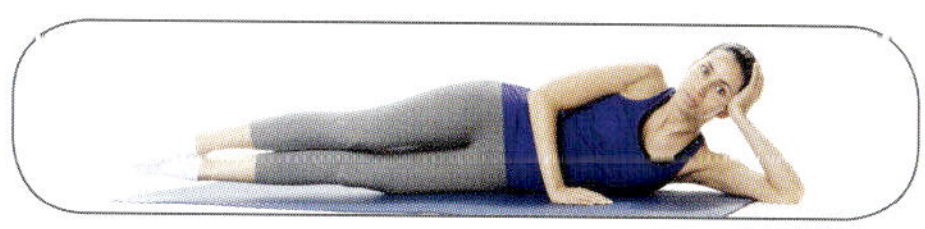
Single Leg Lift Prep

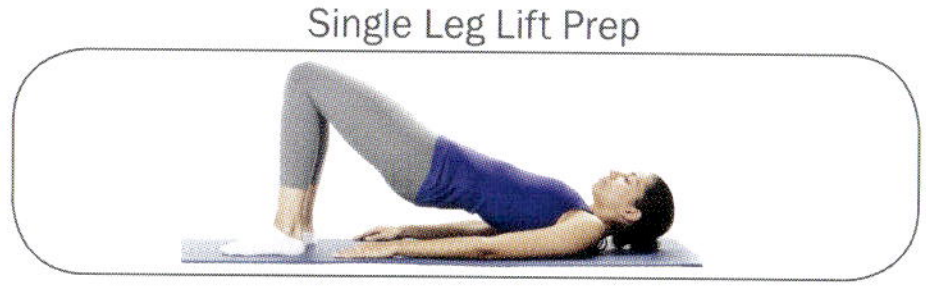
Bridge I

스트레칭

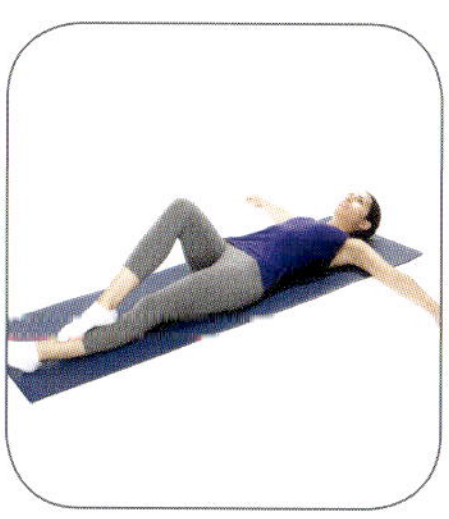
Spine Stretch

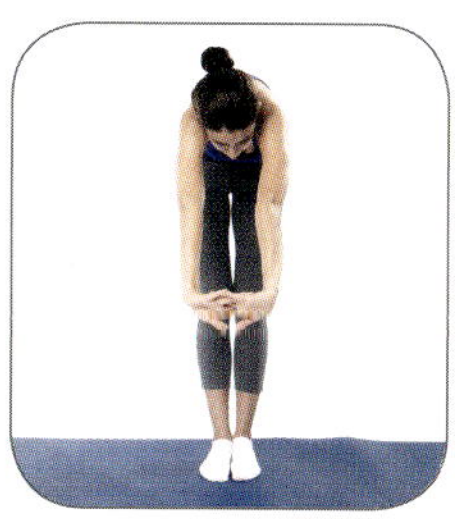
Latissimus Dorsi Stretch

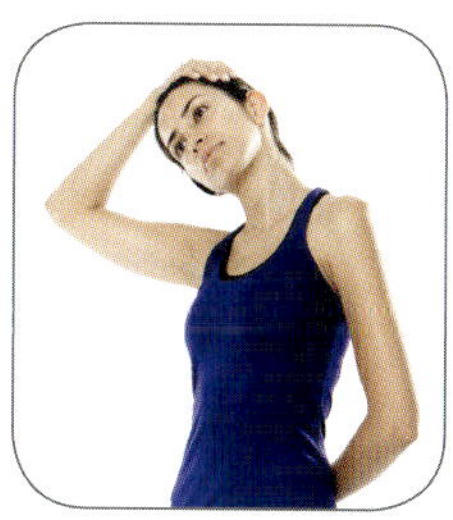
Side-bend Stretch

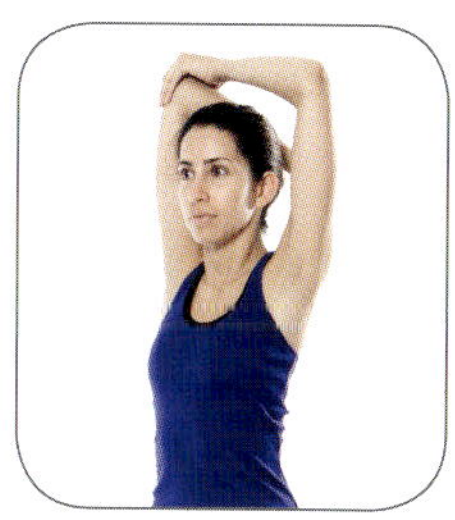
Triceps Stretch

Plank with Leg Lift

Intermediate

필라테스 운동은 균형과 안정성을 중요시하며 팔과 다리를 몸의 중심과 연결하는 것에 초점을 둔 운동이다. 이 운동은 몸의 중심을 따라 주변 근육들을 연장시키며 조절하는 기능을 한다.

주 타겟 근육

- 대둔근(gluteus maximus)
- 대퇴이두근(biceps femoris)
- 중둔근(gluteus medius)
- 삼각근(deltoideus)
- 대퇴직근(rectus femoris)
- 대내전근(adductor magnus)
- 대퇴근막장근(tensor fasciae latae)
- 복직근(rectus abdominis)
- 복횡근(transversus abdominis)
- 내복사근(obliquus internus)
- 장내전근(adductor longus)

1. 두 팔로 바닥을 짚고 무릎을 꿇은 자세(네발로 기는 자세)에서 시작한다. 숨을 들이쉬면서 배꼽(아랫배)을 척추 쪽으로 끌어당기듯 힘을 준다.

Quick Guide

목표부위

- 코어안정성
- 골반 안정근(pelvic stabilizers)
- 고관절 신전근
- 내복사근/외복사근

금기사항

- 운동 중 요통, 손목 통증, 무릎 통증이 있거나 척추가 불안정하면 이 운동을 시행하지 않아야 한다.

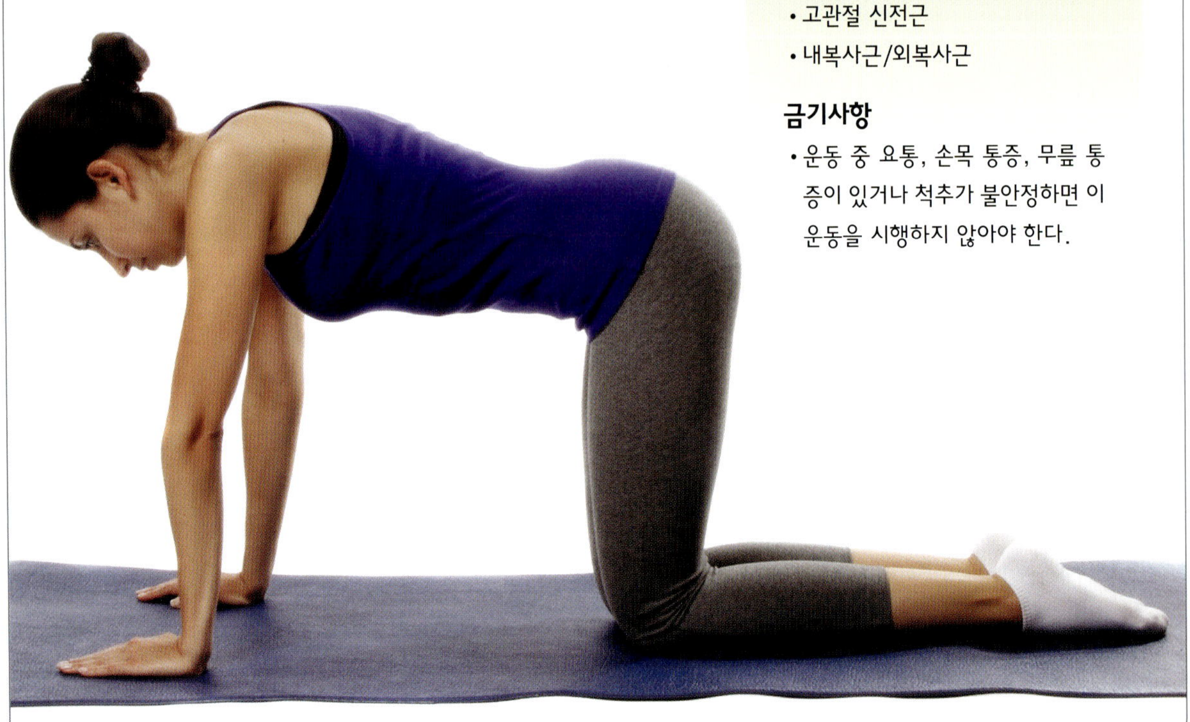

❷ 숨을 내쉬면서 한쪽 팔을 최대한 천천히 앞으로 뻗고 반대편 다리는 뒤로 뻗는다. 팔과 다리는 바닥과 평행해야 하며 골반과 상체는 곧으며 흔들림 없이 안정되게 유지되도록 해야 한다.

❸ 숨을 들이쉬면서 시작 자세로 되돌아온다.

❹ 이 동작을 6회 번갈아 반복 시행한다.

효과적인 운동을 위한 조언

체크사항

• 운동 중 골반의 움직임을 최소화해야 한다.

주의할 점

• 팔 다리를 들어올 때 미끄러짐 또는 골반이나 상체의 기울어짐

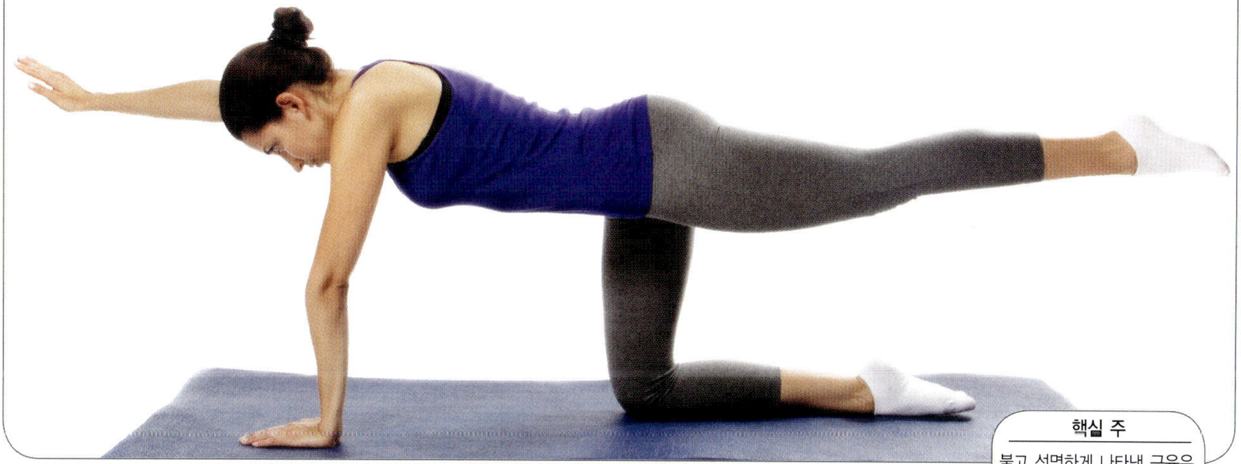

핵심 주

붉고 선명하게 나타낸 근육은 활동근을 의미하는 것이고, 회색 바탕의 근육은 안정화시키는 역할의 근육을 말한다.

* 는 심부근육을 의미한다.

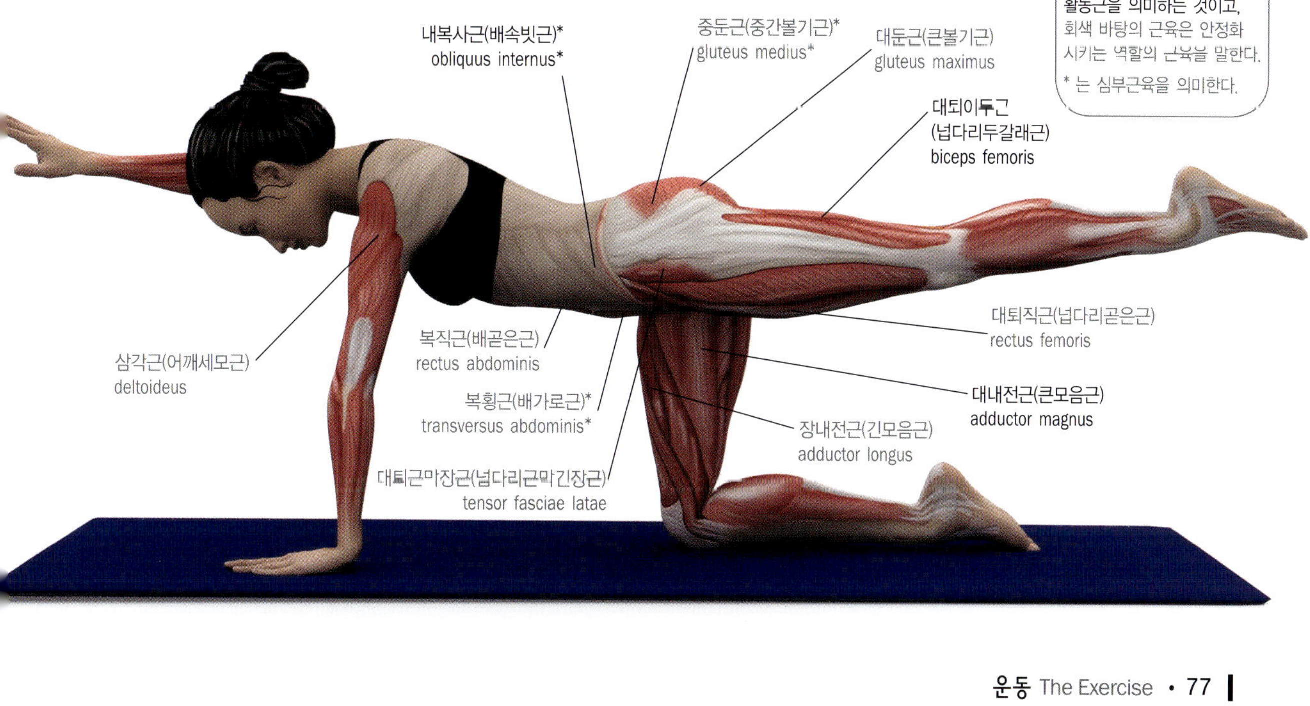

Leg Pull-back

Intermediate

다리 당겨 내리기 자세는 플랭크 다리 올리기와 같이 다리, 복부, 그리고 팔 근육에 중점을 둔 운동이다. 이 운동은 몸 전체의 이완과 굴곡을 다리 올리기 자세보다 더욱 깊이 유지시키는 기능을 한다.

효과적인 운동을 위한 조언

주의할 점

- 양쪽 어깨 높이가 같아야 하며 다리로 몸을 최대한 지지 못할 시엔 무릎을 약간 구부린 채 운동을 시행한다.

❶ 바닥에 바로 앉아 다리를 최대한 앞으로 곧게 뻗은 자세에서 시작한다. 두 손을 몸을 향하게 바닥을 짚어 상체를 지지한다.

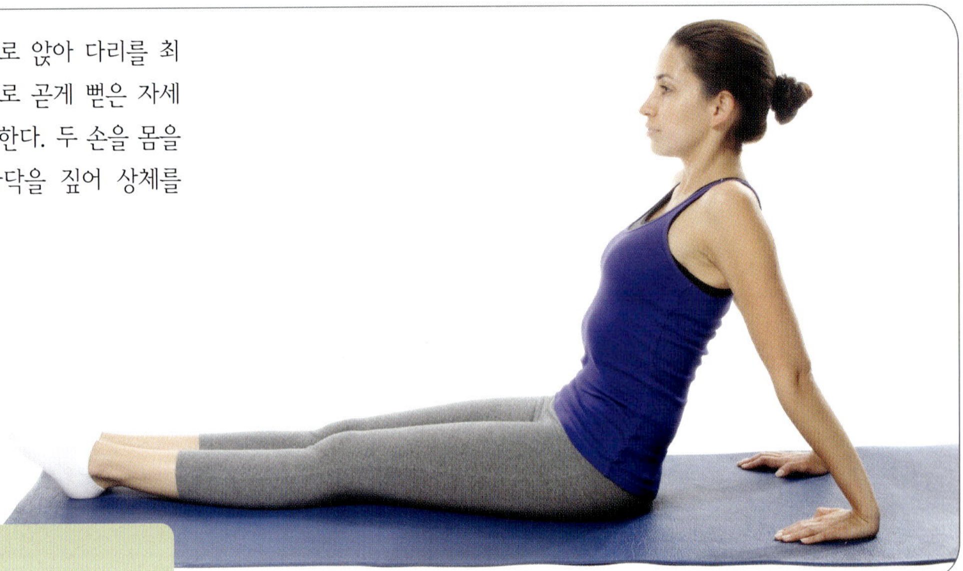

Quick Guide

목표부위

- 고관절 신전근
- 코어 안전성
- 팔 근육
- 다리 근육

금기사항

- 손목과 발목 통증
- 손상된 어깨
- 무릎 굽힐 때 통증 발생
- 다리를 내릴 때 통증 발생

위의 통증이 있을 시 이 운동을 시행하지 않아야 한다.

❷ 뒤꿈치를 바닥에 견고하게 고정한 채 팔에 힘을 주어 몸을 천천히 들어 올린다. 어깨부터 발까지 정렬된 상태를 유지하며 골반이 고정되어 있어야 한다. 이때, 가슴은 위로 들며 엉덩이에 힘을 주어야 한다.

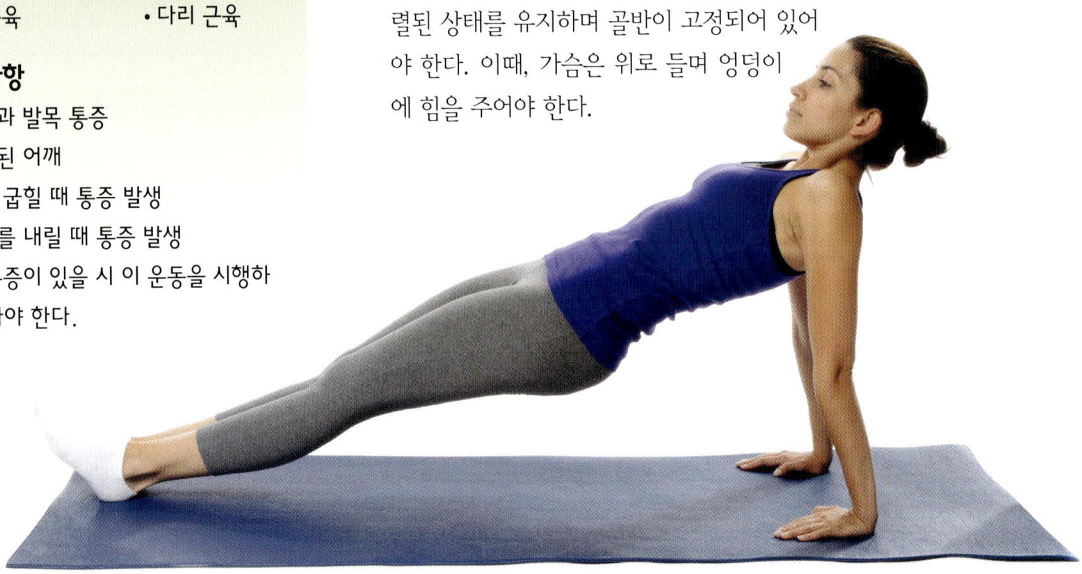

주 타겟 근육

- 대둔근(gluteus maximus)
- 삼각근(deltoideus)
- 대내전근(adductor magnus)
- 복직근(rectus abdominis)
- 장내전근(adductor longus)
- 광배근(latissimus dorsi)
- 대퇴이두근(biceps femoris)
- 대퇴직근(rectus femoris)
- 대퇴근막장근(tensor fasciae latae)
- 복횡근(transversus abdominis)
- 외복사근(obliquus externus)
- 상완삼두근(triceps brachii)

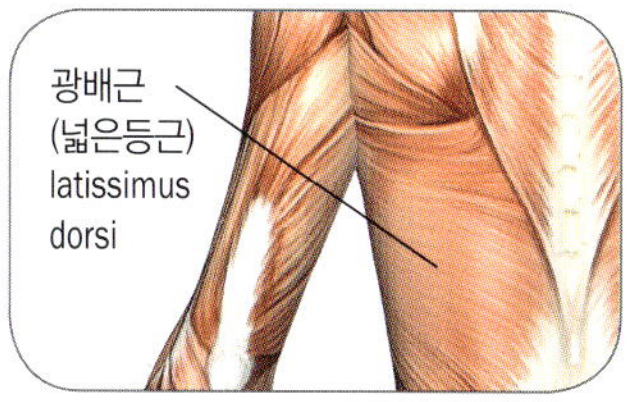

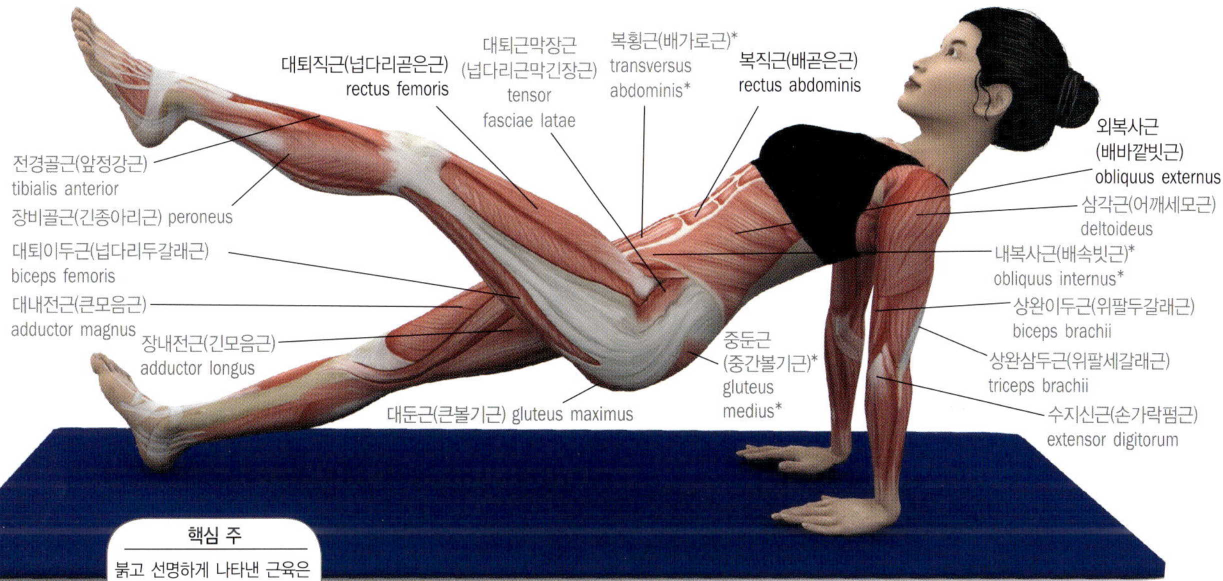

핵심 주

붉고 선명하게 나타낸 근육은 활동근을 의미하는 것이고, 회색 바탕의 근육은 안정화 시키는 역할의 근육을 말한다.

* 는 심부근육을 의미한다.

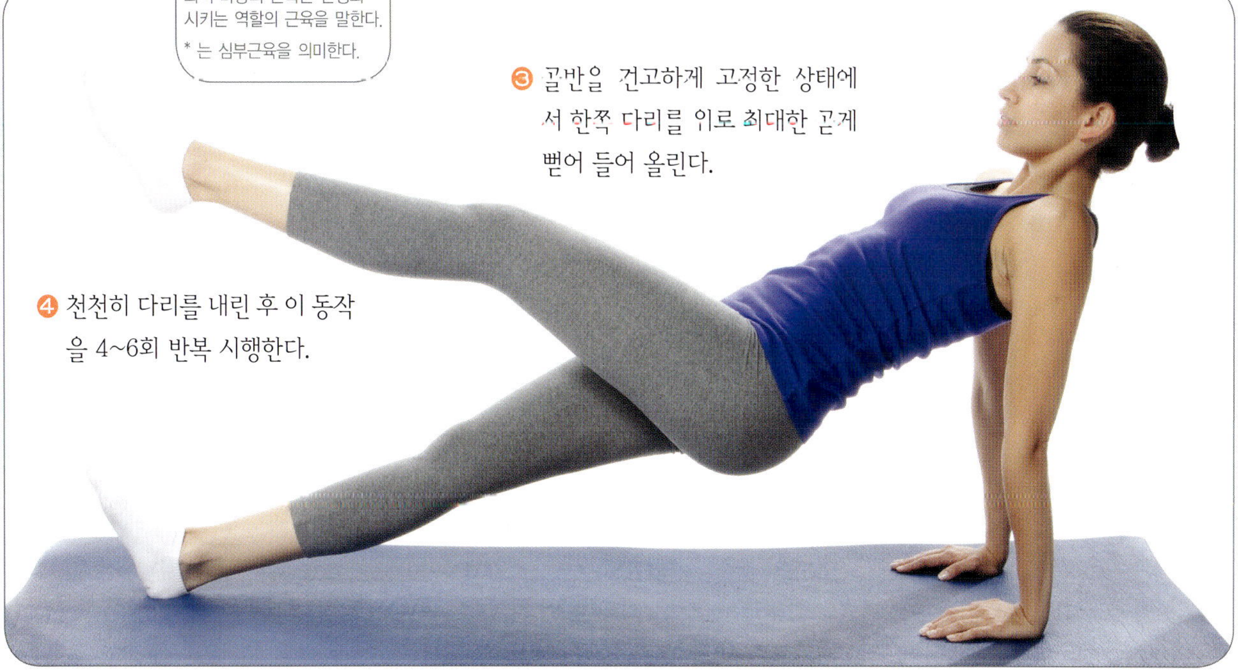

❸ 골반을 견고하게 고정한 상태에서 한쪽 다리를 위로 최대한 곧게 뻗어 들어 올린다.

❹ 천천히 다리를 내린 후 이 동작을 4~6회 반복 시행한다.

Seal

Intermediate

물개 자세는 코어근육 강화를 위해 등 마사지를 이용하는 운동이다. 몸을 뒤로 굴릴 때 골반안정근을 최대한 활용하여 균형을 잡아야 한다. 이 운동의 전부가 조절(control)을 위한 것이라고 해도 과언이 아니다.

주 타겟 근육

- 복직근(rectus abdominis)
- 복횡근(transversus abdominis)
- 내복사근(obliquus internus)
- 외복사근(obliquus externus)
- 전거근(serratus anterior)

효과적인 운동을 위한 조언

체크사항

- 약간의 힘을 사용하여 뒤로 구른다.

주의할 점

- 운동 중 복근에 힘을 주어 윗등(견갑골 사이까지) 바닥에 닿지 않도록 한다.
- 목은 바닥에 닿지 않도록 한다(어깨뼈까지만 구르도록 한다).

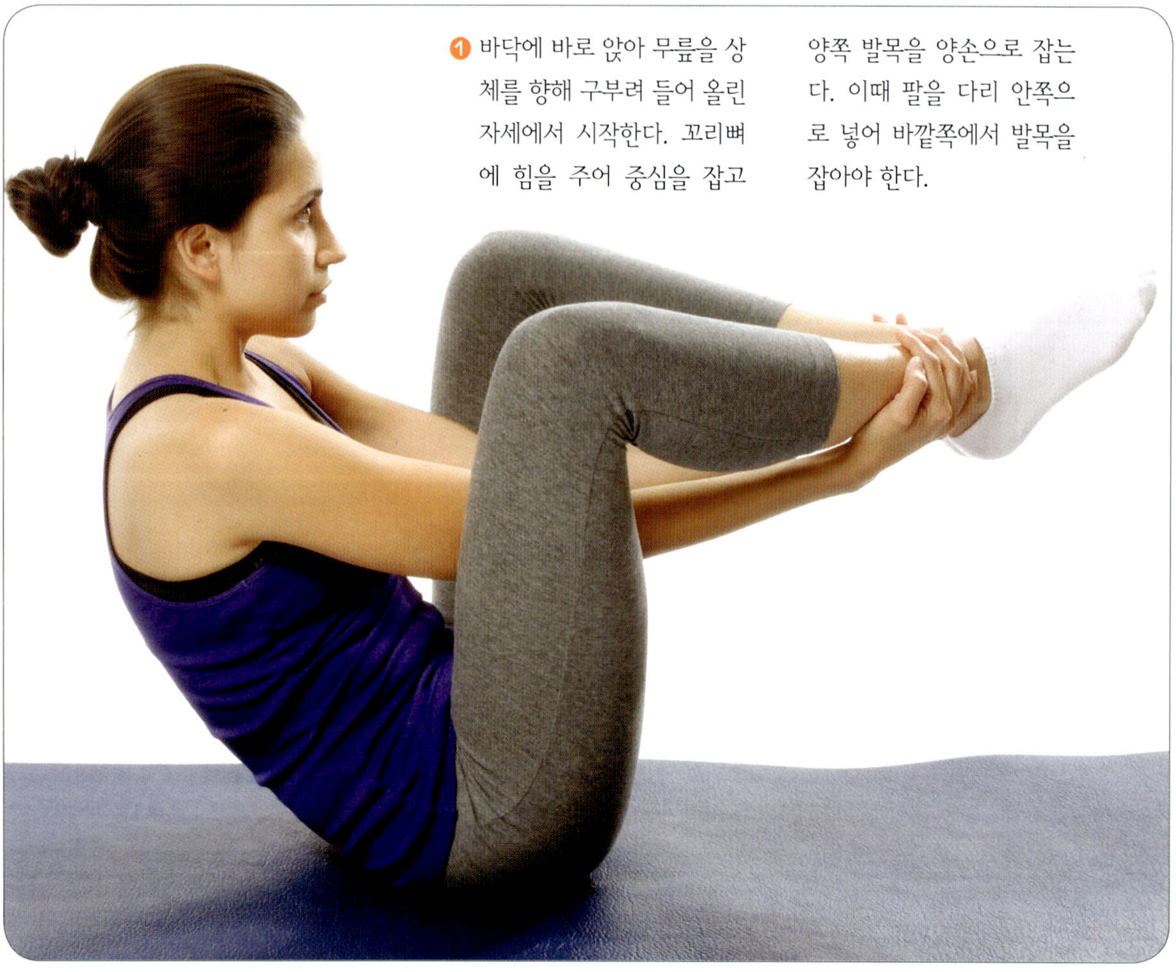

1. 바닥에 바로 앉아 무릎을 상체를 향해 구부려 들어 올린 자세에서 시작한다. 꼬리뼈에 힘을 주어 중심을 잡고 양쪽 발목을 양손으로 잡는다. 이때 팔을 다리 안쪽으로 넣어 바깥쪽에서 발목을 잡아야 한다.

Quick Guide

목표부위

- 골반 안정근(stabilizers)

금기사항

- 목 통증이 있는 경우
- 팔꿈치 통증이 있는 경우

❷ 숨을 마시며 상체를 최대한 천천히 뒤로 굴린다. 엉덩이는 바닥으로부터 살짝 들어 올리고 하복부는 둥근 자세를 취한다.

❸ 숨을 내쉬며 복부 힘을 이용하여 천천히 시작 자세로 돌아온다.

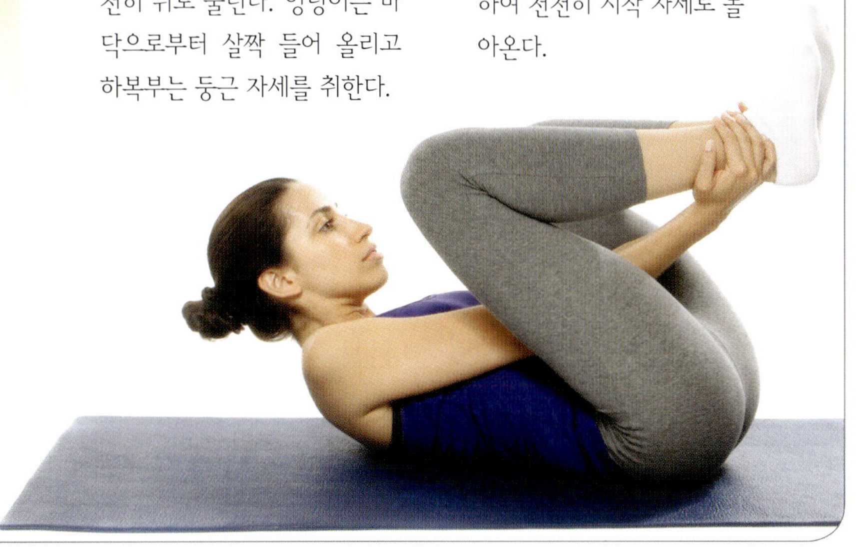

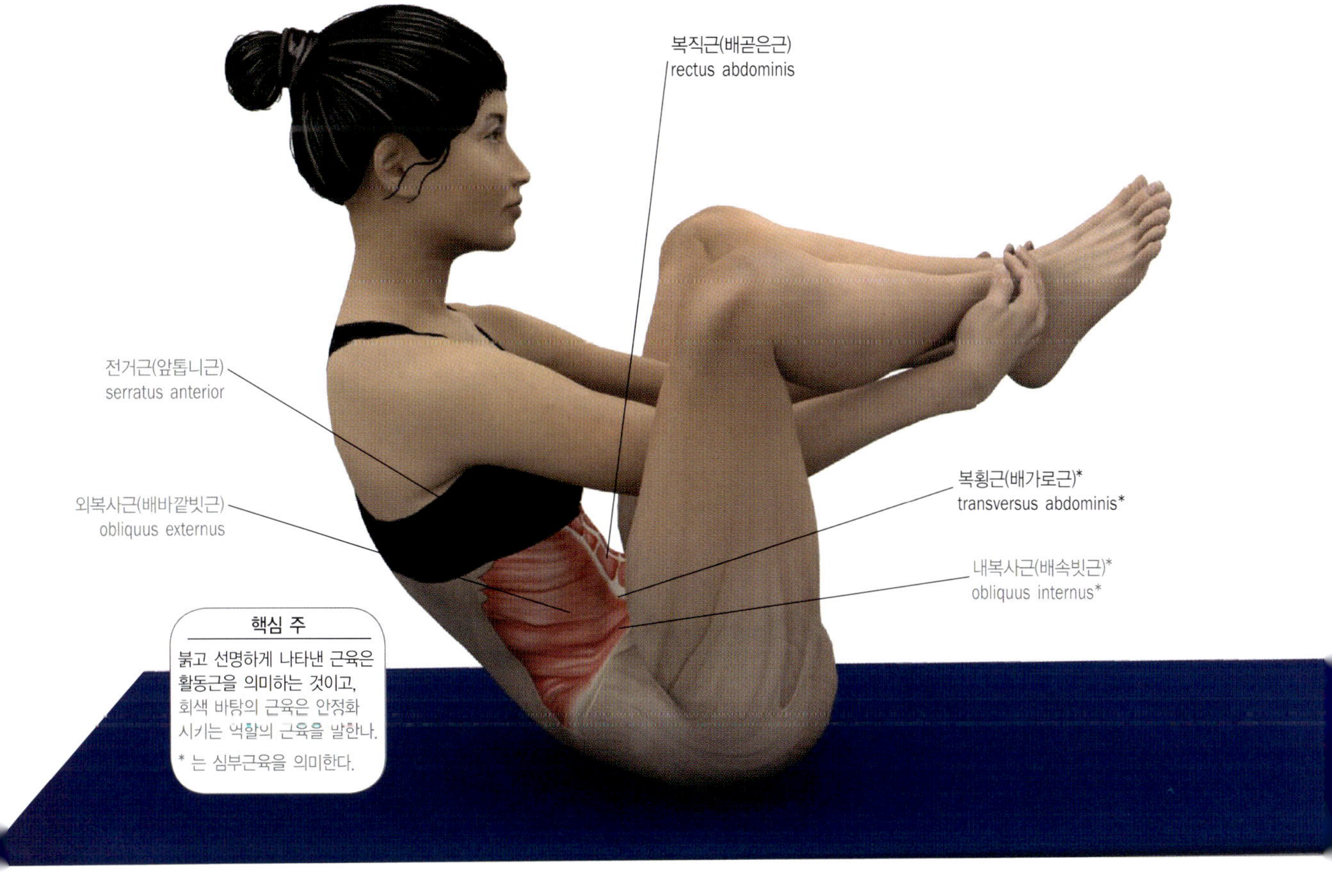

핵심 주

붉고 선명하게 나타낸 근육은 활동근을 의미하는 것이고, 회색 바탕의 근육은 안정화시키는 역할의 근육을 말한다.

* 는 심부근육을 의미한다.

Saw

Intermediate

종종 등 근육의 경직과 몸통의 부동성은 다리에 나타나는 증상과 비슷하다. 톱 자세는 햄스트링 근육을 스트레칭함으로써 등과 엉덩이 부위를 이완시키는 기능을 한다.

주 타겟 근육

- 대퇴이두근(biceps femoris)
- 광배근(latissimus dorsi)
- 대퇴직근(rectus femoris)
- 다열근(multifidus spinae)
- 내복사근(obliquus internus)
- 요방형근(quadratus lumborum)
- 복직근(rectus abdominis)
- 능형근(rhomboideus)

Quick Guide

목표부위
- 외복사근/내복사근
- 허리 안정근 (다열근)

운동효과
- 상체의 가동성 향상
- 척추 관절의 연결성 증대

금기사항
- 요통이나 좌골신경통이 있는 경우

1. 바르게 앉은 자세에서 다리는 약간 벌리고 팔은 옆으로 뻗은 자세에서 시작한다. 이때 손바닥은 앞쪽을 향한다.

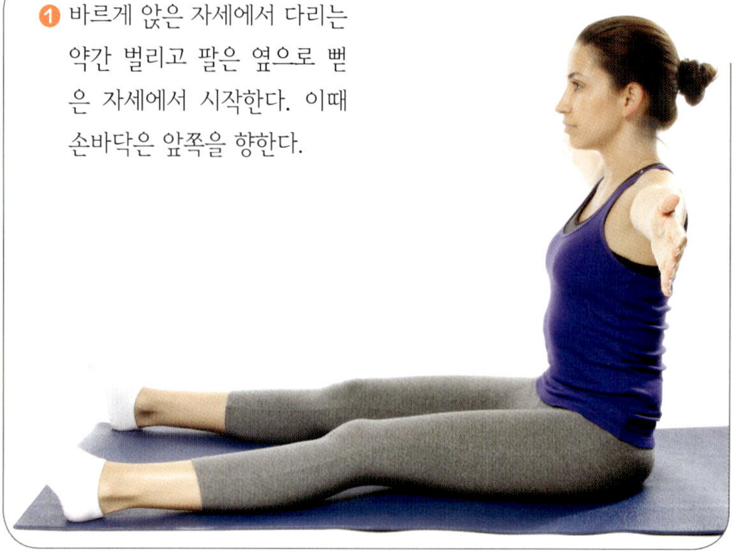

2. 숨을 마시며 척추를 최대한 곧게 편다.
3. 숨을 내쉬며 상체를 비스듬히 비틀며 굽혀서 손등을 반대쪽 발목 부위에 올려 놓는다.

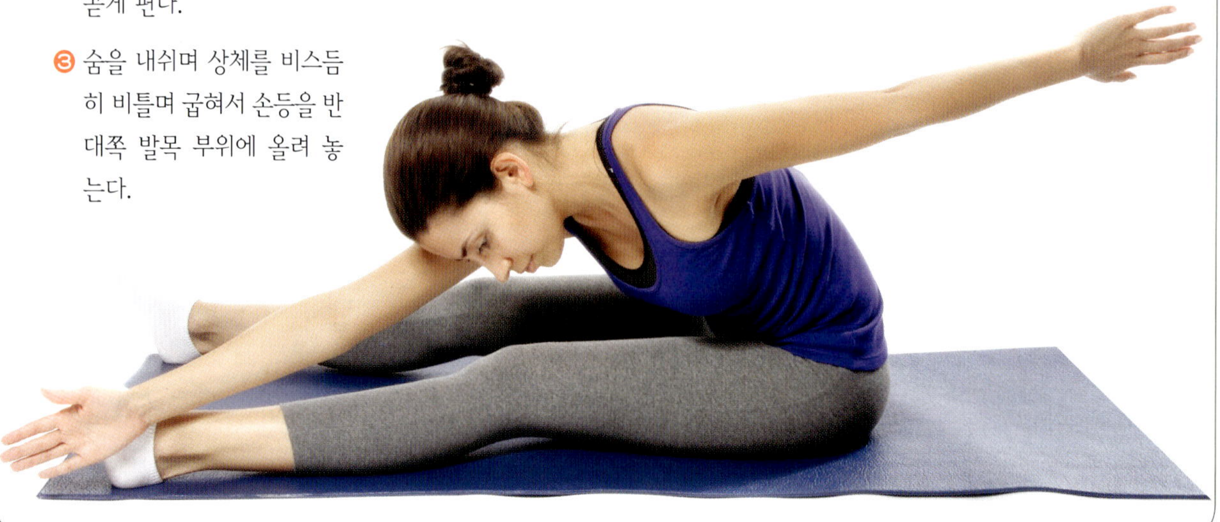

효과적인 운동을 위한 조언

체크사항

- 어깨는 바닥을 향해 내려져 이완되어 있는 상태 유지

주의할 점

- 운동 중 엉덩이는 바닥에 견고하게 고정되어야 한다.
- 상체를 앞으로 구부릴 때 무릎을 구부리지 않아야 한다.

❹ 자세를 유지한 채 숨을 들이쉬며 배꼽을 위로(척추 쪽) 향해 끌어당긴다. 고개는 아래를 향하고 어깨는 이완시킨 채 숨을 내쉬며 손등을 발목에 올린다.

❺ 숨을 들이쉬며 시작 자세로 돌아온다. 이 동작을 3회 반복 시행한다.

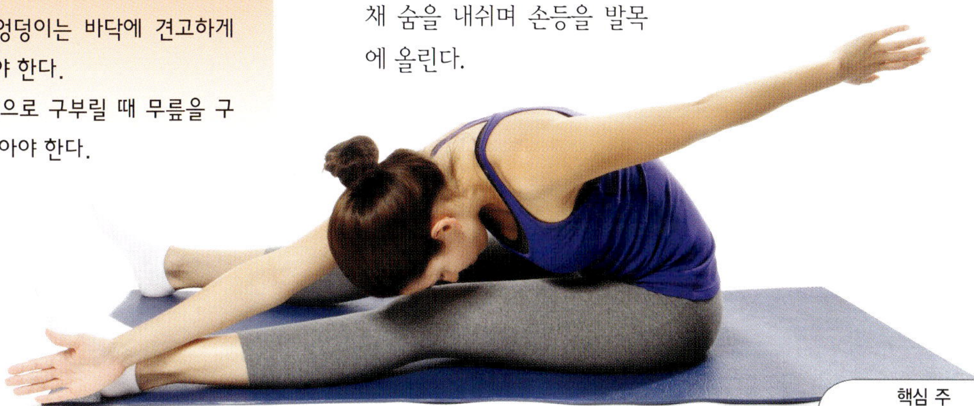

핵심 주

붉고 선명하게 나타낸 근육은 활동근을 의미하는 것이고, 회색 바탕의 근육은 안정화 시키는 역할의 근육을 말한다.

* 는 심부근육을 의미한다.

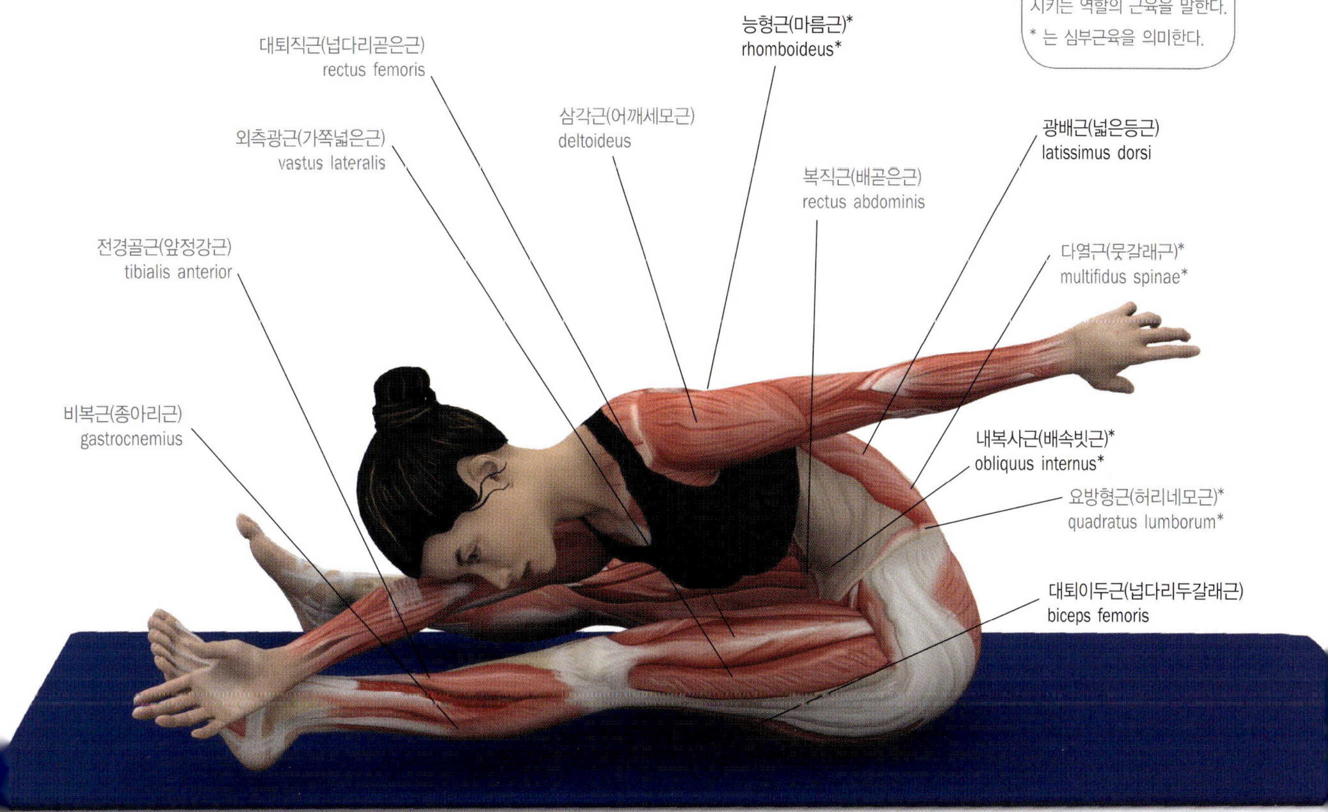

Crisscross

복사근 부위 운동을 하면 허리를 안정화시키는 데 도움이 된다. 이 운동은 복사근 쪽 근육을 목표로 하여 복근을 조율하고 허리를 유연하게 돌아가는 기능을 한다.

효과적인 운동을 위한 조언

체크사항

- 허리 근육을 사용하지 않기 위해 복부에 힘을 주며 가능한 평평하게 당긴다.
- 운동 중 팔꿈치는 바닥에 견고하게 고정하고 최대한 넓게 위치한다.
- 운동 중 상체를 회전한다.

주의할 점

- 손으로 머리를 잡은 상태에서 목을 당기는 행위
- 상체를 양옆으로 흔드는 동작

1 바닥에 바로 누운 자세에서 무릎과 고관절을 90도로 굽혀 들어 올려 놓고, 두 손을 머리 뒤에 둔 자세에서 시작한다.

주 타겟 근육

- 대퇴직근(rectus femoris)
- 내측광근(vastus medialis)
- 봉공근(sartorius)
- 대퇴근막장근(tensor fasciae latae)
- 삼각근(deltoideus)
- 복직근(rectus abdominis)
- 외복사근(obliquus externus)
- 내복사근(obliquus internus)
- 복횡근(transversus abdominis)

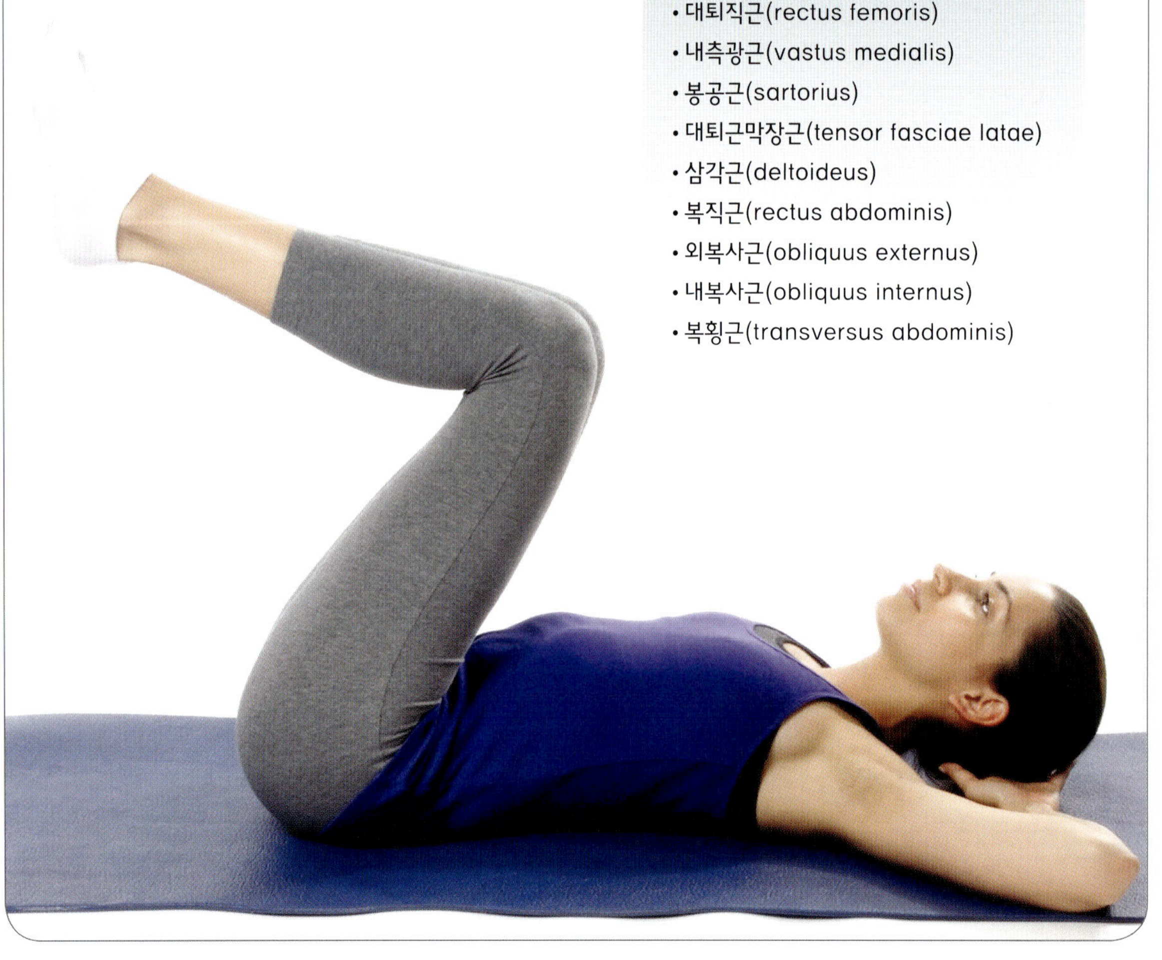

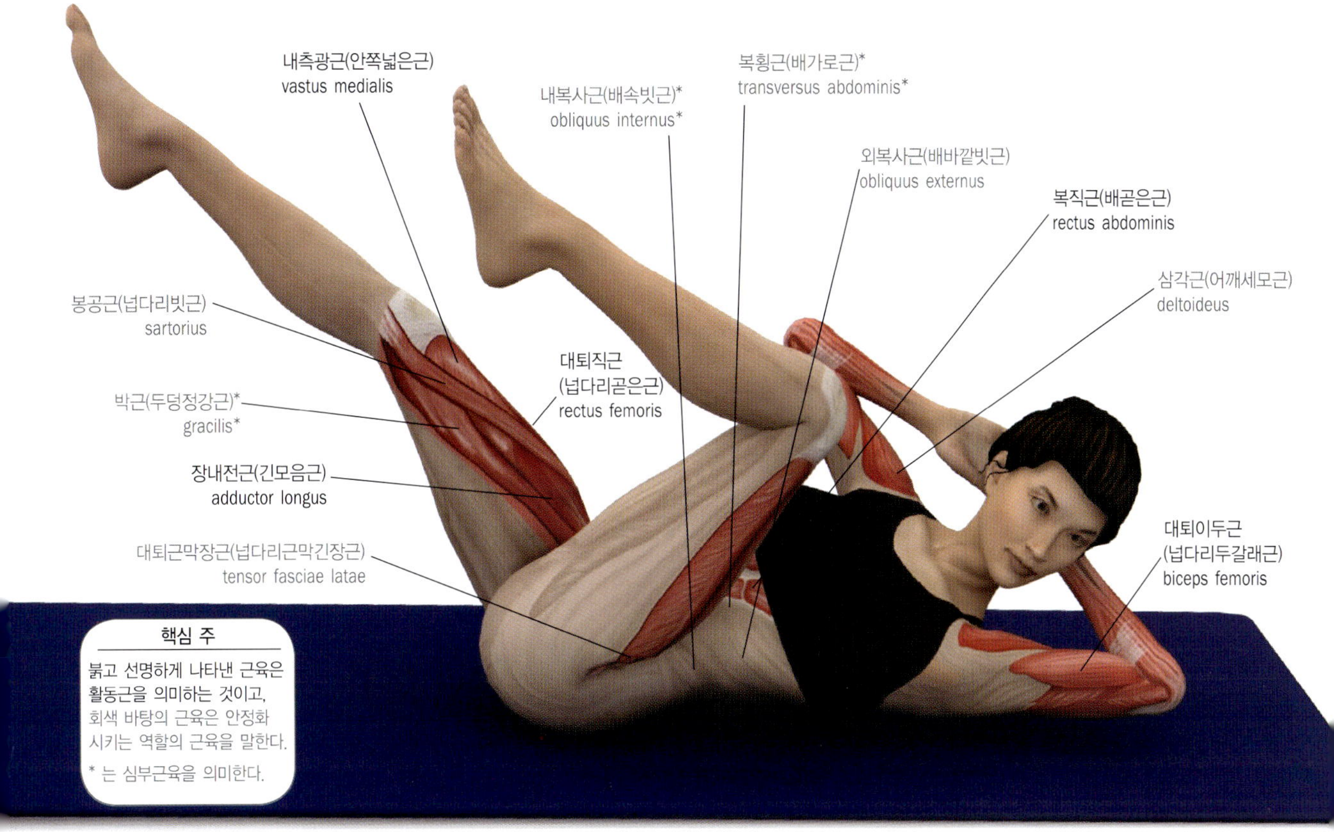

핵심 주

붉고 선명하게 나타낸 근육은 활동근을 의미하는 것이고, 회색 바탕의 근육은 안정화 시키는 역할의 근육을 말한다.

* 는 심부근육을 의미한다.

❷ 숨을 마시며 한쪽 팔꿈치가 반대쪽 무릎에 닿도록 상체를 비틀고 반대쪽 다리는 최대한 곧게 뻗는다.

❸ 이 동작을 6회 반복 시행한다.

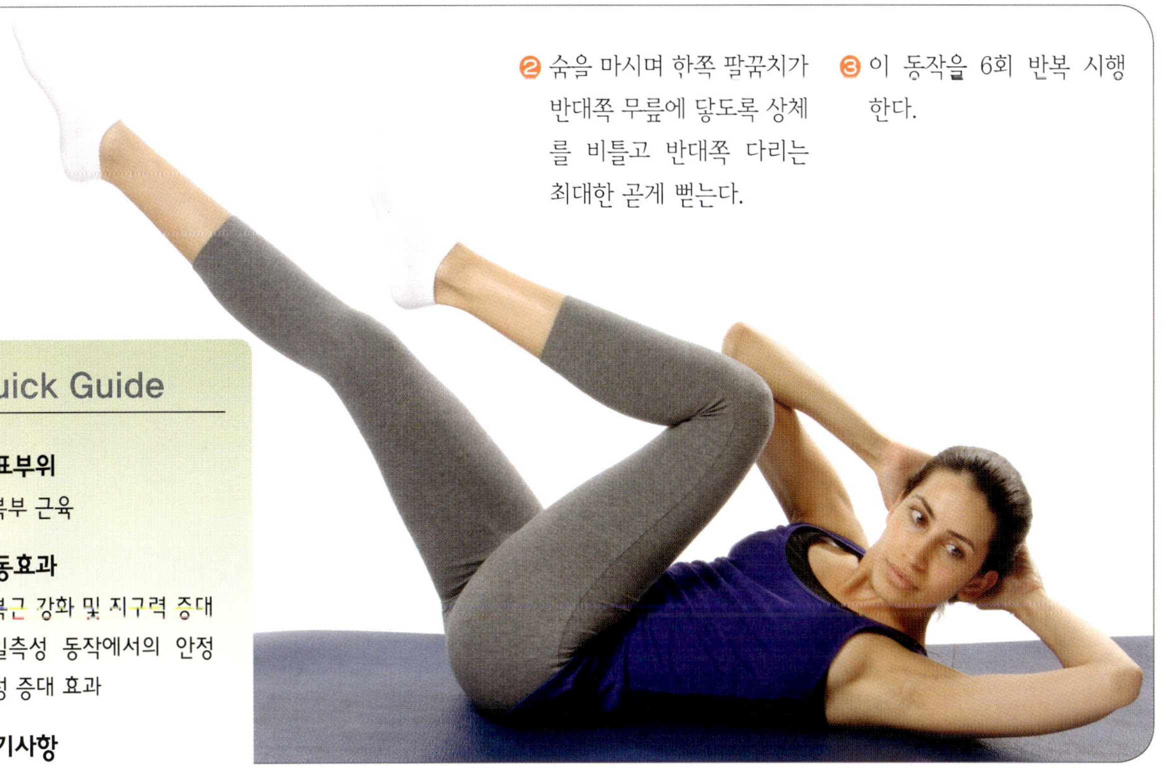

Quick Guide

목표부위

- 복부 근육

운동효과

- 복근 강화 및 지구력 증대
- 일측성 동작에서의 안정성 증대 효과

금기사항

- 목 통증이 있는 경우

Scissors

가위 자세는 가장 유명한 필라테스 자세 중 하나로써 다리를 움직임으로써 근육을 단련하고 조절하는 데 도움을 준다. 이 동작은 넓은 공간이 필요 없음으로 장소에 구해 받지 않는 유용한 운동이다.

주 타겟 근육

- 대퇴이두근(biceps femoris)
- 복직근(rectus abdominis)
- 대퇴직근(rectus femoris)
- 외복사근(obliquus externus)
- 대퇴근막장근(tensor fasciae latae)
- 삼각근(deltoideus)

❶ 바닥에 바로 누운 자세에서 무릎과 고관관을 구부린 채 시작한다. 숨을 마시며 배에 힘을 주어 복근을 바닥을 향해 당긴다.

❷ 숨을 내쉬며 어깨를 바닥으로부터 들며 다리를 위를 향해 최대한 곧게 뻗어 올린다.

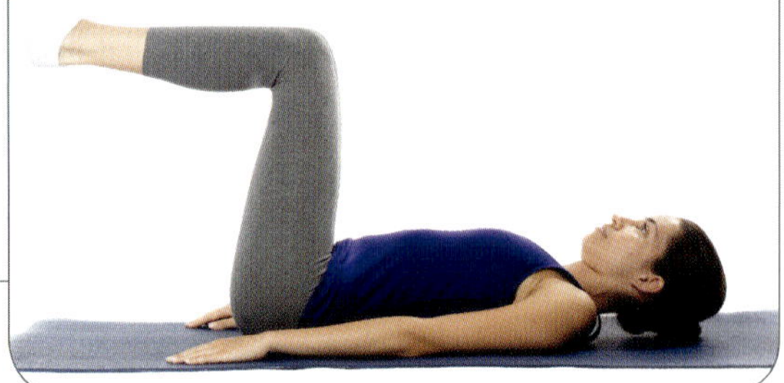

❸ 숨을 내쉬며 한쪽 다리는 바닥에 평행하도록 아래로 내리고 반대쪽 다리는 위를 향해 곧게 뻗은 상태를 유지한다. 두 손으로 위로 뻗은 다리를 잡고 두 번 당겨준다. 이때, 어깨에 힘이 들어가 있지 않아야 한다.

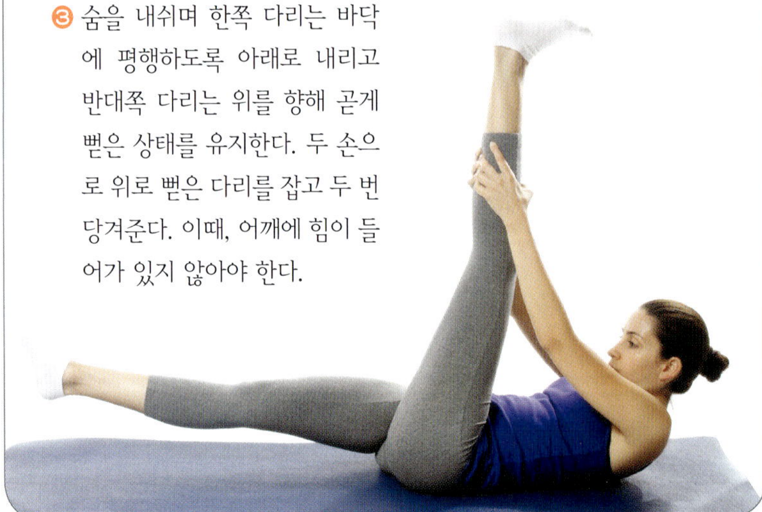

❹ 숨을 들이 마시며 다리를 바꾸고 내쉬면서 반대쪽 다리를 같은 방법으로 두 번 당겨준다. 골반과 척추를 바닥에 견고하게 고정시킨다. 이 동작을 6~8회 반복 시행한다.

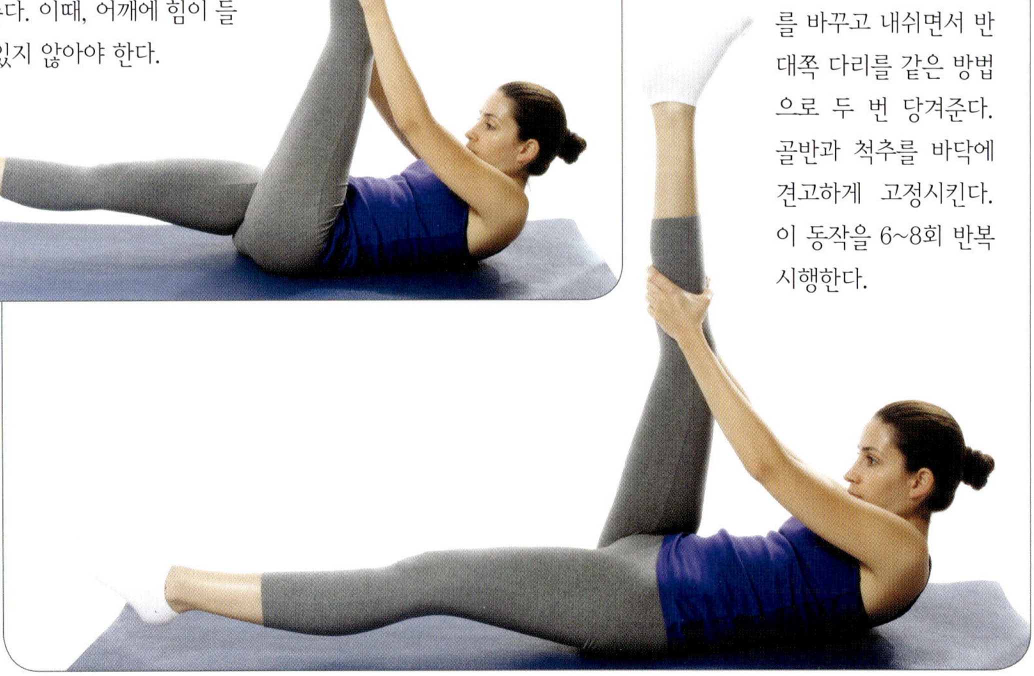

Quick Guide

목표부위

- 복부 근육

운동효과

- 일측성 동작에서의 안정성 증대 효과
- 복근 강화 및 지구력 증대

금기사항

- 이 운동 중 햄스트링이 짧을 경우 다리를 가슴 쪽을 향해 구부려야 한다.

효과적인 운동을 위한 조언

체크사항

- 최대한 다리를 곧게 뻗는다.
- 숨을 내쉴 때 배꼽은 바닥(척추)을 향해 당긴다.

주의할 점

- 다리를 접지 않아야 한다.
- 견갑골이 상승되지 않기 위해 팔의 힘은 줄이되 다리의 움직임에 초점을 둔다.

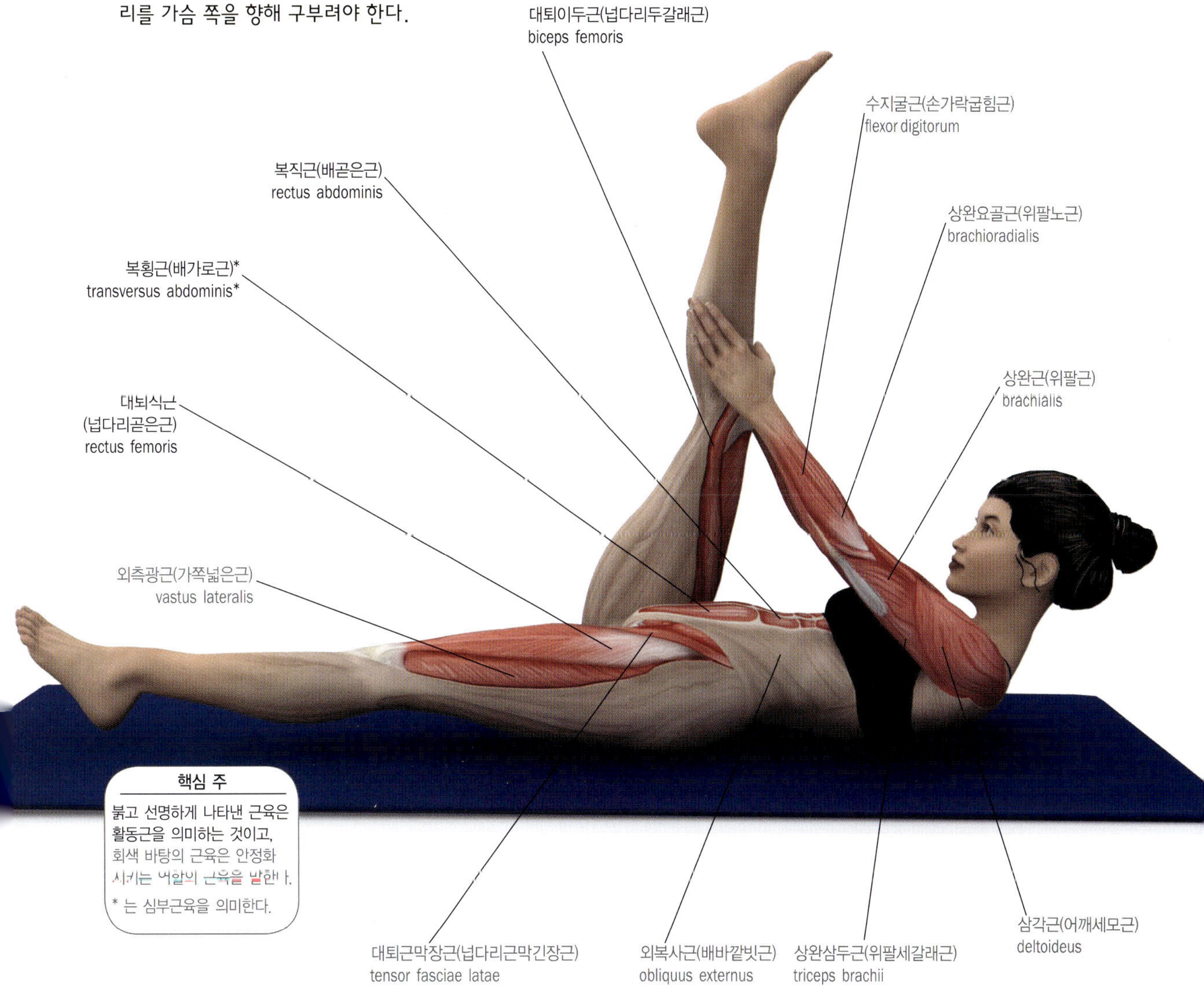

핵심 주

붉고 선명하게 나타낸 근육은 활동근을 의미하는 것이고, 회색 바탕의 근육은 안정화 시키는 역할의 근육을 말한다.

* 는 심부근육을 의미한다.

Teaser I

이 운동은 다리를 바닥으로부터 들어 올림으로써 가위 자세보다 한 단계 더 어려운 자세이다. 이 자세는 복근을 강화하는 기능을 한다.

주 타겟 근육

- 복직근(rectus abdominis)
- 중간광근(vastus intermedius)
- 대퇴근막장근(tensor fasciae latae)
- 장내전근(adductor longus)
- 대퇴직근(rectus femoris)
- 치골근(pectineus)
- 외측광근(vastus lateralis)
- 상완근(brachialis)
- 내측광근(vastus medialis)

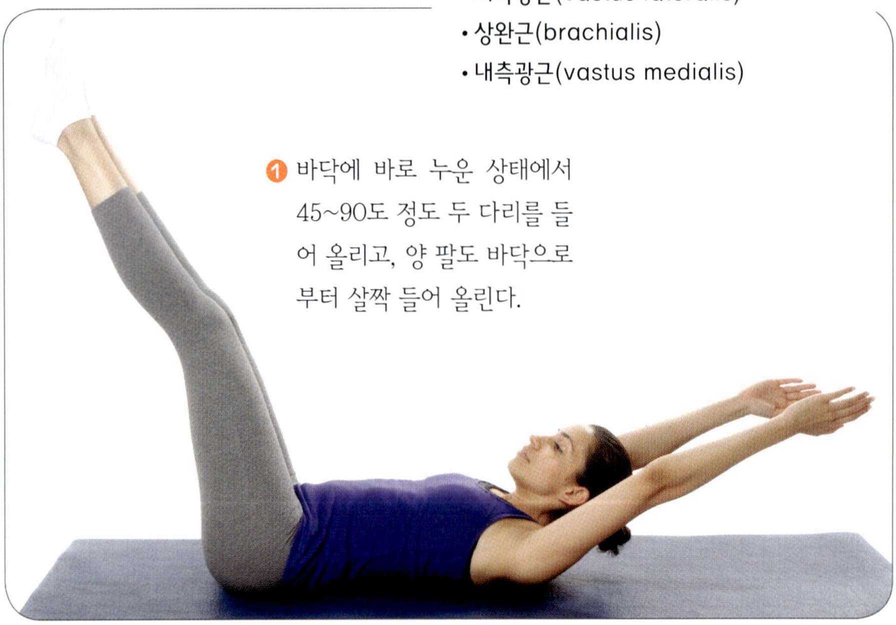

❶ 바닥에 바로 누운 상태에서 45~90도 정도 두 다리를 들어 올리고, 양 팔도 바닥으로부터 살짝 들어 올린다.

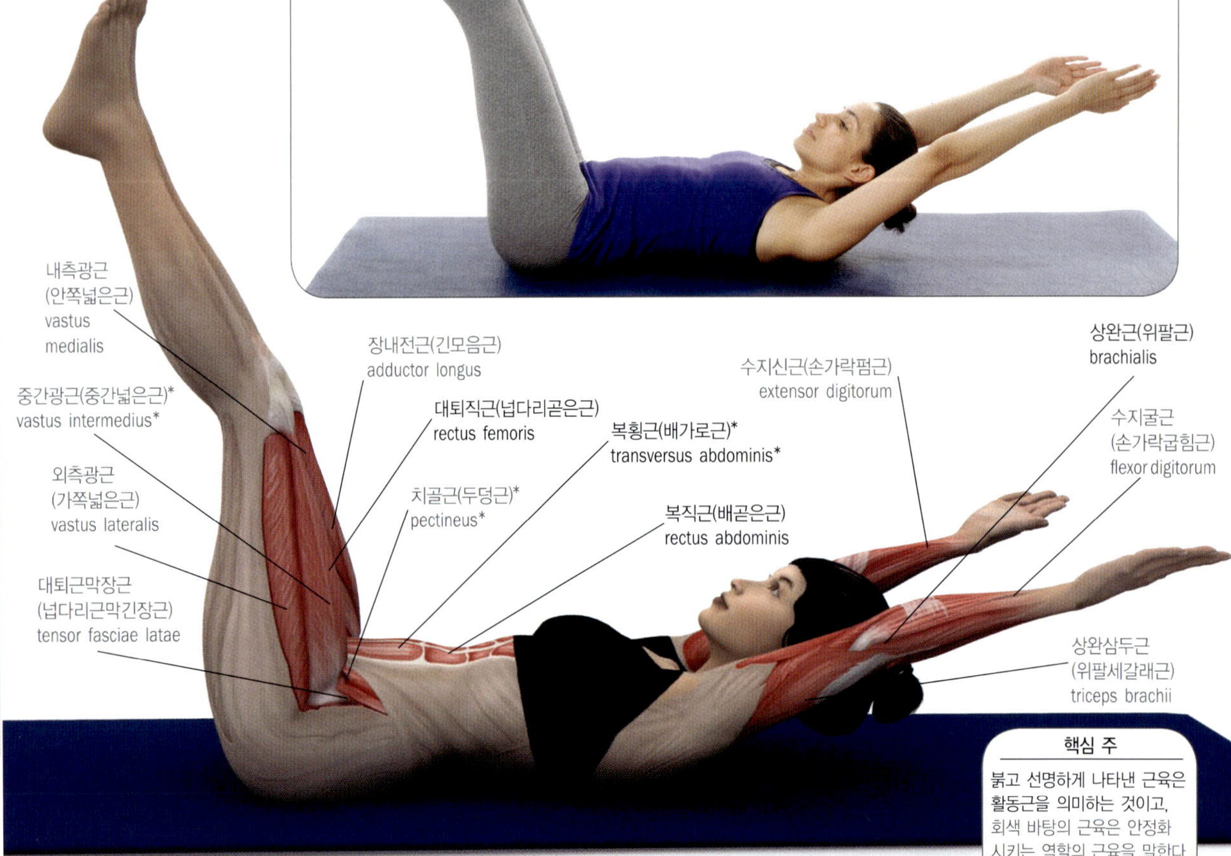

핵심 주

붉고 선명하게 나타낸 근육은 활동근을 의미하는 것이고, 회색 바탕의 근육은 안정화 시키는 역할의 근육을 말한다.

* 는 심부근육을 의미한다.

❷ 숨을 들이쉬며 머리와 팔을 위를 향해 들어 올린다.

❸ 숨을 내쉬며 척추와 흉곽을 골반의 움직임이 일어나기 이전까지만 바닥으로부터 들어 올린다.

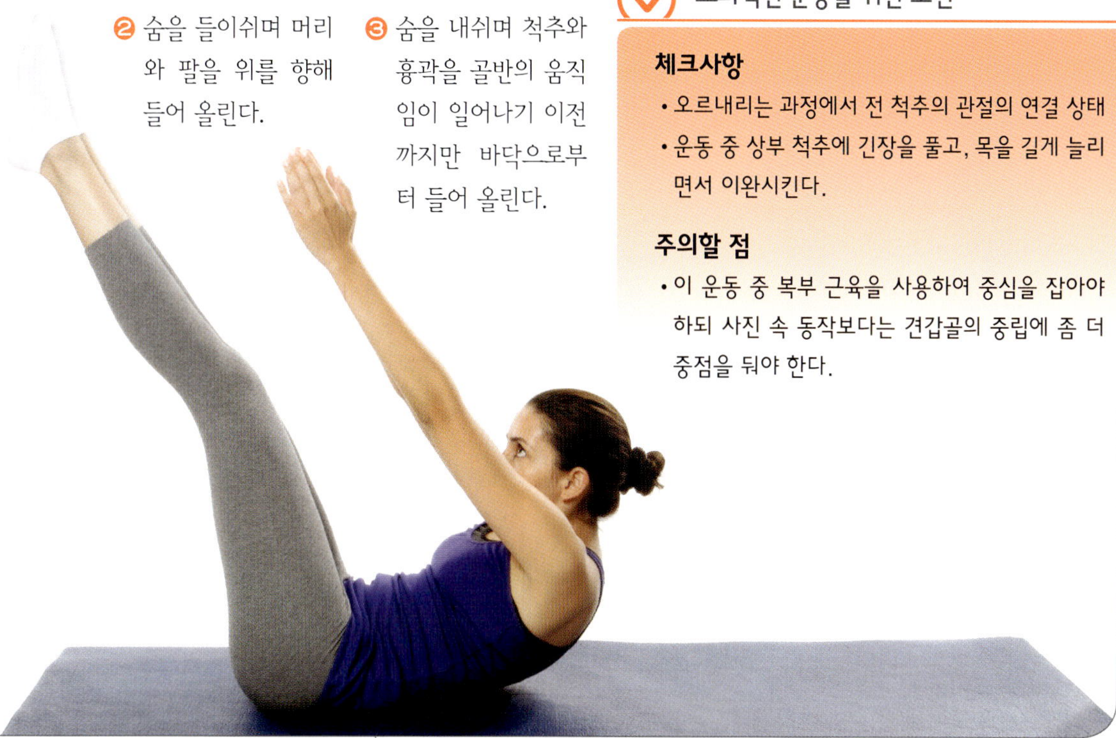

효과적인 운동을 위한 조언

체크사항

- 오르내리는 과정에서 전 척추의 관절의 연결 상태
- 운동 중 상부 척추에 긴장을 풀고, 목을 길게 늘리면서 이완시킨다.

주의할 점

- 이 운동 중 복부 근육을 사용하여 중심을 잡아야 하되 사진 속 동작보다는 견갑골의 중립에 좀 더 중점을 둬야 한다.

❹ 숨을 들이쉬고 등을 C자로 유지하고 팔을 양 머리 위로 들어 올린다. 숨을 내쉬면서 척추를 한 분절씩 움직여 가며 롤링 다운하여 시작 자세로 되돌아간다.

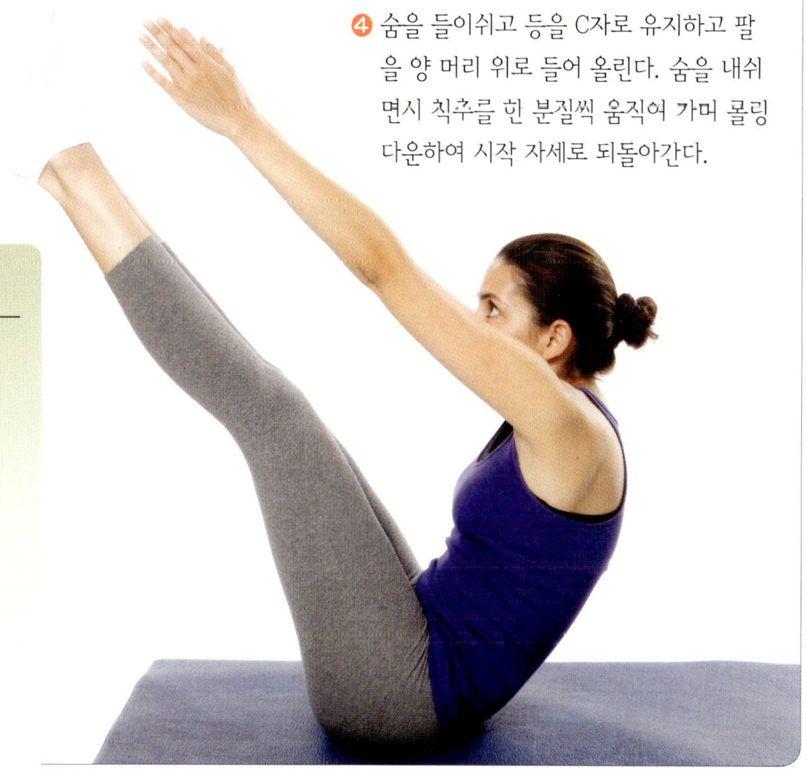

Quick Guide

목표부위

- 복부 근육

운동효과

- 척추 움직임으로부터 복부근육 강화한다.

금기사항

- 골다공증이 있는 경우
- 수간판탈출증(석수 니스크 병변)이 있는 경우
- 요통이 있는 경우

Side Kick I

허벅지와 엉덩이 근육은 많은 사람들이 몸매를 가꾸기 위해 신경을 쓰는 부분이다. 이 사이드킥 I 운동은 단련시키기 힘든 하체의 근육을 더 유연하고 강하게 만들 수 있는 운동이다.

주 타겟 근육

- 대퇴근막장근(tensor fasciae latae)
- 대퇴이두근(biceps femoris)
- 대퇴직근(rectus femoris)
- 대둔근(gluteus maximus)
- 외측광근(vastus lateralis)
- 중둔근(gluteus medius)
- 봉공근(sartorius)
- 내측광근(vastus medialis)
- 단내전근(adductor brevis)
- 중간광근(vastus intermedius)
- 장경인대(iliotibial band)

① 바닥에 두 다리를 펴고 옆으로 누운 자세에서 시작한다. 아래쪽 팔로 머리를 받치고 반대편 손을 몸 앞에 고정시켜 둔다.

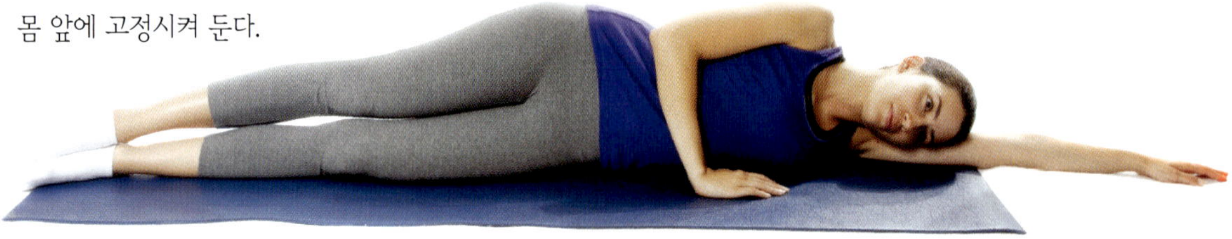

② 위쪽 다리를 골반 높이로 들어 올린다.

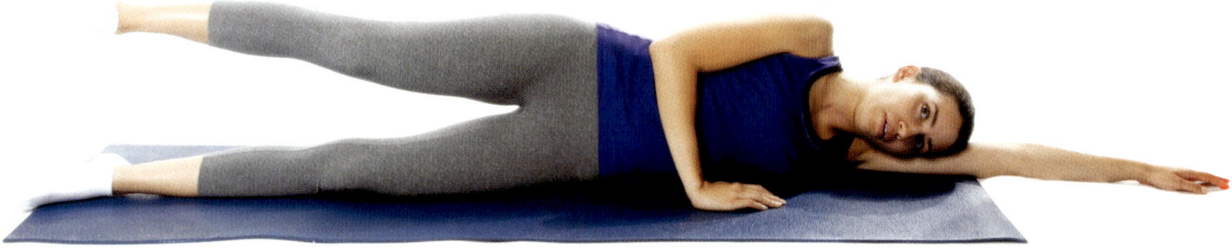

③ 들이마쉬며 앞으로 두 번 가볍게 찬다.

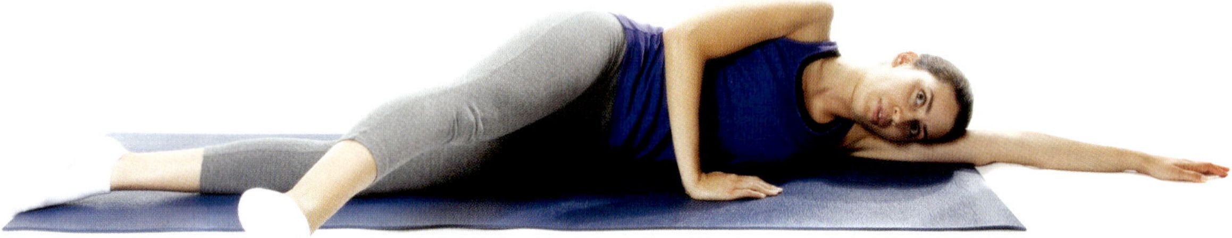

❹ 숨을 내쉬고 다리를 뒤쪽으로 가볍게 두 번 찬다. 이때 몸의 안전성을 유지하고 다리는 과도하게 스트레칭 되지 않아야 한다.

❺ 이 동작을 8~10회 반복 시행한다.

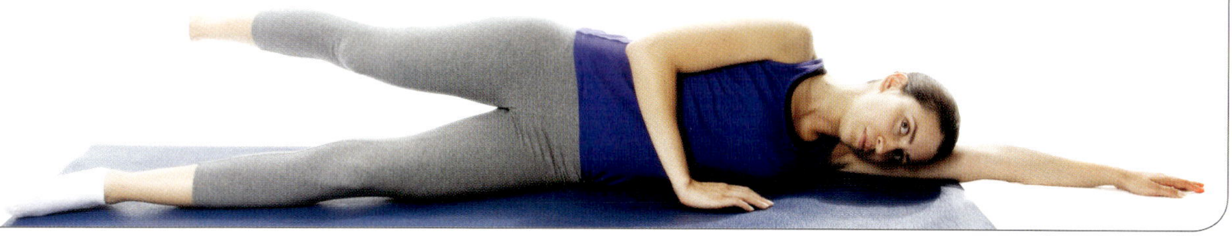

Quick Guide

목표부위
• 고관절의 굴곡근과 신전근

운동효과
• 다리가 움직일 때 척추를 안정화시켜 주는 효과

금기사항
• 어깨 부상 • 목 부상
• 목 부상이 있을 시 베개를 머리 밑에 놓으면 통증은 완화할 수 있다.

효과적인 운동을 위한 조언

체크사항
• 운동 중 다리는 곧게 뻗고 최대한 길게 늘린 상태에서 실시한다.

주의할 점
• 몸 앞에 놓인 팔에 체중을 싣지 않는다.
• 중심을 최대한 잡는다.
• 코어 근육을 최대한 활용한다.

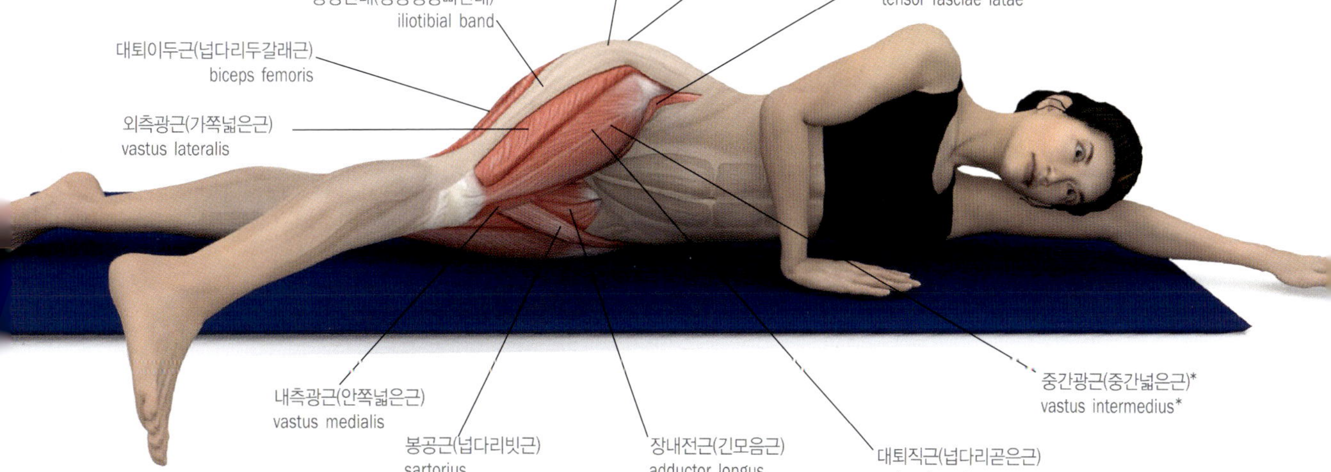

핵심 주
붉고 선명하게 나타낸 근육은 활동근을 의미하는 것이고, 회색 바탕의 근육은 안정화 시키는 역할의 근육을 말한다.
* 는 심부근육을 의미한다.

Side Passe

사이드 파세는 엉덩이와 허벅지 외측근육을 발달시키기 위한 운동이다. 이 운동은 다리 근육의 강화와 동시에, 몸을 안정화시키기 위한 코어 근육의 작동 효과도 있다. 즉각적인 변화를 느낄 수 있을 것이다.

Quick Guide

운동효과

- 엉덩이, 고관절 및 외부 허벅지 강화

금기사항

- 요통이 있는 경우
- 고관절 통증이 있는 경우

❶ 바닥에 바르게 옆으로 누운 자세에서 시작한다. 한쪽 손으로 머리를 받치고 반대편 손을 몸 앞에 고정시켜 둔다.

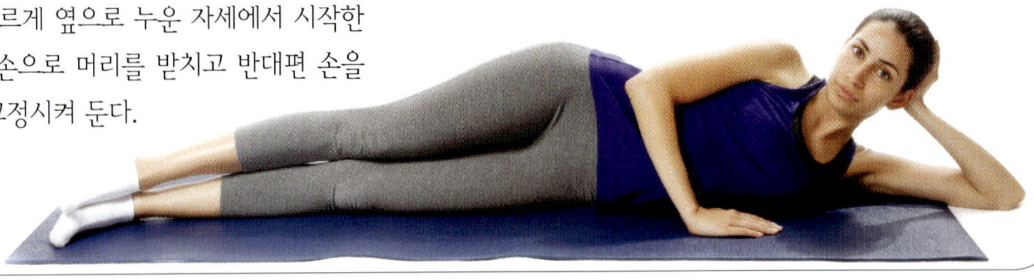

❷ 숨을 들이쉬고 무릎이 천장을 향하도록 굽히고 발끝을 반대편 무릎 아래 측면 부분에 둔다.

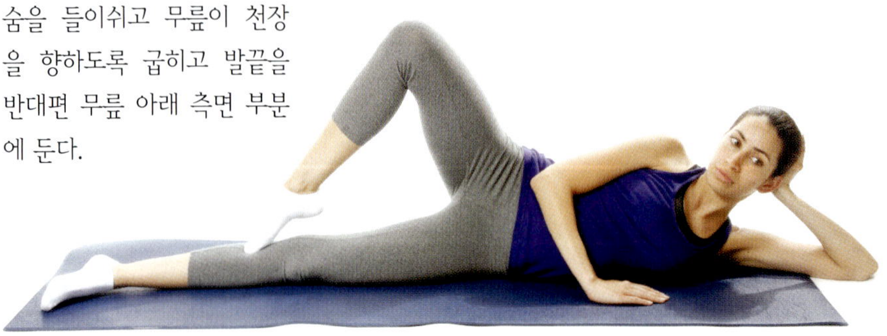

주 타겟 근육

- 대둔근(gluteus maximus)
- 장내전근(adductor longus)
- 대퇴이두근(biceps femoris)
- 복직근(rectus abdominis)
- 대퇴직근(rectus femoris)
- 외복사근(obliquus externus)
- 중간광근(vastus intermedius)
- 대퇴근막장근(tensor fasciae latae)
- 대내전근(adductor magnus)
- 내측광근(vastus medialis)

❸ 발가락이 천장을 향하도록 다리를 최대한 곧게 뻗어 올린다.

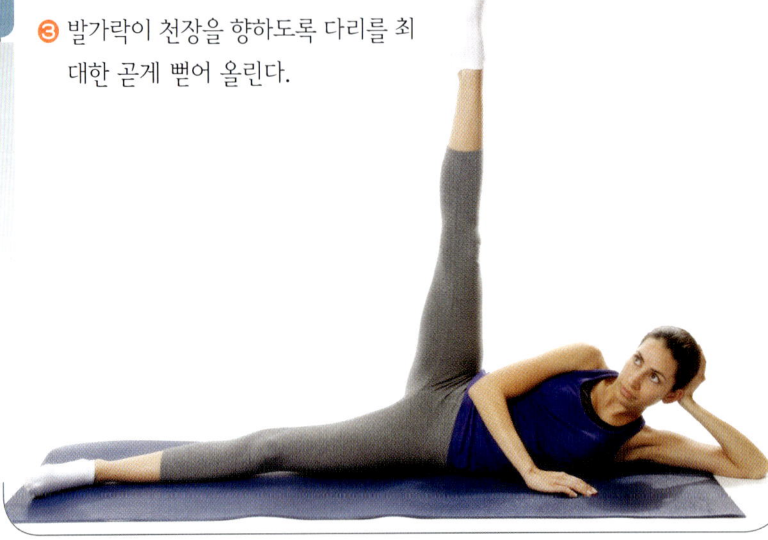

효과적인 운동을 위한 조언

체크사항

- 운동 중 손으로 바닥을 짚어 무게 중심을 잡고 균형을 유지한다.
- 다리는 직각 상태를 유지한다.
- 목을 최대한 길게 늘려 이완시킨다.

주의할 점

- 목을 최대한 이완시켜 힘이 들어가지 않도록 한다.

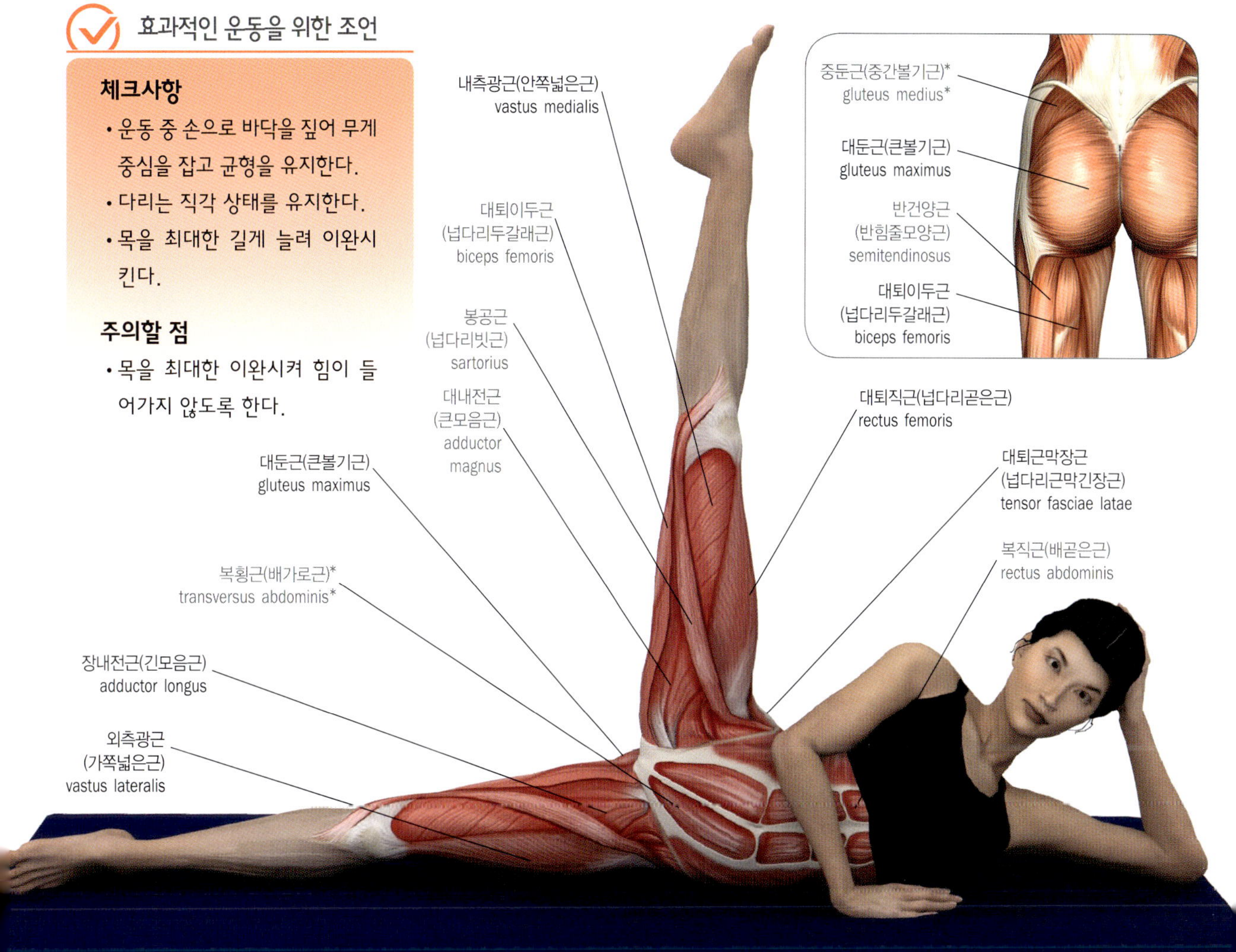

핵심 주

붉고 선명하게 나타낸 근육은 활동근을 의미하는 것이고, 회색 바탕의 근육은 안정화시키는 역할의 근육을 말한다.
* 는 심부근육을 의미한다.

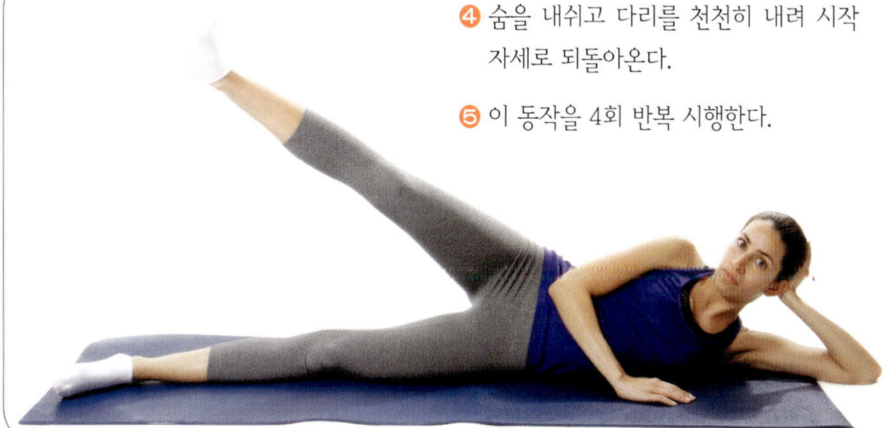

❹ 숨을 내쉬고 다리를 천천히 내려 시작 자세로 되돌아온다.

❺ 이 동작을 4회 반복 시행한다.

Bicycle Kick

Intermediate

자전거 킥 운동은 옆으로 다리 들어 올리기 운동을 살짝 변화한 동작으로써 최대한 천천히 정확하게 시행해야 한다.

효과적인 운동을 위한 조언

체크사항

- 운동 중 무게 중심을 바닥에 두어 균형을 유지한다.
- 몸은 정면을 향한다.
- 목은 최대한 길게 늘려 이완시킨다.

❶ 바닥에 바르게 옆으로 누운 자세에서 시작한다. 한쪽 손으로 머리를 받치고 반대편 손을 몸 앞에 고정시켜 둔다. 두 다리는 쭉 뻗은 상태로 포개어 몸과 일선상에 두지 않고 약간 몸 앞쪽에 둔다.

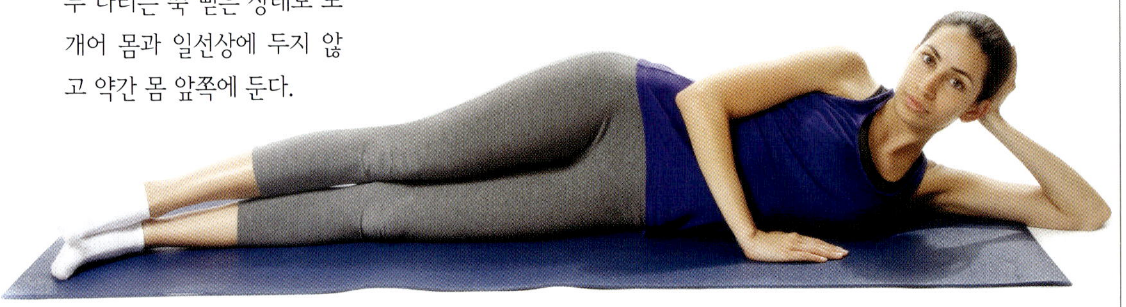

주 타겟 근육

- 복직근(rectus abdominis)
- 외복사근(obliquus externus)
- 대퇴직근(rectus femoris)
- 대퇴근막장근(tensor fasciae latae)
- 외측광근(vastus lateralis)
- 대내전근adductor magnus)
- 장내전근(adductor longus)
- 대퇴이두근(biceps femoris)
- 대둔근(gluteus maximus)

❷ 위쪽 다리를 엉덩이 높이로 들어 올리고 몸의 안정성을 유지하며 최대한 앞으로 곧게 뻗는다.

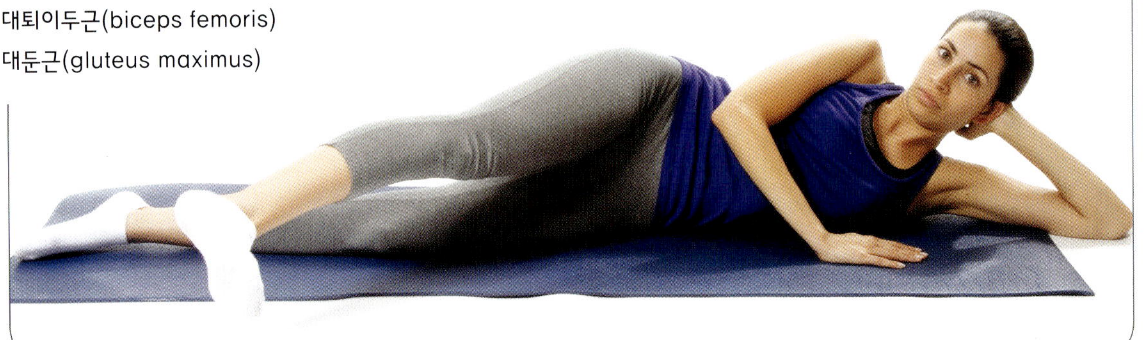

Quick Guide

운동효과

- 엉덩이, 고관절 및 외부 허벅지 강화

주의할 것

- 요통이 있는 경우
- 고관절 통증이 있는 경우

핵심 주

붉고 선명하게 나타낸 근육은 활동근을 의미하는 것이고, 회색 바탕의 근육은 안정화 시키는 역할의 근육을 말한다.

* 는 심부근육을 의미한다.

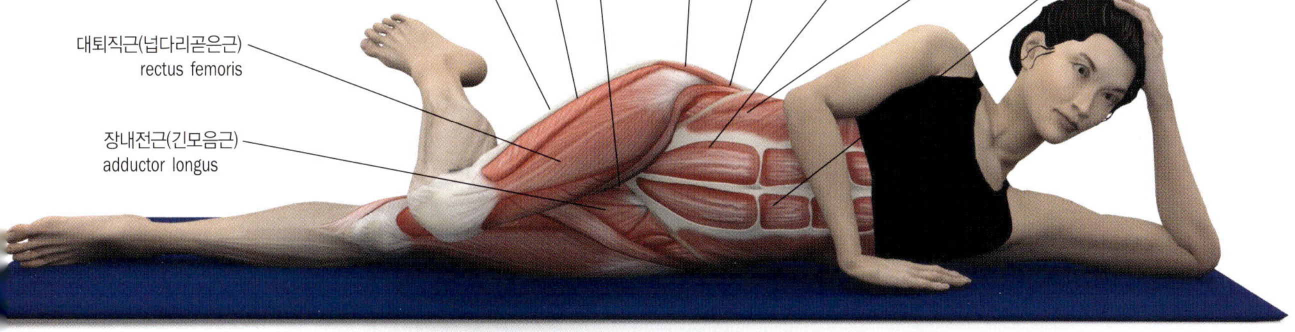

❸ 숨을 내쉬고 무릎을 구부리며 자전거 페달을 돌리 듯 천천히 눌러준다.

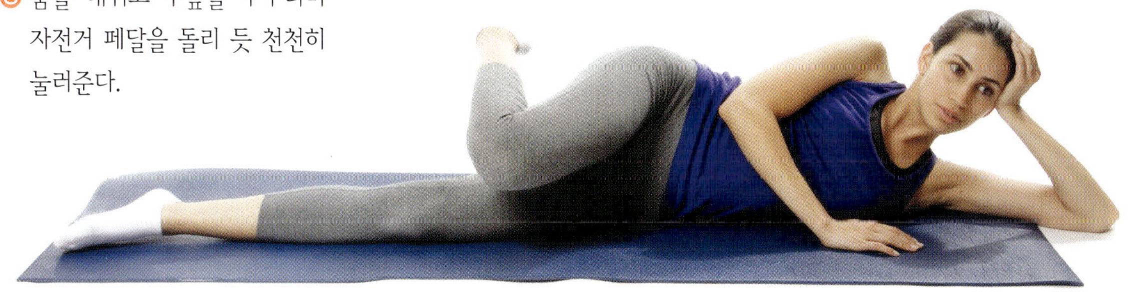

❹ 이 동작을 3회 반복 시행한다.

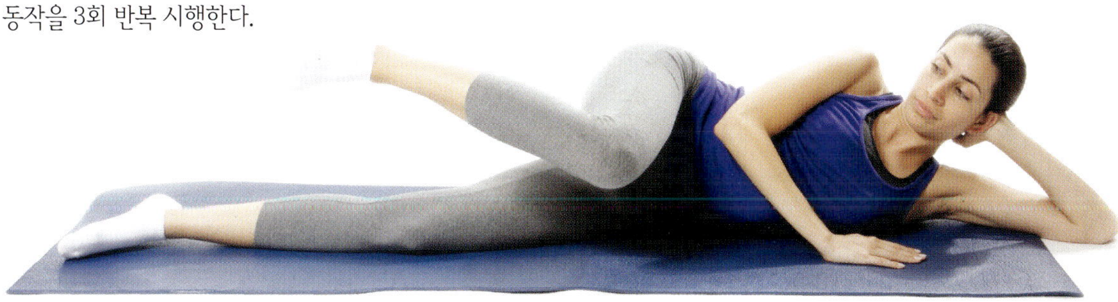

Roll-Up

Intermediate

롤업은 복근의 힘을 이용하여 다리와 엉덩이에 도움을 주는 운동이다. 이 운동은 다른 복근 운동에 비하여 더욱더 효과적으로 복근을 강화시키는 기능을 한다.

효과적인 운동을 위한 조언

체크사항

- 운동 중 느린 속도를 유지하여 골반의 움직임을 최소화한다.

주의할 점

- 상체를 들어 올리기 위해 어깨를 귀 가까이로 들지 않는다.
- 운동 중 다리를 들어 올리지 않아야 한다.

❶ 바닥에 등을 대고 바르게 누운 상태에서 다리를 최대한 곧게 뻗은 자세에서 시작한다. 두 다리는 나란히 하고 발은 굴곡(족저굴곡)시킨 상태를 유지한다.

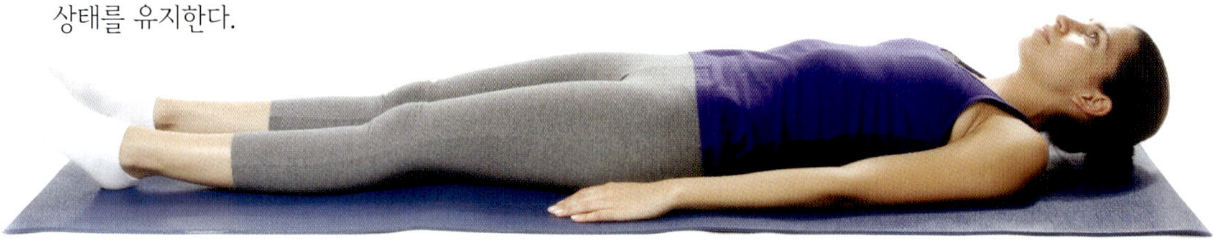

주 타겟 근육

- 복직근(rectus abdominis)
- 대퇴직근(rectus femoris)
- 장내전근(adductor longus)
- 요방형근(quadratus lumborum)
- 대퇴근막장근(tensor fasciae latae)
- 외복사근(obliquus externus)

❷ 숨을 마시며 팔을 앞으로 뻗고 숨을 내쉬며 목 뒷부분을 바닥에서 들어올려 상체를 일으킨다. 이때, 배꼽은 바닥(척추)을 향해 당기며 척추는 바닥으로부터 살짝 떨어져 있어야 한다.

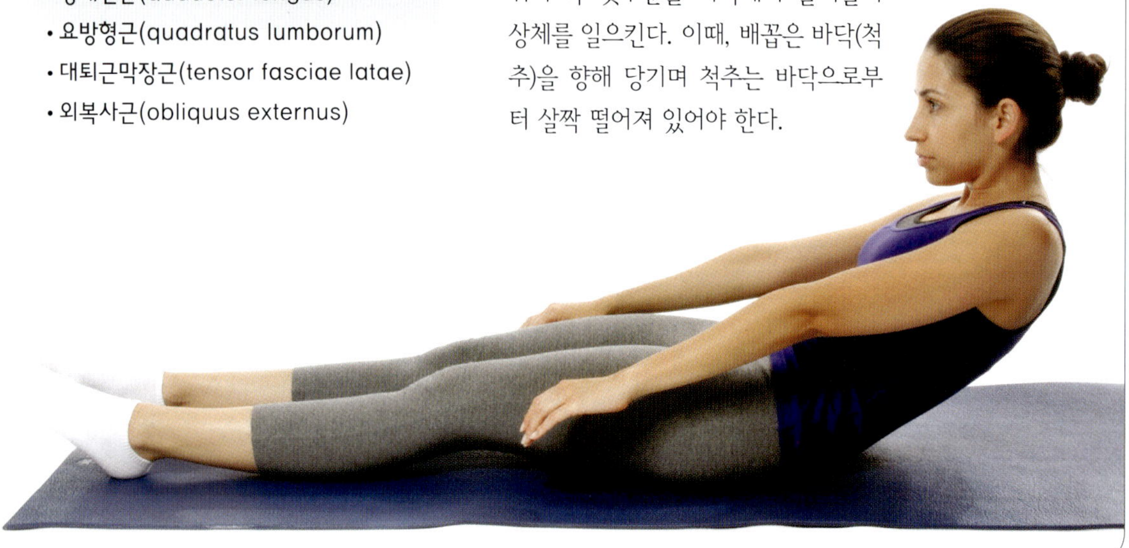

③ 숨을 내쉬며 상체를 천천히 들어 올린다.

④ 숨을 들이쉬며 천천히 롤다운 하고 숨을 내쉬면서 먼저 요추 부위로 바닥을 누르고 나서 척추 전반을 이완시키고 발뒤꿈치도 이완시킨다.

⑤ 이 동작을 4~6회 반복 시행한다.

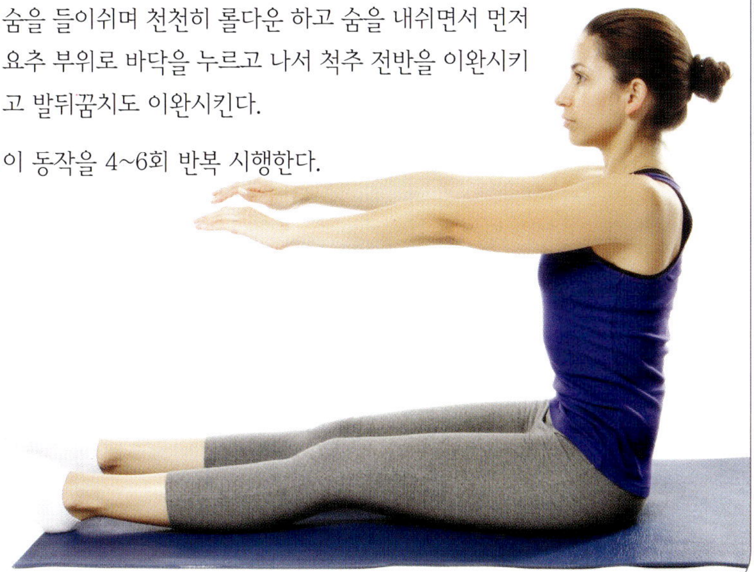

Quick Guide

목표부위

• 복부 근육

운동효과

• 척추 움직임을 이용한 복근 강화

금기사항

• 추간판탈출증(척추 디스크 병변)이 있는 경우

핵심 주

붉고 선명하게 나타낸 근육은 활동근을 의미하는 것이고, 회색 바탕의 근육은 안정화 시키는 역할의 근육을 말한다.

* 는 심부근육을 의미한다.

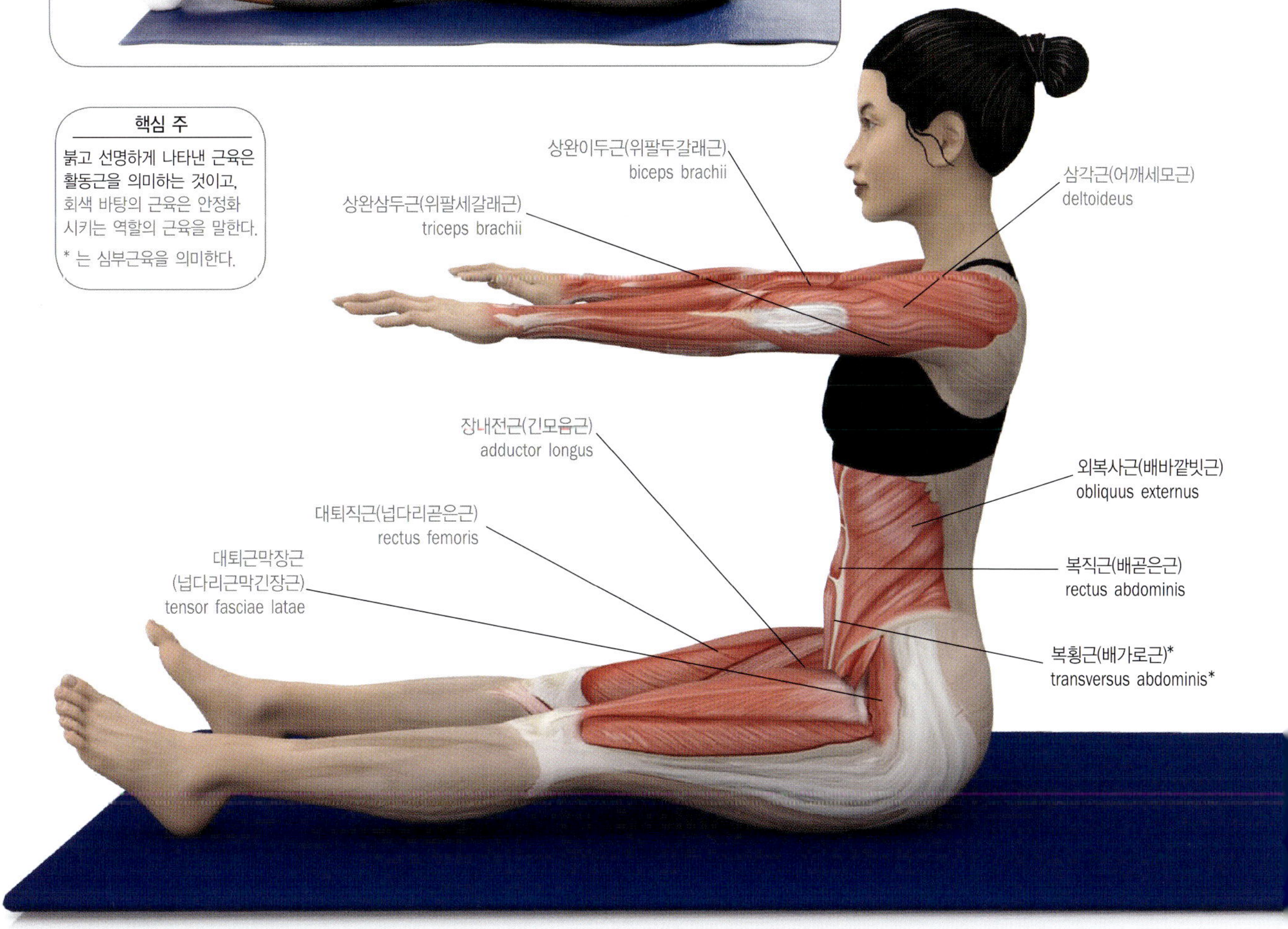

Intermediate

Single-Leg Kick

외발 차기 운동은 햄스트링과 복근을 동시에 강화시키는 데 효과적인 동작으로, 이 운동 중 척추는 최대한 곧게 편 채 바닥으로부터 올려져 있어야 한다.

주 타겟 근육

- 대퇴이두근(biceps femoris)
- 대내전근(adductor magnus)
- 대둔근(gluteus maximus)
- 반막양근(semimembranosus)
- 반건양근(semitendinosus)
- 복직근(rectus abdominis)
- 외복사근(obliquus externus)
- 복횡근(transversus abdominis)

Quick Guide

목표부위

- 햄스트링

운동효과

- 고관절 신전과 골반 안정성 증대

금기사항

- 무릎 굴곡 시 통증이나 제한이 있는 경우
- 요통이 있는 경우

1. 팔을 굽혀 팔꿈치가 어깨와 수직선상에 오도록 하여 엎드린다. 이때 다리는 완전히 이완시킨 상태를 유지해야 한다.
2. 숨을 마신 후, 배꼽(아랫배)을 척추 쪽으로 당기고 내쉬며 한쪽 다리를 구부린다. 이 동작을 8회 반복 시행한다.

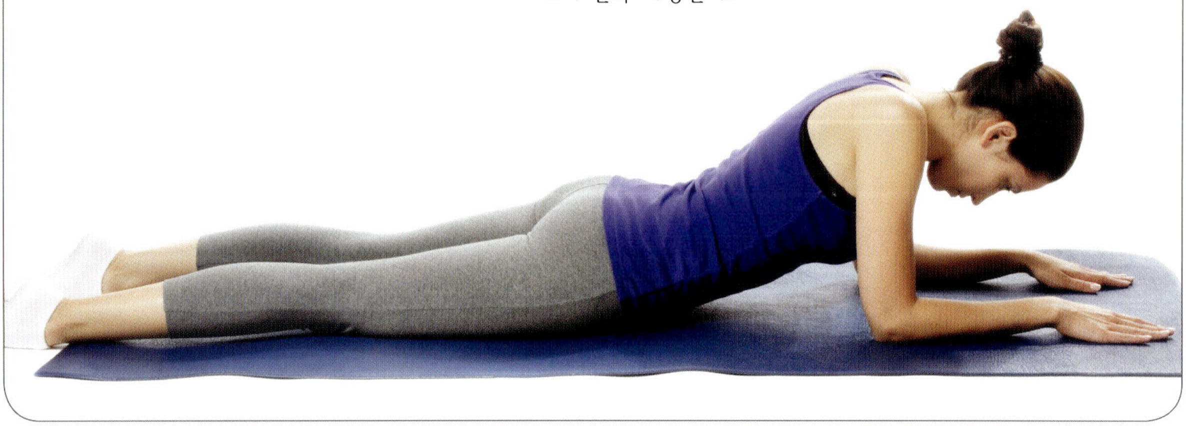

효과적인 운동을 위한 조언

체크사항

- 운동 중 복부는 바닥에 견고하게 고정되어야 한다.
- 가슴을 최대한 넓게 편다.
- 꼬리뼈는 바닥 쪽을 향하게 해야 한다.
- 어깨와 견갑골은 아래로 내려 놓는다.

주의할 점

- 허리가 아래로 처져 내리지 않도록 주의한다.
- 과한 발차기는 피한다.

핵심 주

붉고 선명하게 나타낸 근육은 활동근을 의미하는 것이고, 회색 바탕의 근육은 안정화 시키는 역할의 근육을 말한다.

* 는 심부근육을 의미한다.

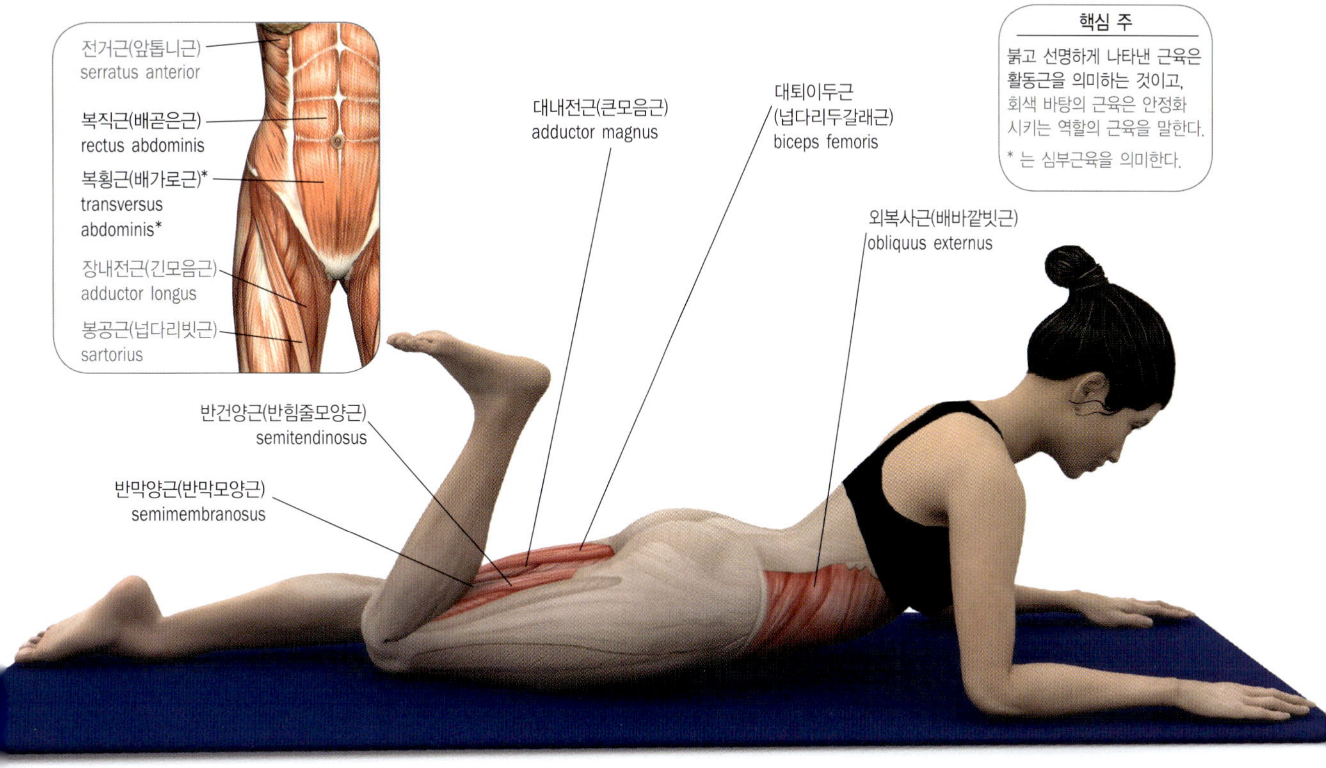

❸ 숨을 내쉰 후 발을 굽히도록 하는데, 이 동작을 추가적으로 8회 반복 시행한다.

❹ 숨을 들이쉬고 굽힌 다리를 매트 위에 시작 자세로 편 다음, 숨을 내쉬고 반대편 다리를 굽히고 이 동작을 반복 시행한다.

❺ 양쪽 다리의 전체 연속 동작을 6~8회 반복 시행한다.

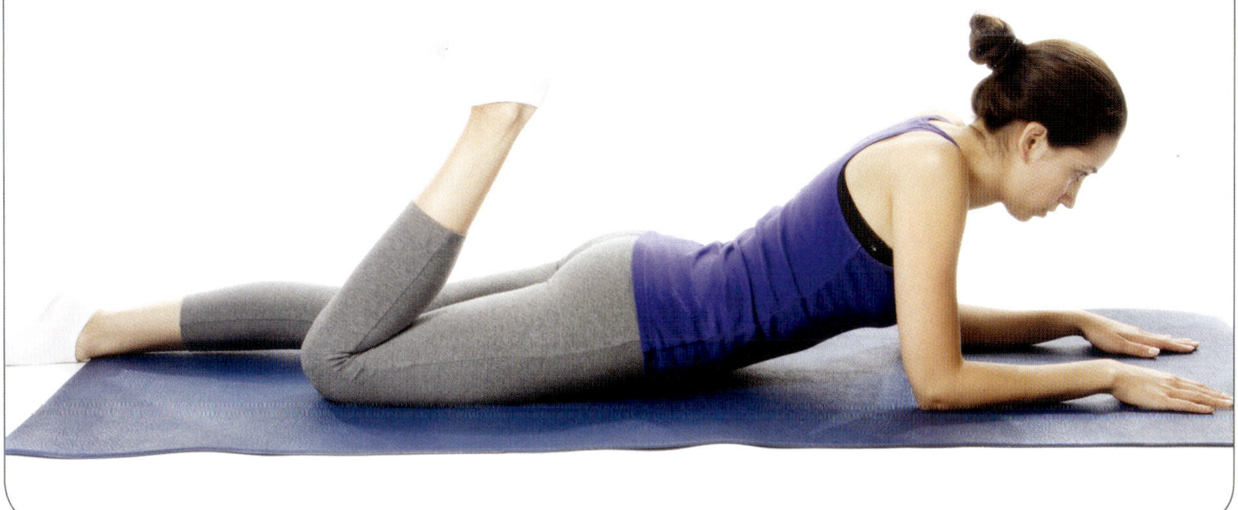

I n t e r m e d i a t e

Plank Press-up

팔굽혀 엎드린 플랭크 자세는 팔 어깨뿐만 아니라 복부 근육에도 강한 자극을 주는 운동이다. 이 운동은 균형과 컨트롤을 유지하면서 일정한 속도로 실시되어야 하는데 이때 어깨관절의 안정성이 매우 중요하다.

효과적인 운동을 위한 조언

체크사항

- 목은 길게 늘리고 바닥과 평행을 유지한다.

주의할 점

- 어깨는 힘을 주지 않고 또한 처져 내리지 않도록 한다.

❶ 팔꿈치를 굽혀 바닥에 대고 다리는 발가락을 세워 바닥에 대고 엎드려 누워 체중을 버틴다.

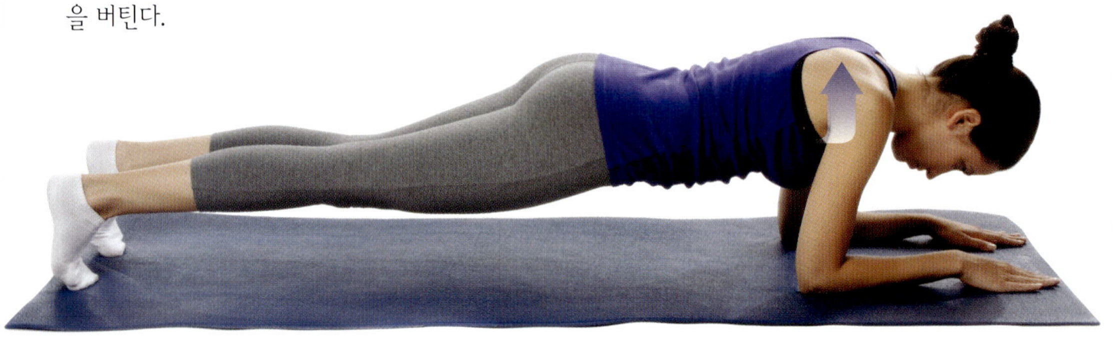

주 타겟 근육

- 삼각근(deltoideus)
- 능형근(rhomboideus)
- 복직근(rectus abdominis)
- 상완이두근(biceps brachii)
- 상완삼두근(triceps brachii)
- 대퇴근막장근(tensor fasciae latae)
- 대퇴직근(rectus femoris)
- 복횡근(transversus abdominis)
- 내복사근(obliquus internus)
- 전거근(serratus anterior)
- 전경골근(tibialis anterior)

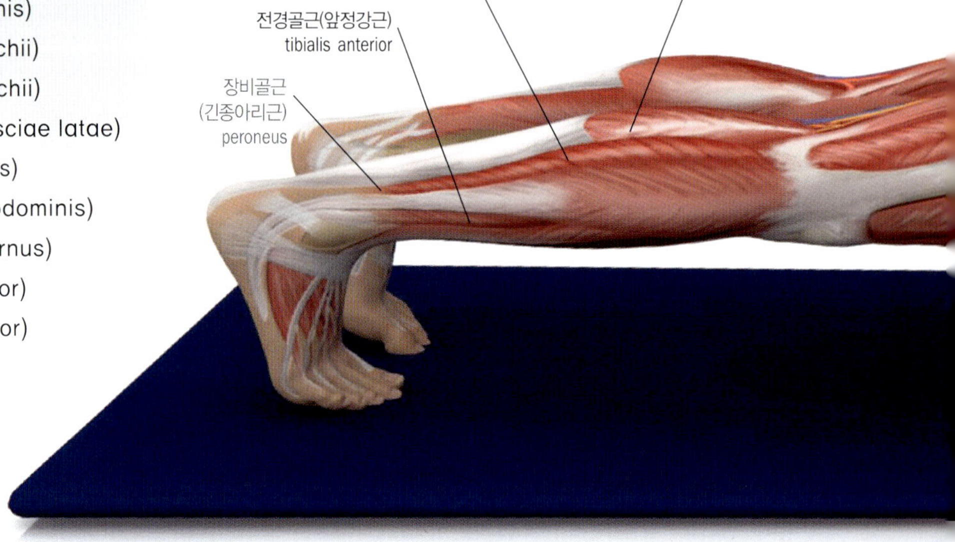

Quick Guide

목표부위

- 견갑골 안정화근
- 코어 안정성

금기사항

- 어깨부상이 있는 경우
- 심한 허리 통증이 있는 경우

❷ 바닥에 대고 있는 아래팔로 바닥을 누르면서 어깨를 천장을 향해 밀어 올린다. 그리고 나서 안정을 잘 유지하면서 양 어깨를 내려 등 높이와 레벨을 맞춘다.

❸ 이 동작을 5회 반복 시행한다.

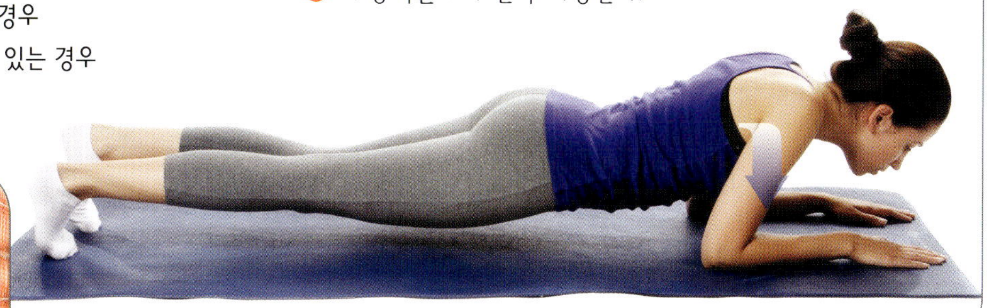

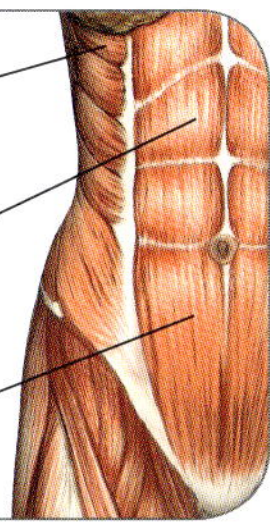

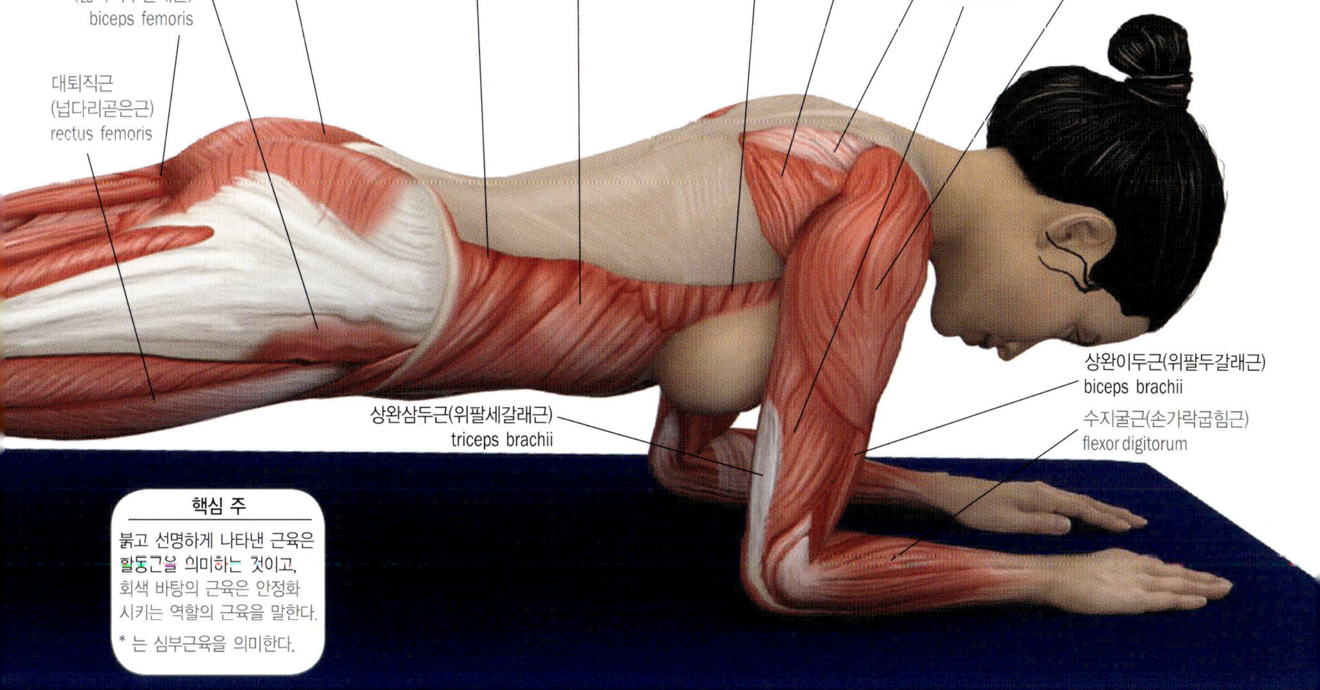

핵심 주

붉고 선명하게 나타낸 근육은 활동근을 의미하는 것이고, 회색 바탕의 근육은 안정화 시키는 역할의 근육을 말한다.

* 는 심부근육을 의미한다.

Intermediate

Rollover

롤오버와 힙업은 햄스트링, 허리 그리고 복부를 동시에 스트레칭하는 기능을 하는데 이 운동은 복부를 중심으로 하면서 다리와 엉덩이를 조절하면서 연습을 해야 한다. 척추를 분절별로 정확하게 움직이게 하기 위해서는 머리를 비롯해서 양 어깨와 상체의 상부를 매트에 견고하게 고정시킨 채 실시해야 한다.

주 타겟 근육

- 대퇴이두근(biceps femoris)
- 대퇴직근(rectus femoris)
- 복직근(rectus abdominis)
- 복횡근(transversus abdominis)
- 외복사근(obliquus externus)
- 내복사근(obliquus internus)
- 삼각근(deltoideus)

❶ 양 팔을 몸 옆에 나란히 두고 바닥에 등을 대고 바로 누운 자세에서 시작한다.

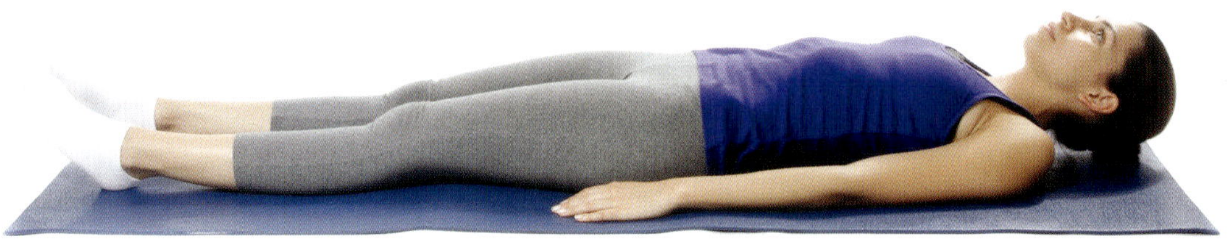

❷ 숨을 들이쉬며 다리가 바닥과 수직선상에 오도록 들어 올린다.

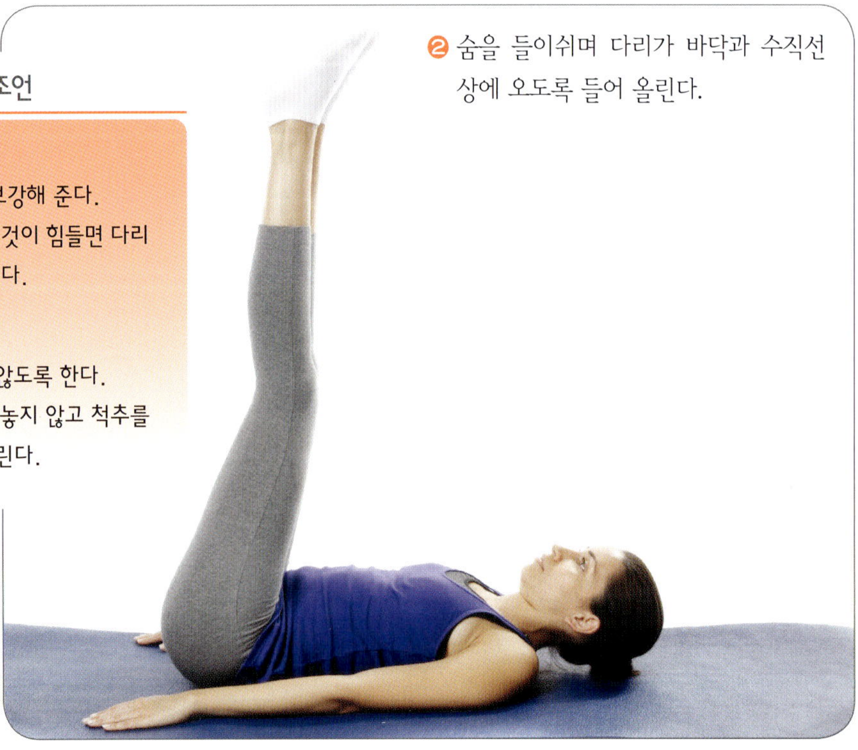

효과적인 운동을 위한 조언

체크사항

- 팔로 매트 위를 눌러 힘을 보강해 준다.
- 두 다리를 펴서 들어 올리는 것이 힘들면 다리를 꼬아서 붙여 움직여도 된다.

주의할 점

- 머리를 매트에서 떨어지지 않도록 한다.
- 상체를 한 번에 바닥에 내려놓지 않고 척추를 한 분절씩 분절하여 들어올린다.

Quick Guide

목표부위

- 복근

운동효과

- 하체 거상과 척추의 움직임으로 인한 복근 강화

금기사항

- 목에 질환이 있는 경우
- 추간판탈출증 (척추 디스크 병변)이 있는 경우

❸ 숨을 내쉬며 다리를 머리 위쪽으로 넘긴다. 이때 허리는 바닥으로부터 떨어져 있어야 하며 다리는 바닥과 수평을 이루도록 한다.

❹ 숨을 들이쉬고 다리를 엉덩이 높이로 살짝 들어 올린 다음, 숨을 내쉬고 척추를 한 분절 한 분절씩 움직여 바닥에 내려놓으면서 시작 자세로 되돌아간다. 이 동작을 4~6회 반복 시행한다.

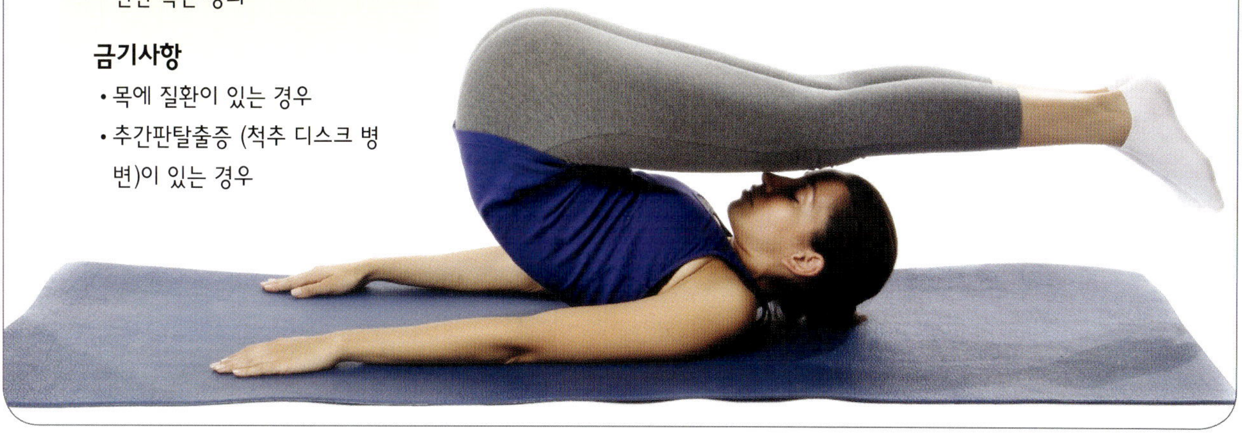

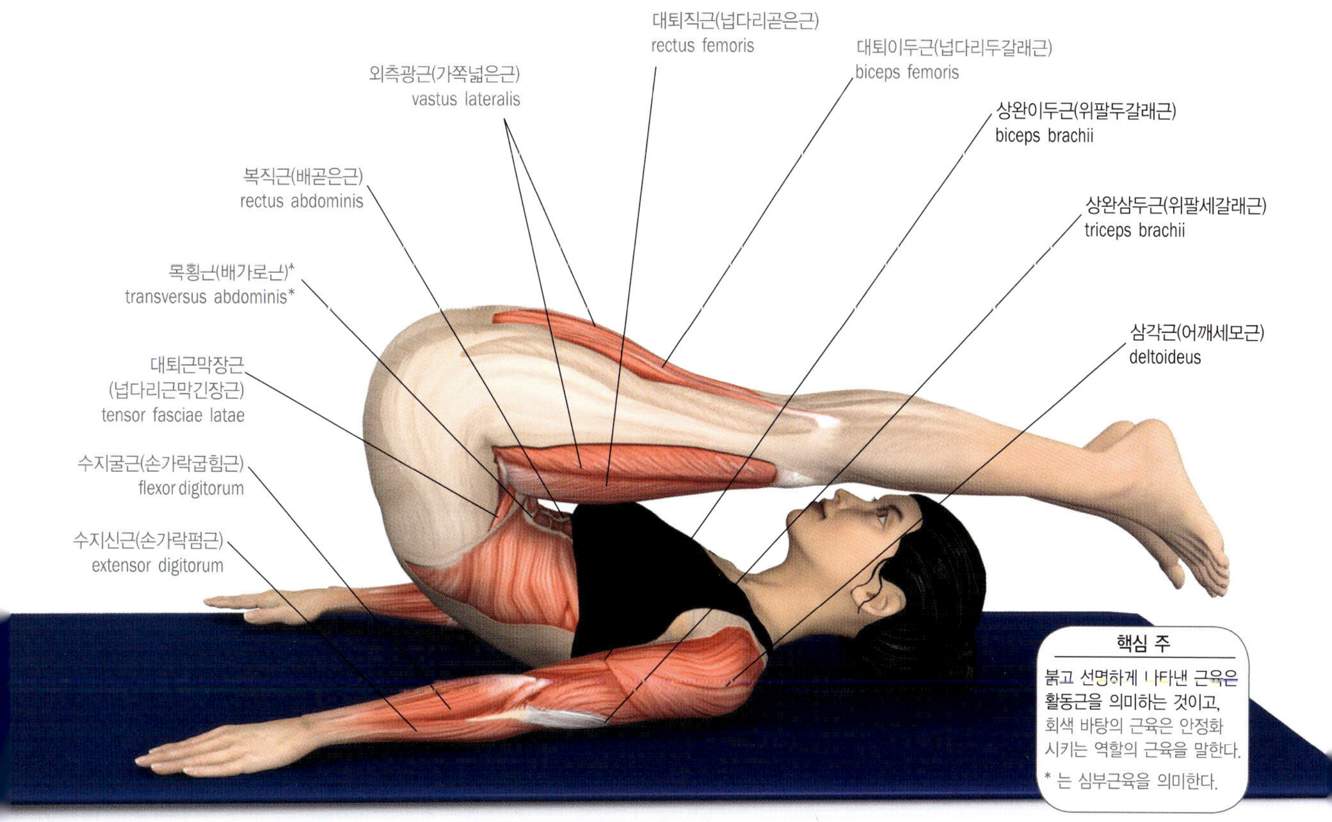

핵심 주

붉고 선명하게 나타낸 근육은 활동근을 의미하는 것이고, 회색 바탕의 근육은 안정화 시키는 역할의 근육을 말한다.

* 는 심부근육을 의미한다.

Intermediate

Mermaid

이 운동은 외복사근을 스트레칭시켜주기 때문에 허리 라인을 형성시켜 주고 허리살을 줄여주기에 아름답고 날씬한 허리를 만들어 주는데 적합한 운동이다. 상체의 원활한 움직임을 위해서는 편안한 시작 자세가 중요하다.

주 타겟 근육

- 복직근(rectus abdominis)
- 복횡근(transversus abdominis)
- 내복사근(obliquus internus)
- 외복사근(obliquus externus)
- 광배근(latissimus dorsi)

❶ 두 무릎을 한쪽 방향으로 구부리고 손으로 발목을 잡아 앉은 자세에서 시작한다. 숨을 들이쉬고 반대편 손을 천장을 향해 머리 위로 최대한 곧게 뻗어 들어 올린다.

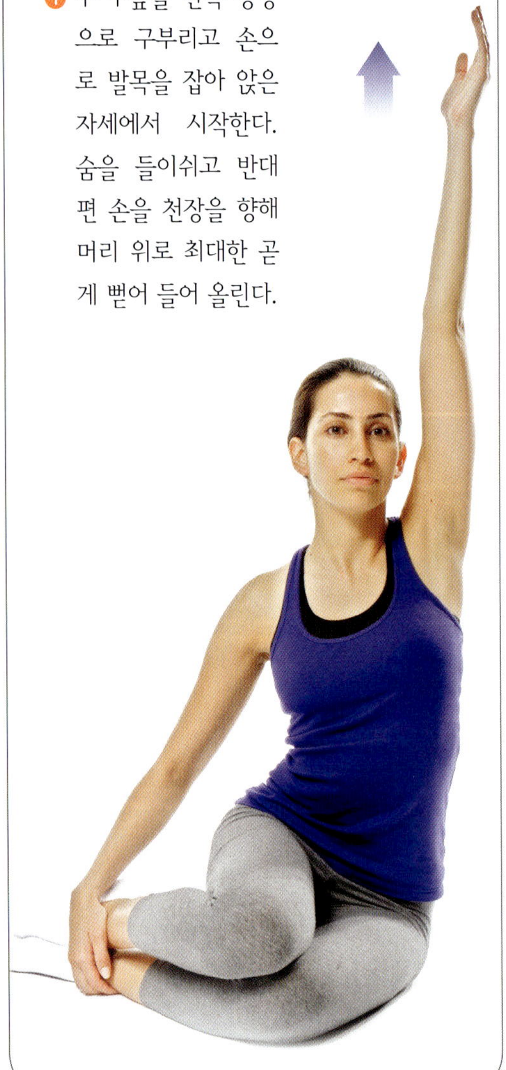

❷ 숨을 내쉬면서 배꼽(아랫배)을 척추 쪽으로 가볍게 당긴 상태에서 상체를 부드럽게 굽힌 다리 쪽으로 기울인다. 이때 팔은 발목 쪽을 향하도록 한다.

❸ 숨을 들이쉬면서 시작 자세로 되돌아온다. 이 동작을 반복 시행한다.

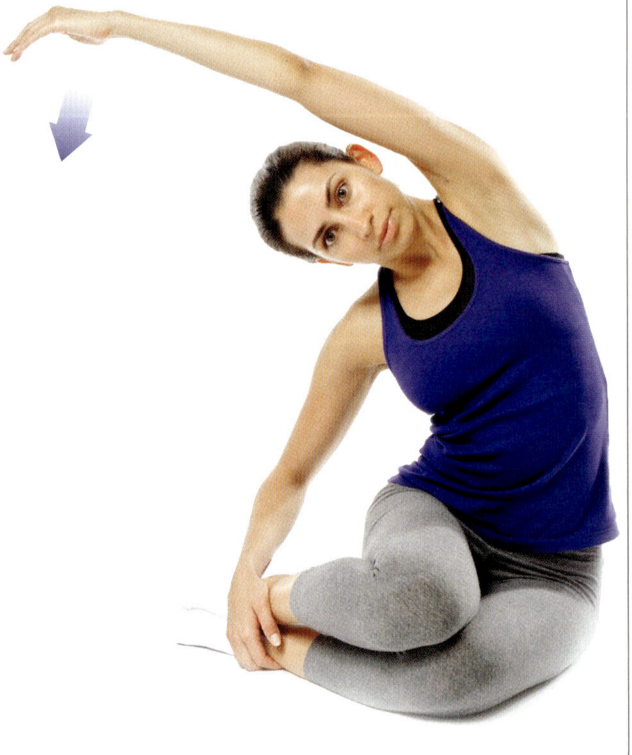

Quick Guide

운동효과

- 척추와 상체 전체가 스트레칭 된다.
- 가슴과 긴장된 등 근육이 펴진다.

금기사항

- 요통과 고관절 통증이 있는 경우

효과적인 운동을 위한 조언

체크사항

- 팔을 옆으로 최대한 뻗고 스트레칭하여 가슴을 최대한 편다.

주의할 점

- 운동 중 무릎 통증이 있는 경우 발을 베개 위에 올린다.

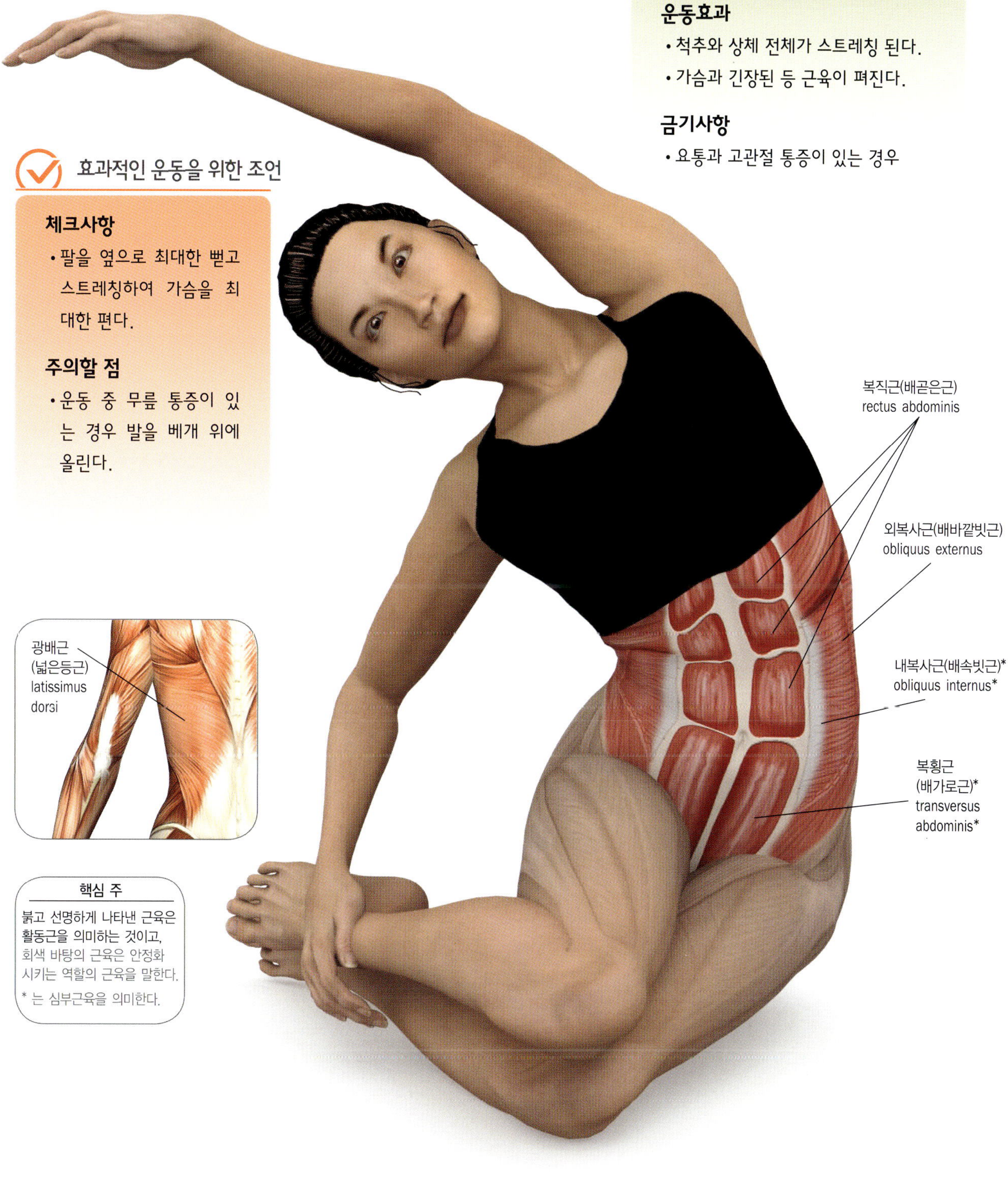

핵심 주

붉고 선명하게 나타낸 근육은 활동근을 의미하는 것이고, 회색 바탕의 근육은 안정화 시키는 역할의 근육을 말한다.

* 는 심부근육을 의미한다.

Intermediate

Swimming

수영 자세는 몸 전체 근육을 이용하는 수영과 비슷한 운동이다. 매트를 이용하여 팔과 다리의 근육을 이완시키고 최대한 스트레칭하여 안정성을 유지한다. 또한 어깨와 머리를 매트에서 들어 올려 척추를 신장시킨다.

주 타겟 근육

- 대둔근(gluteus maximus)
- 상완이두근(biceps brachii)
- 요방형근(quadratus lumborum)
- 능형근(rhomboideus)
- 광배근(latissimus dorsi)
- 척주기립근(erector spinae)

❶ 바닥에 엎드려 누워 다리를 골반 너비로 벌린 자세에서 시작한다. 팔을 귀 옆에 두어 스트레칭하고 배꼽(아랫배)을 척추쪽으로 당기고 숨을 깊게 들이마신다.

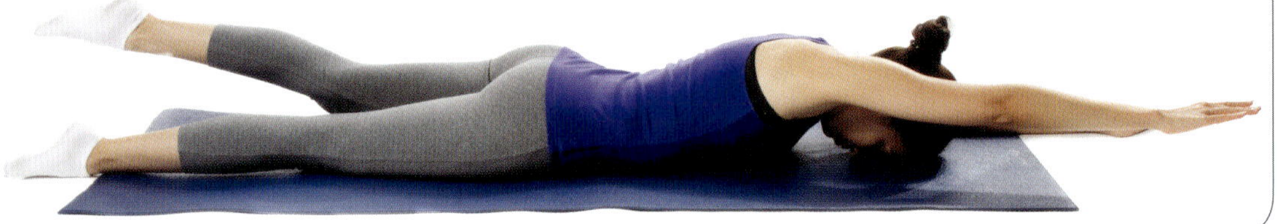

❷ 숨을 내쉬고 한쪽 팔과 반대쪽 다리를 동시에 들어 올려 허리 위쪽을 신전시킨다. 이때 어깨가 바닥에서 들어 올려져야 한다.

❸ 숨을 들이쉬고 팔과 다리를 스트레칭된 상태를 유지하면서 천천히 바닥으로 내려 시작 자세로 되돌아온다.

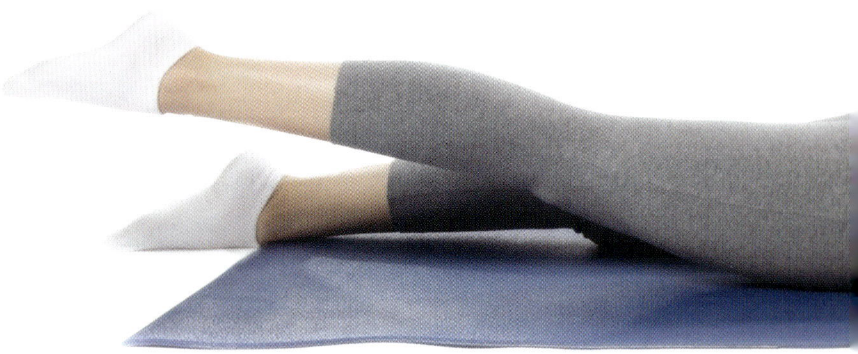

Quick Guide

목표부위
- 척추 신전근
- 고관절 신전근

운동효과
- 고관절과 척추 신전근 강화
- 회전 동작에 대한 척추의 안정성 향상

금기사항
- 요통
- 척추의 과 후만(extreme kyphosis)
- 척추전만증(Lordosis)

효과적인 운동을 위한 조언

체크사항

- 운동 중 최대한 길게 다리를 뻗는다.
- 운동 과정에서 배꼽(아랫배)을 척추 쪽으로 당기고 고관절 상태를 유지한다.
- 목을 이완시킨다.

주의할 점

- 운동 중 귀와 어깨가 멀어진 상태에서 움직인다.

핵심 주

붉고 선명하게 나타낸 근육은 활동근을 의미하는 것이고, 회색 바탕의 근육은 안정화시키는 역할의 근육을 말한다.

* 는 심부근육을 의미한다.

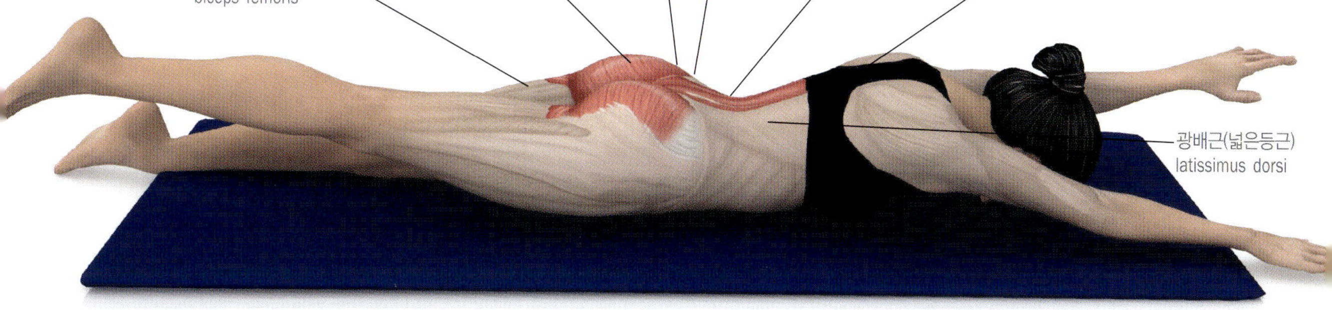

❹ 숨을 내쉬고 반대쪽 팔과 다리를 바닥에서 들어 올려 뻗는다.

❺ 숨을 들이쉬고 팔과 다리를 뻗은 상태를 유지하면서 시작 자세로 되돌아온다. 이 동작을 6~8회 반복 시행한다.

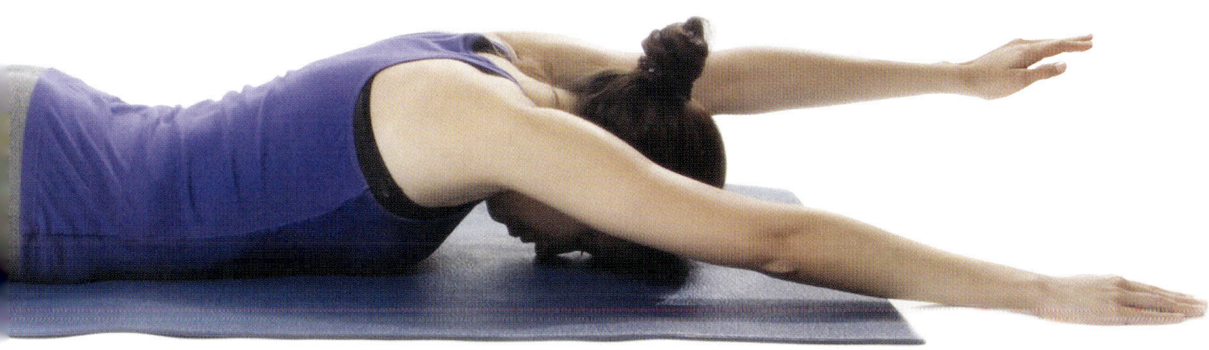

Intermediate

Side Bend I

사이드 밴드 I은 코어근육을 강화시키고 척추의 유연성을 향상시키는 필라테스 동작이다. 운동 과정에서 팔과 어깨에 힘을 주어 허리부터 엉덩이까지 일직선을 유지한다.

효과적인 운동을 위한 조언

체크사항

- 상체로 무게중심을 두도록 엉덩이를 높게 들어 올린다.
- 팔과 다리를 최대한 길게 뻗는다.

주의할 점

- 어깨가 관절안으로 묻히거나 귀쪽으로 들어 올려지지 않고 반듯하게 펴져야 한다.

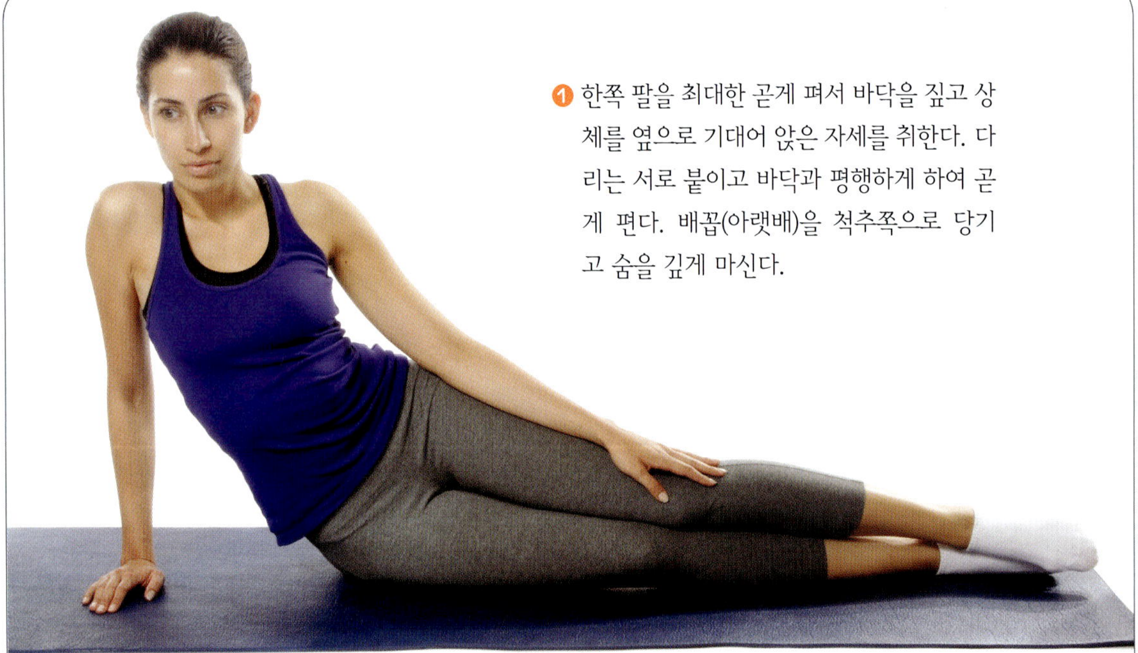

① 한쪽 팔을 최대한 곧게 펴서 바닥을 짚고 상체를 옆으로 기대어 앉은 자세를 취한다. 다리는 서로 붙이고 바닥과 평행하게 하여 곧게 편다. 배꼽(아랫배)을 척추쪽으로 당기고 숨을 깊게 마신다.

Quick Guide

목표부위

- 다리 내외전근
- 광배근
- 흉근

운동효과

- 견갑대의 지지로 척추를 중립으로 안정하게 한다.

금기사항

- 손상된 회전근개
- 목에 질환이 있는 경우

주 타깃 근육

- 대내전근(adductor magnus)
- 광배근(latissimus dorsi)
- 대흉근(pectoralis major)
- 소흉근(pectoralis minor)
- 상완삼두근(triceps brachii)
- 외복사근(obliquus externus)
- 내복사근(obliquus internus)
- 중둔근(gluteus medius)

❷ 숨을 내쉬고 팔에 힘을 주어 엉덩이를 바닥에서 들어 올린다. 이때 머리와 뒤꿈치는 일선상에 놓여야 한다. 숨을 마시고 천천히 시작 자세로 되돌아온다. 다리와 엉덩이에 힘을 준 상태를 유지하며 이 동작을 5~6회 반복 시행한다.

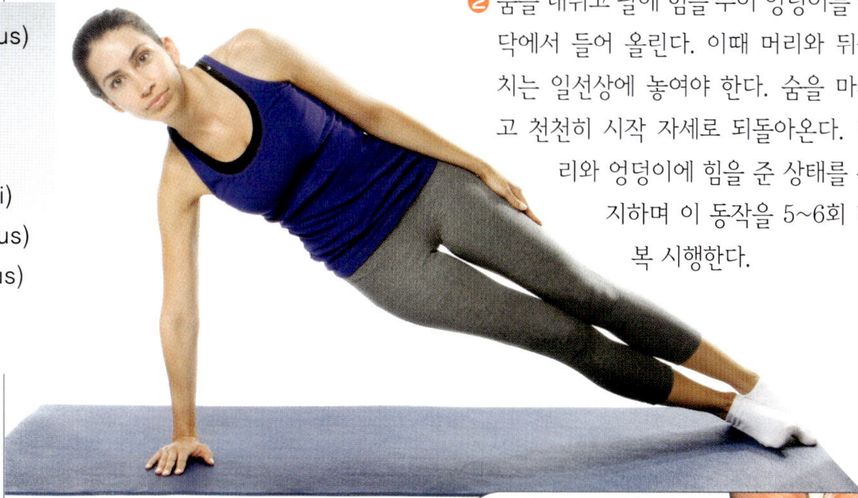

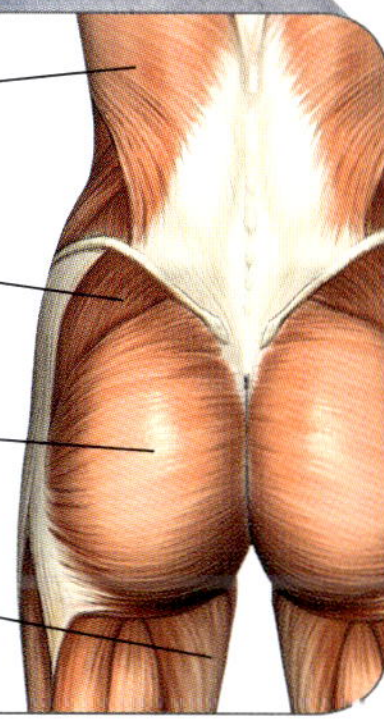

핵심 주

붉고 선명하게 나타낸 근육은 활동근을 의미하는 것이고, 회색 바탕의 근육은 안정화시키는 역할의 근육을 말한다.

* 는 심부근육을 의미한다.

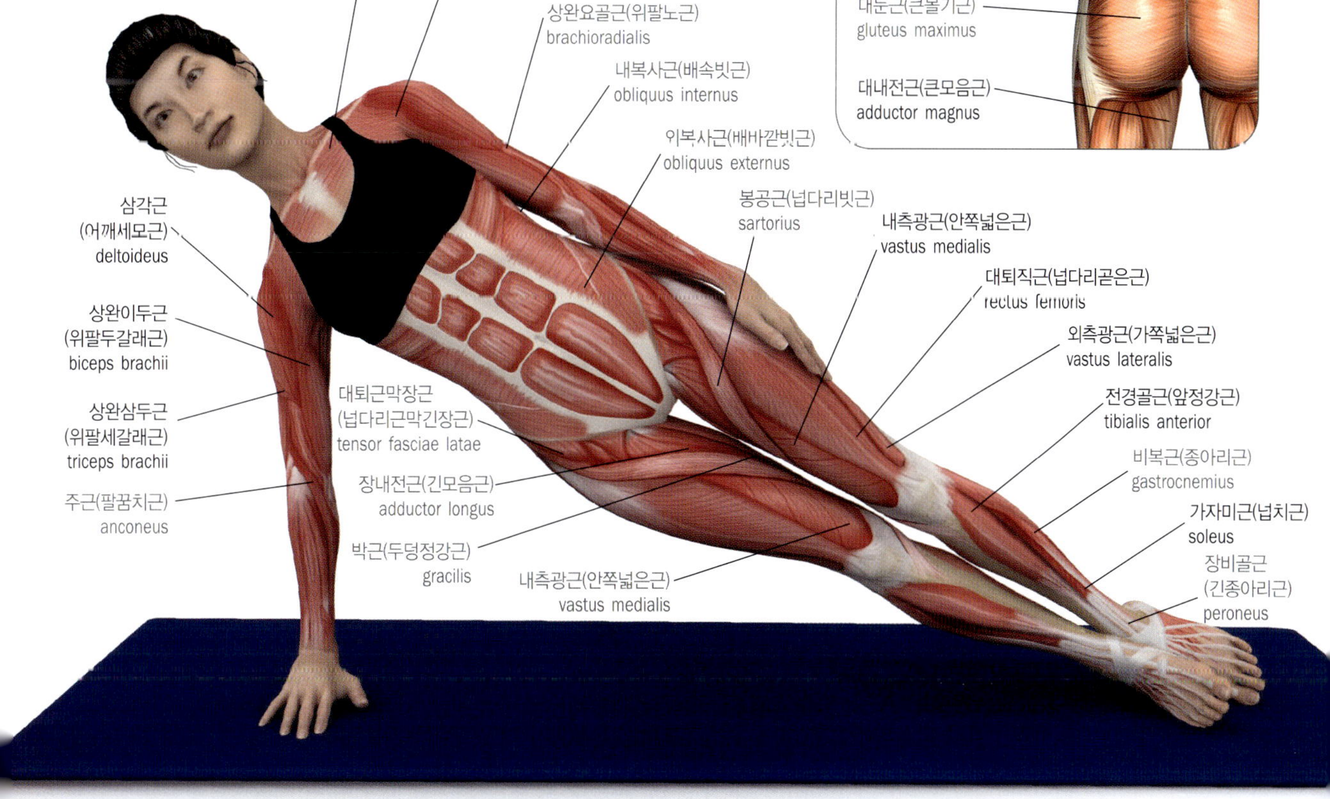

Intermediate

Bridge II

브릿지 II 운동은 복부 근육과 햄스트링을 강화시키는 효과적인 필라테스의 전형적인 동작이다. 이 운동의 동작을 완전하게 구사시키기 위해서는 상체와 등 근육이 필요하고 하지의 유연성을 위해서는 엉덩이 근육의 안정성이 절대적인 핵심 요소가 된다.

효과적인 운동을 위한 조언

체크사항

- 운동 과정에서 엉덩이와 몸의 안정성을 유지하며 브릿지 자세에선 손을 엉덩이 아래에 두어도 된다.
- 엉덩이는 바닥에 견고하게 고정하고 배는 힘을 준 상태를 유지해야 한다.

주의할 점

- 엉덩이가 아래로 떨어지지 않아야 하며 흉곽의 안정성을 유지해야 한다.

❶ 바닥에 바로 누운 자세에서 두 무릎은 굽히고, 발바닥은 바닥에 편평하게 잘 고정시켜 둔다. 숨을 들이쉰다.

❷ 숨을 내쉬고 엉덩이와 척추를 바닥에서 들어 올려 무릎과 어깨가 일선 상에 놓이도록 한다. 발뒤꿈치에 무게중심을 둔다.

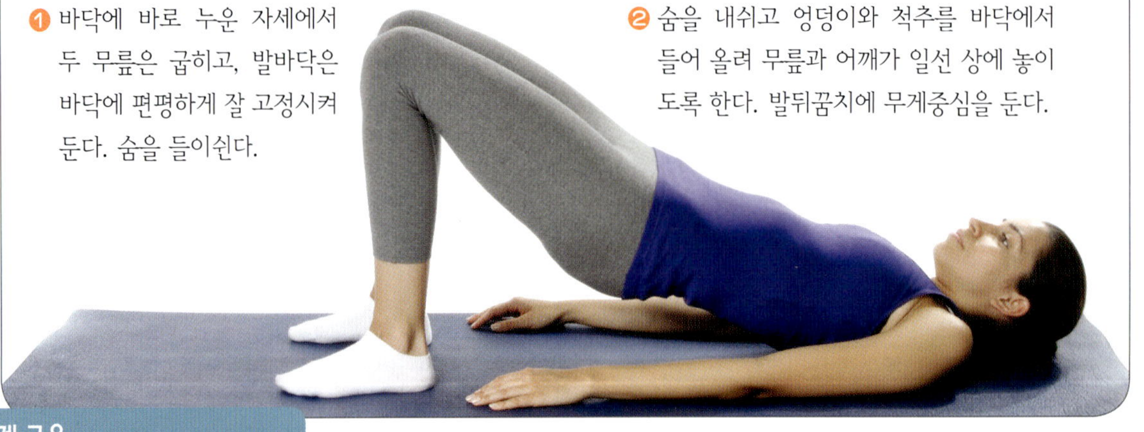

주 타겟 근육

- 중둔근(gluteus medius)
- 대둔근(gluteus maximus)
- 복직근(rectus abdominis)
- 복횡근(transversus abdominis)
- 요방형근(quadratus lumborum)
- 반건양근(semitendinosus)
- 반막양근(semimembranosus)
- 대퇴이두근(biceps femoris)
- 장요근(iliopsoas)
- 대퇴직근(rectus femoris)
- 봉공근(sartorius)
- 대퇴근막장근(tensor fasciae latae)
- 치골근(pectineus)
- 장내전근(adductor longus)
- 단내전근(adductor brevis)
- 박근(gracilis)

❸ 숨을 들이쉬고 한쪽 무릎을 가슴 쪽으로 들어 올린다.

❹ 숨을 내쉬면서 발끝을 주시하며 발끝이 바닥에 닿을 때까지 다리를 천천히 내린다. 이 때 골반은 바닥에서부터 들어 올려져 있어야 한다.

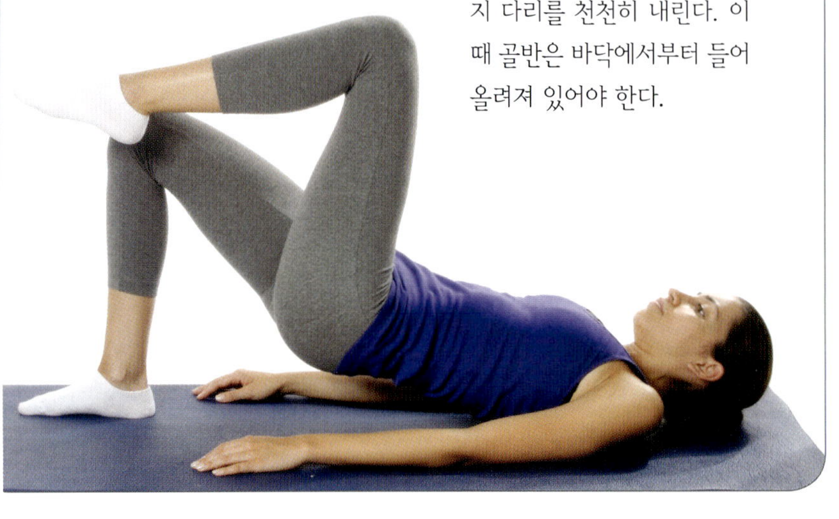

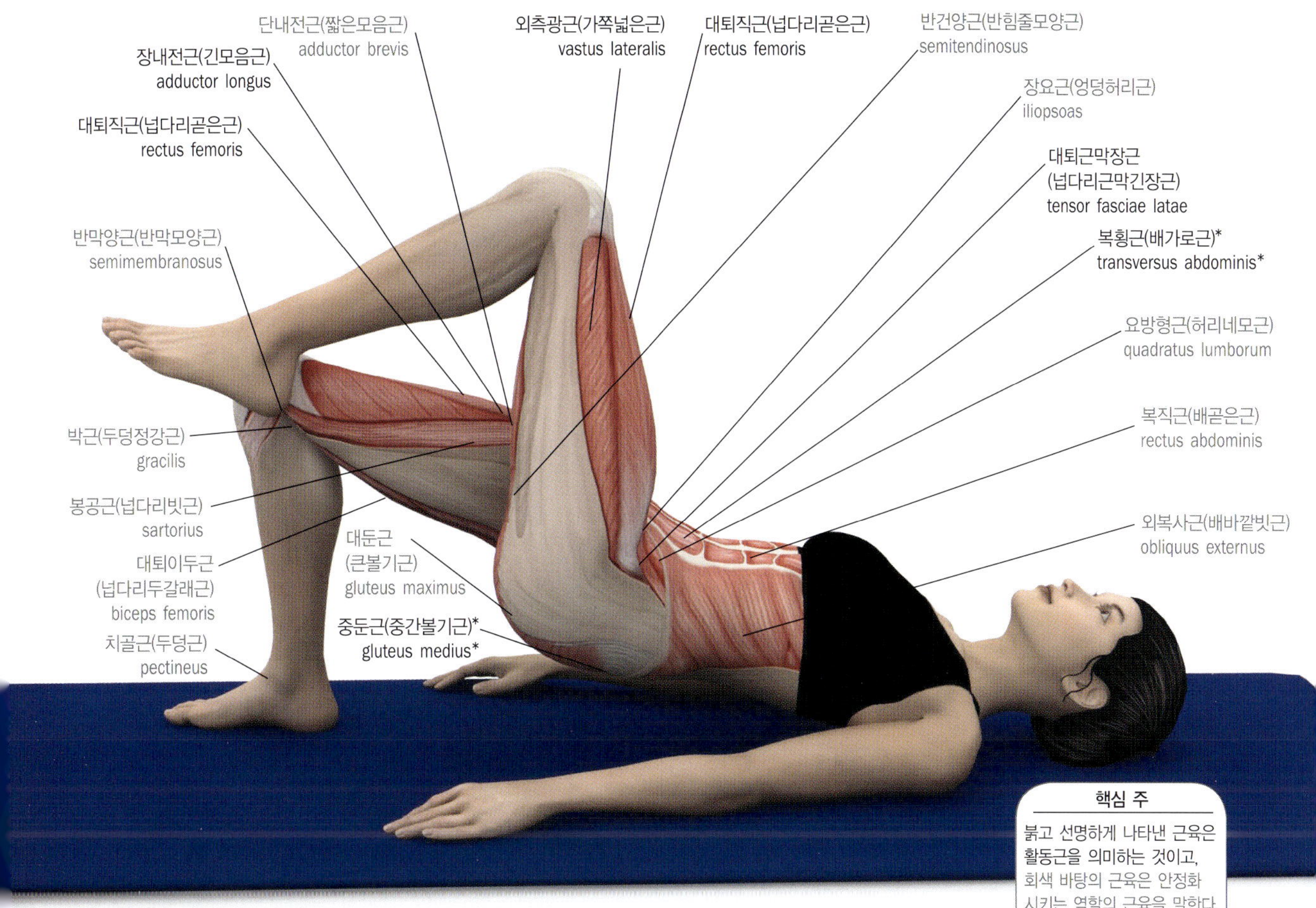

핵심 주

붉고 선명하게 나타낸 근육은 활동근을 의미하는 것이고, 회색 바탕의 근육은 안정화 시키는 역할의 근육을 말한다.

* 는 심부근육을 의미한다.

⑤ 숨을 들이쉬고 같은 무릎을 다시 가슴 쪽을 들어 올린다. 이 동작을 4~5회 반복 시행한다.

⑥ 다리를 바닥으로 천천히 내린 뒤 반대쪽 다리를 들어 올린다. 이 동작을 4~5회 반복 시행한다.

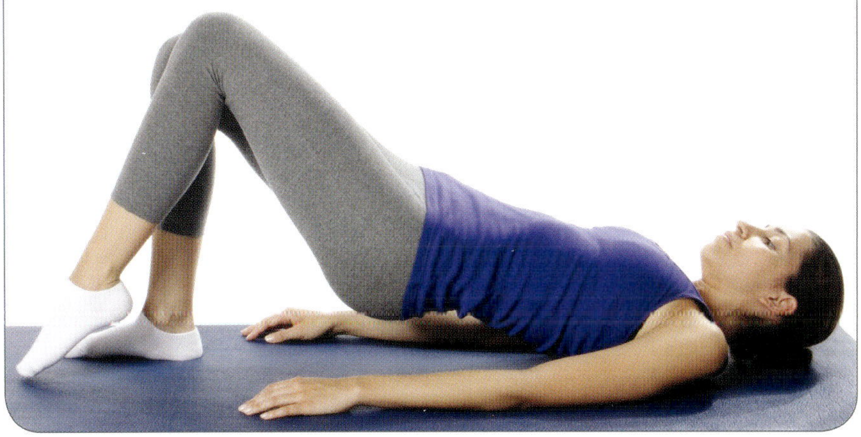

Quick Guide

목표부위

- 고관절 신전근

운동효과

- 골반과 척추 안정성 증가
- 고관절 굴곡근 지구력 증가

금기사항

- 손싱된 목 부위
- 손상된 무릎

I n t e r m e d i a t e

Neck Pull

롤업 자세를 업그레이드한 이 운동은 복부 근육을 강화시키며 상체를 C자형으로 천천히 들어 올린 후 시작 자세로 되돌아가는 동작이다.

효과적인 운동을 위한 조언

체크사항

- 척추 분절의 움직임이 일어나는 전 운동 과정 동안 복부에 집중한다. 이 운동은 롤업하는 것으로써 천천히 진행하도록 한다.
- 목을 최대한 길게 완화한다.

주의할 점

- 제목이 목당기기임에도 불구하고 목은 당기지 않고 중립 상태를 유지해야 한다.

❶ 바닥에 등을 대고 바르게 누운 자세에서 깍지낀 손을 머리 뒤에 두고 다리는 최대한 곧게 뻗는다.

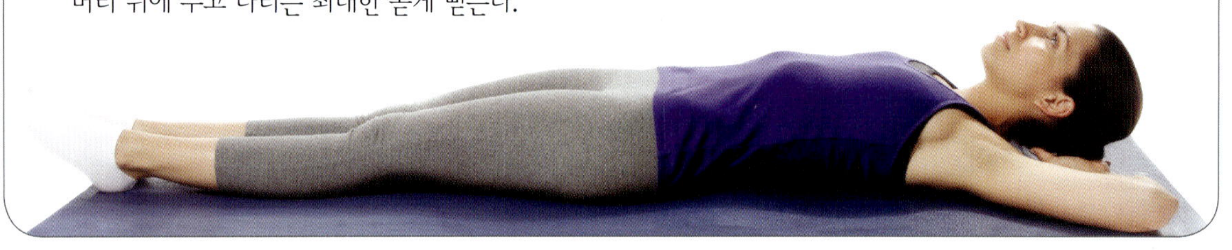

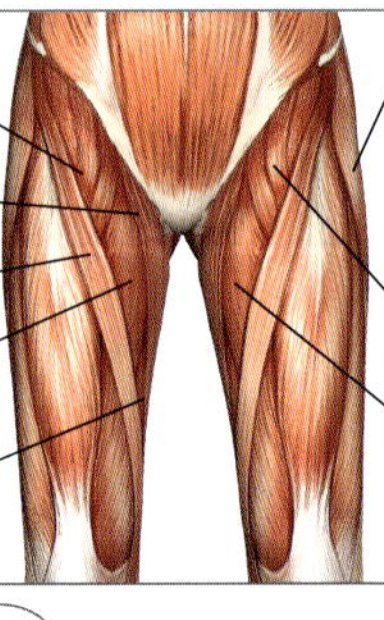

❷ 숨을 들이쉬고 복근에 힘을 주어 어깨와 머리를 바닥에서 들어 올린다.

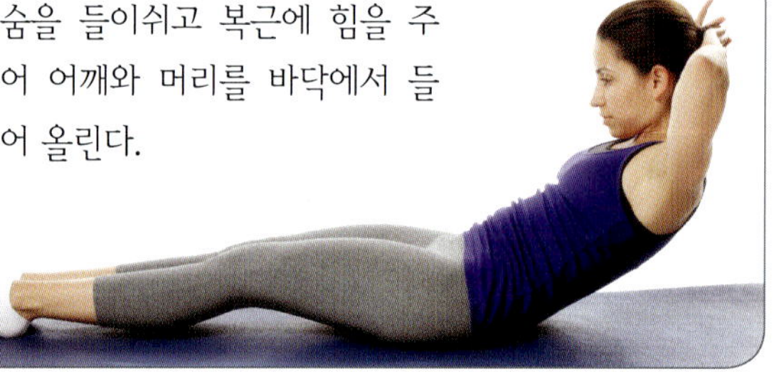

핵심 주

붉고 선명하게 나타낸 근육은 활동근을 의미하는 것이고, 회색 바탕의 근육은 안정화시키는 역할의 근육을 말한다.

* 는 심부근육을 의미한다.

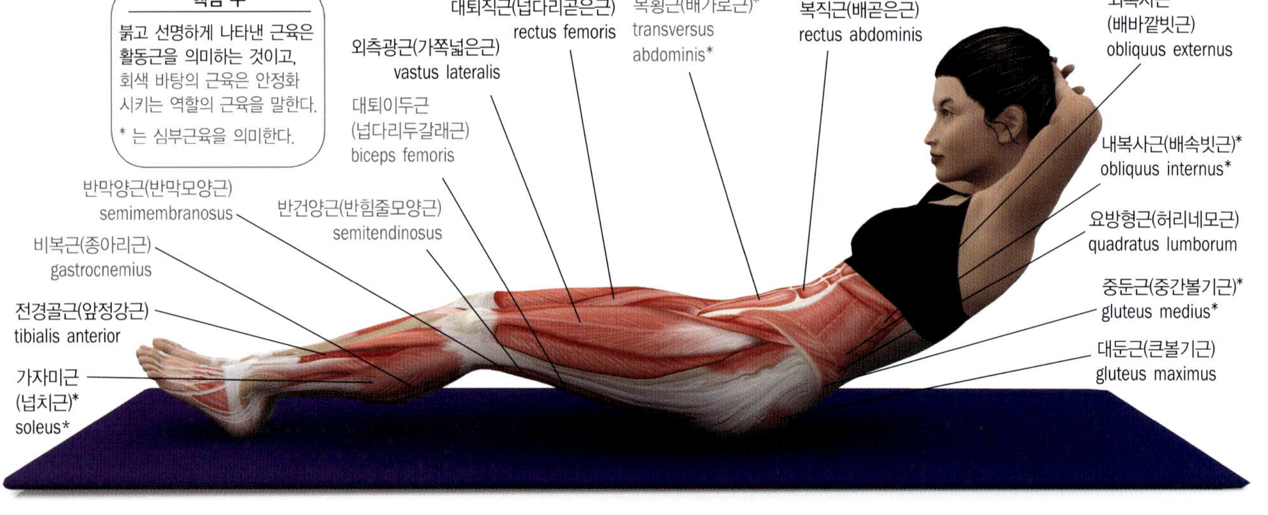

주 타겟 근육

- 대둔근(gluteus maximus)
- 중둔근(gluteus medius)
- 복직근(rectus abdominis)
- 복횡근(transversus abdominis)
- 요방형근(quadratus lumborum)
- 반건양근(semitendinosus)
- 반막양근(semimembranosus)
- 대퇴이두근(biceps femoris)
- 장요근(iliopsoas)
- 대퇴직근(rectus femoris)
- 봉공근(sartorius)
- 대퇴근막장근(tensor fasciae latae)
- 치골근(pectineus)
- 장내전근(adductor longus)
- 단내전근(adductor brevis)
- 박근(gracilis)

❸ 숨을 내쉬고 배꼽(아랫배)을 척추 쪽으로 당기고 머리는 바닥 쪽으로 천천히 숙인다. 상체를 바닥에서 들어 올려 각 척추를 움직이면서 등을 C자 모양으로 둥글게 한다.

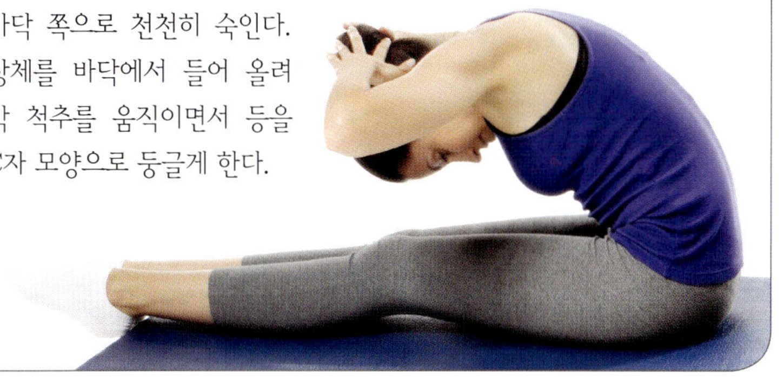

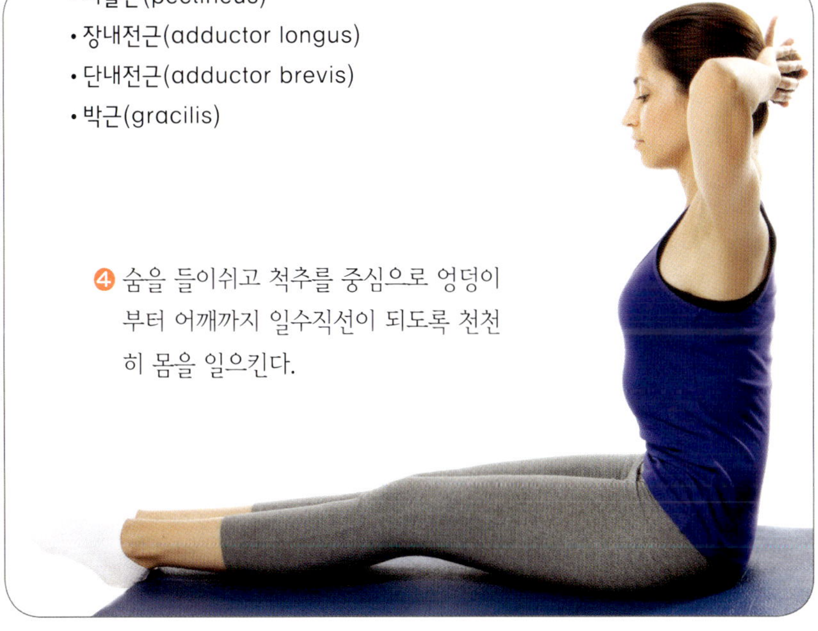

❹ 숨을 들이쉬고 척추를 중심으로 엉덩이부터 어깨까지 일수직선이 되도록 천천히 몸을 일으킨다.

Quick Guide

목표부위
- 복부 근육

운동효과
- 척추의 굴곡 동작 향상
- 복근 강화

금기사항
- 목에 질환이 있는 경우
- 추간판탈출증 (척추 디스크 병변)이 있는 경우

❺ 숨을 내쉬고 복부를 둥글게 유지하며 롤다운하여 천천히 시작 자세로 되돌아온다. 이 자세를 4~6회 반복 시행한다.

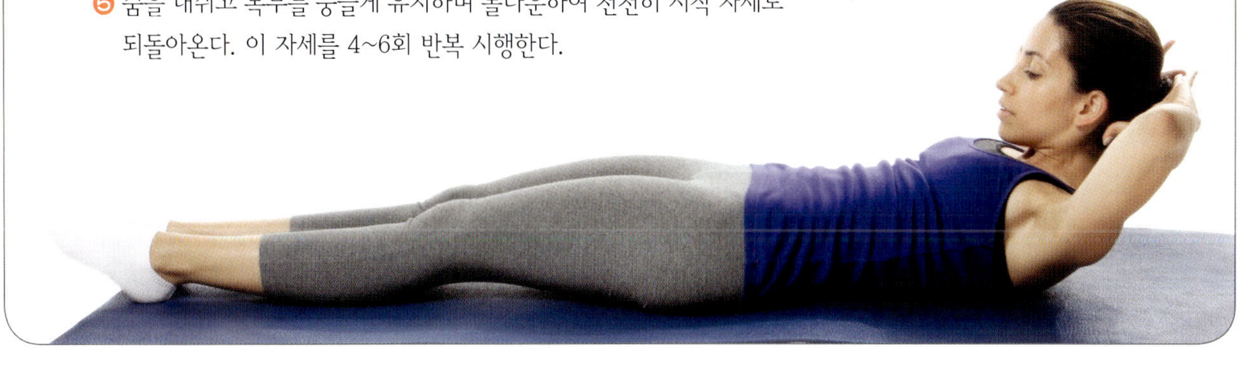

Intermediate

Hundred II

헌드레드 운동 I을 업그레이드한 이 운동은 지구력과 호흡을 향상시키며 운동을 하기 전 복근에 힘을 주어 몸을 견고하게 고정시켜야 한다.

주 타겟 근육

- 복직근(rectus abdominis)
- 대둔근(gluteus maximus)
- 삼각근(deltoideus)
- 상완이두근(biceps brachii)
- 상완삼두근(triceps brachii)
- 수지신근(extensor digitorum)
- 흉쇄유돌근(sternocleido mastoideus)

❶ 바닥에 등을 대고 바르게 누워 팔을 몸 옆으로 곧게 뻗어 들어 올린 자세에서 시작한다. 다리는 서로 붙인 상태에서 무릎과 고관절을 각 90도로 굽혀 들어 올린 자세를 취한다.

❷ 숨을 마시고 팔을 이완시키며 복부에 힘을 주어 머리, 목, 어깨를 바닥으로부터 들어 올린다.

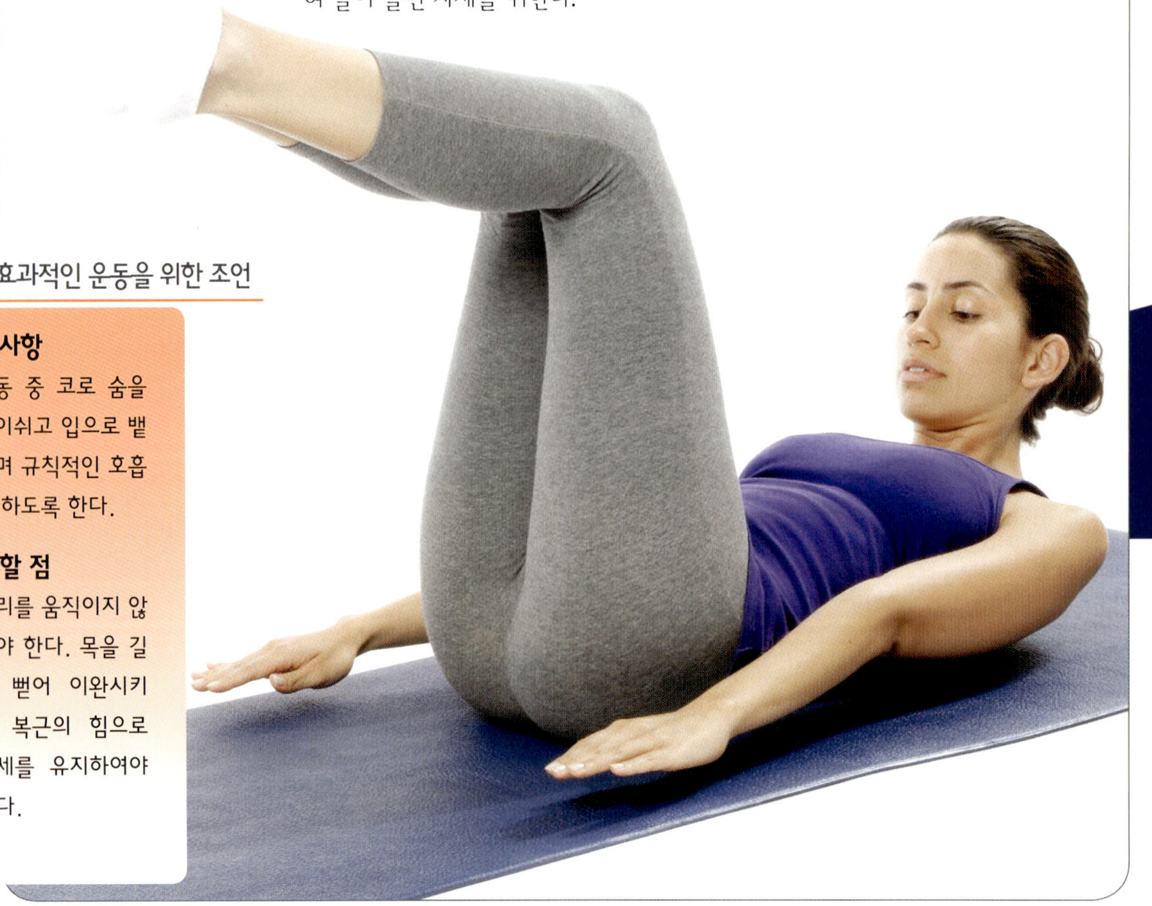

효과적인 운동을 위한 조언

체크사항

- 운동 중 코로 숨을 들이쉬고 입으로 뱉으며 규칙적인 호흡을 하도록 한다.

주의할 점

- 머리를 움직이지 않아야 한다. 목을 길게 뻗어 이완시키되 복근의 힘으로 자세를 유지하여야 한다.

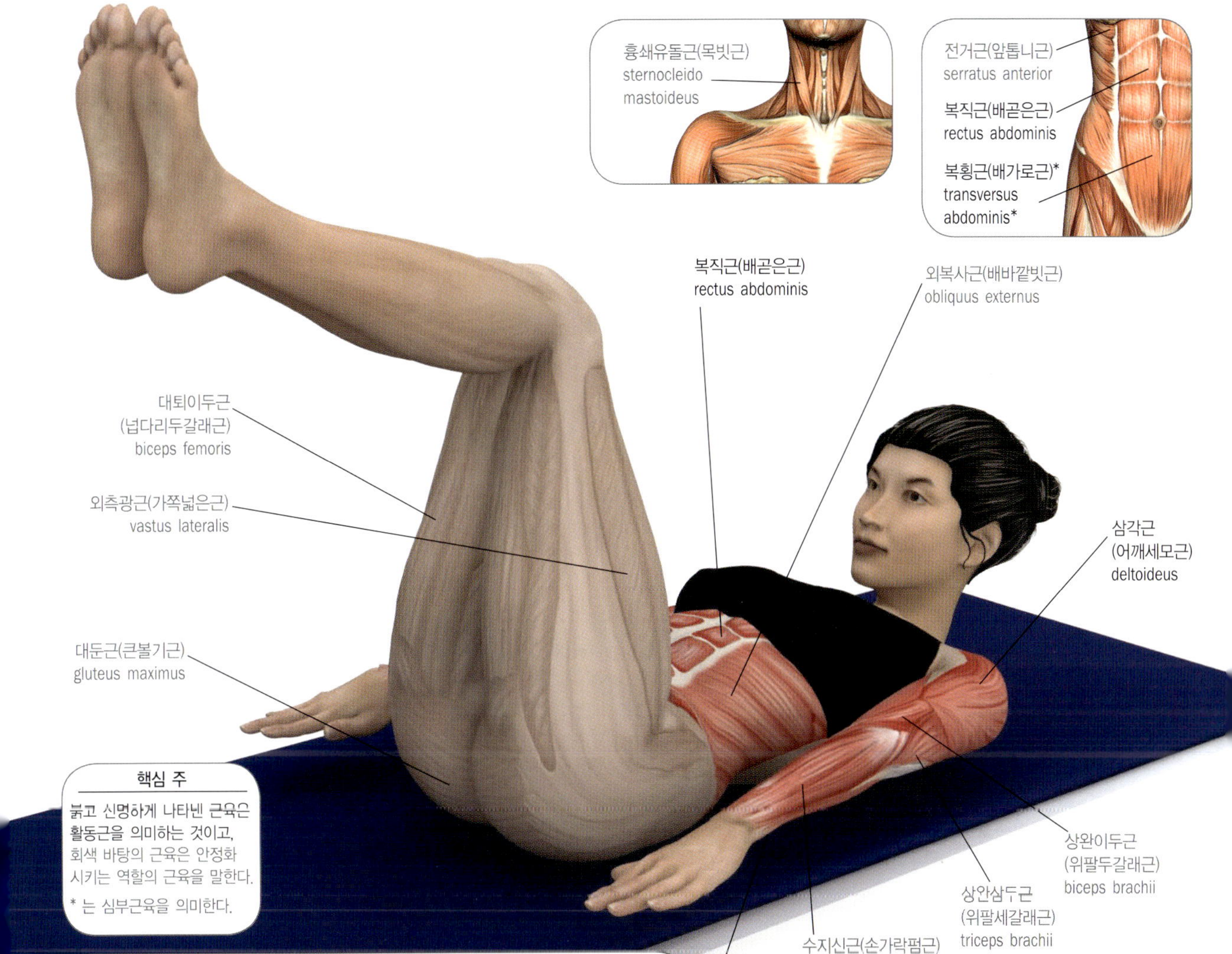

핵심 주

붉고 신명하게 나타넨 근육은 활동근을 의미하는 것이고, 회색 바탕의 근육은 안정화 시키는 역할의 근육을 말한다.
* 는 심부근육을 의미한다.

❸ 숨을 내쉬고 복근을 수축시켜 다리를 최대한 곧게 뻗은 상태를 유지한 채 팔을 위아래로 5회 흔든다.

❹ 이 자세에서 추가적으로 5회 더 펌핑 동작을 실시 한 후 이 과정을 총 100회 반복 시행한다.

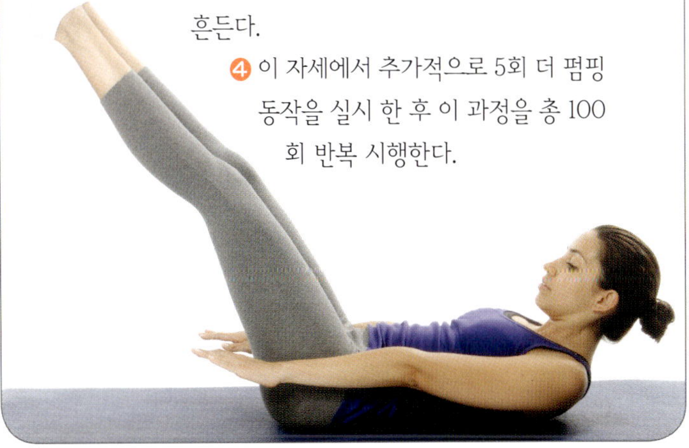

Quick Guide

목표부위
- 복근

운동효과
- 복근의 지구력 향상

금기사항
- 요통
- 목에 질환이 있는 경우

Intermediate

중급 연속동작 샘플

아래의 동작들은 초급장에서 배운 것을 발전시키고 기술과 동작을 통합시킨 것이다. 동작을 수행함에 있어 부상을 입지 않고 또 많은 효과를 얻기 위해서는 이 동작들을 정확하게 구사할 수 있어야 한다. 각 동작들을 4~6회 반복 시행한다. 동작 시 호흡 신호를 따르도록 한다. 적절한 근육 형성뿐만 아니라 동작을 자연스럽게 하기 위한 것이다. 유연성과 근육 이완을 위해서 각 동작 이후 스트

코어근육 단련 I

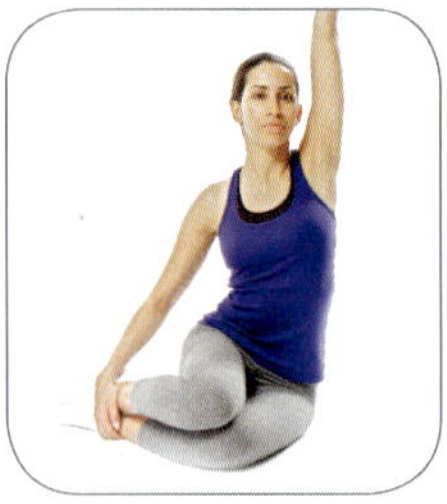
Mermaid

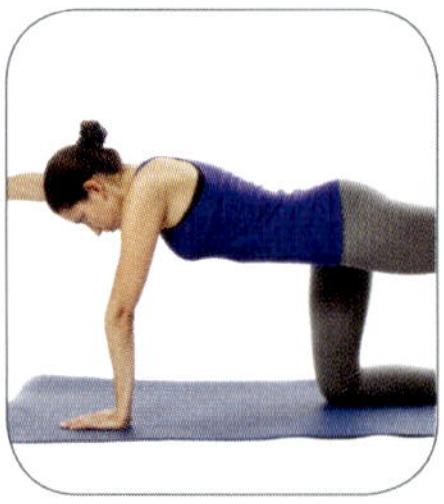
Plank with Leg Lift

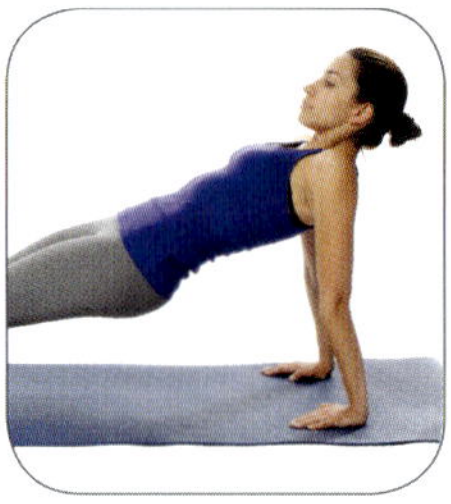
Leg Pull-back

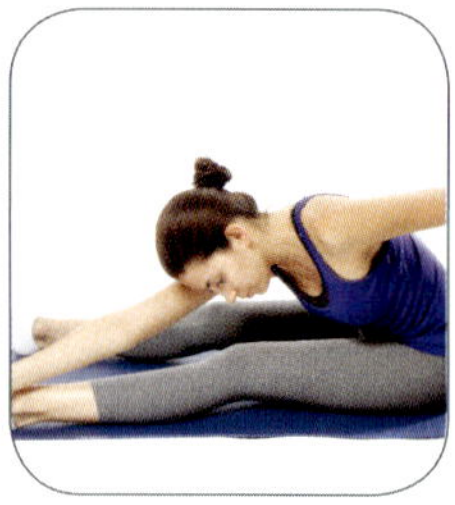
Saw

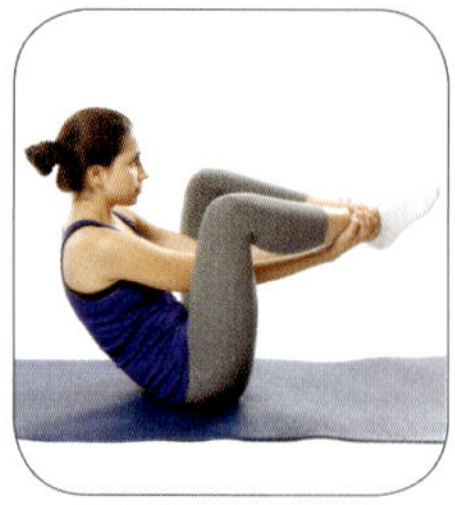
Seal

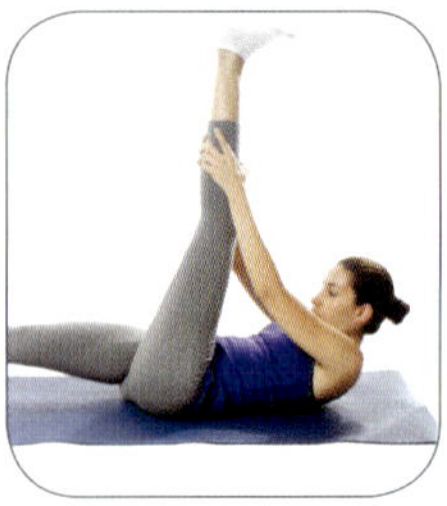
Scissors

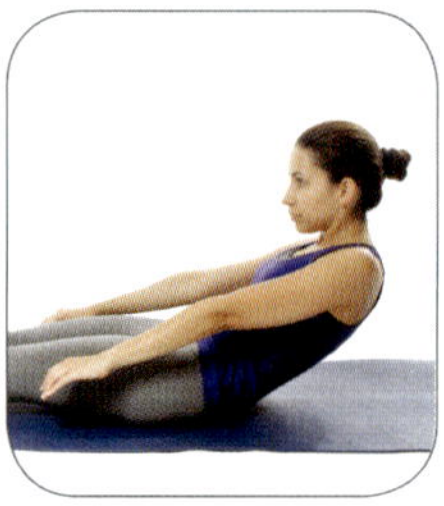
Roll-up

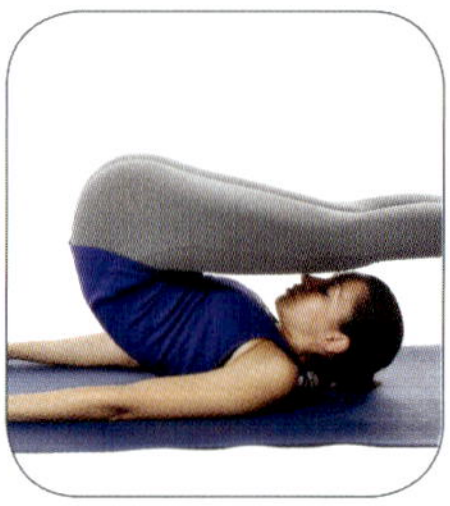
Rollover

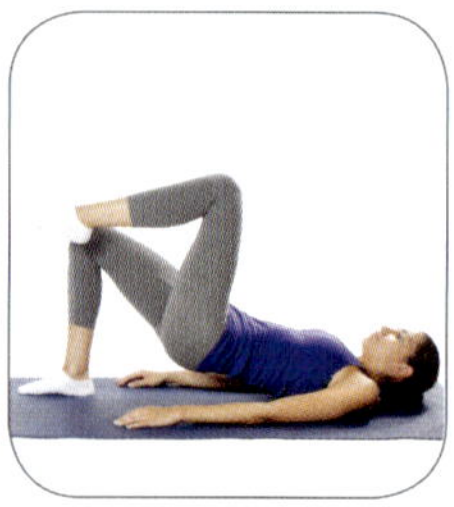
Bridge II

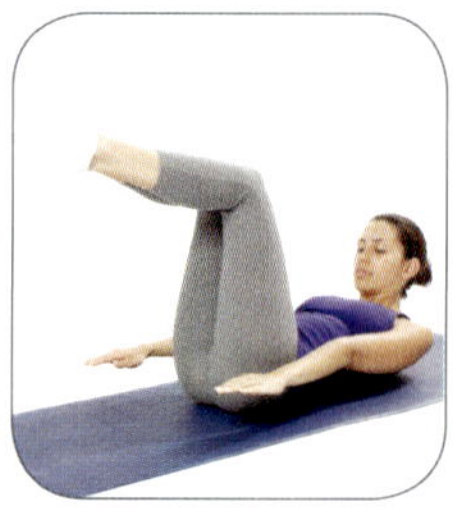
Hundred II

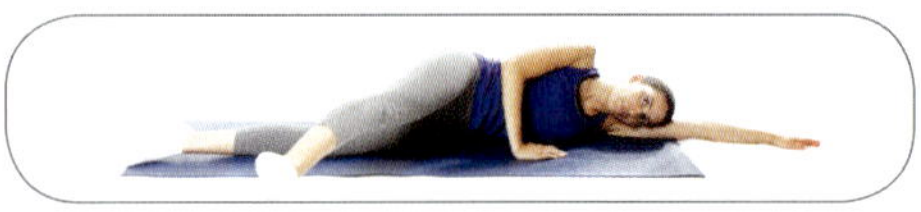
Side Kick II

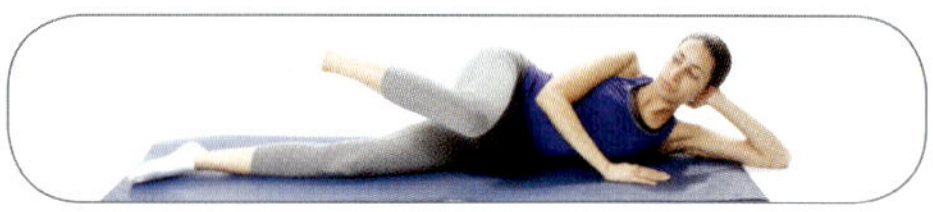
Bicycle Kick

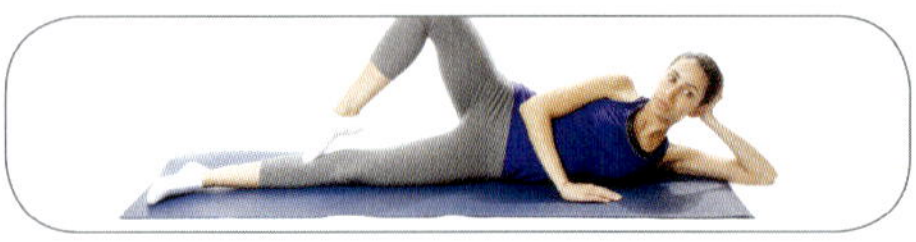
Side Passé

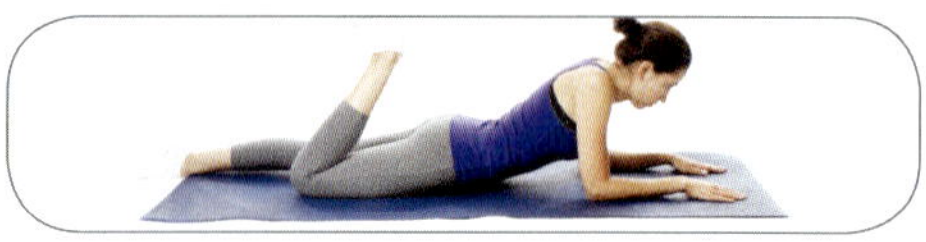
Single-leg Kick

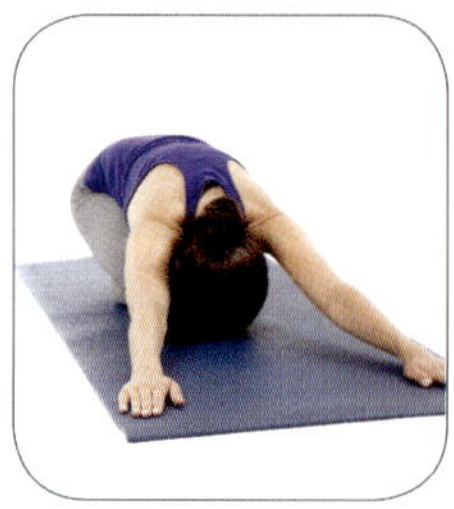
Child's Pose

스트레칭

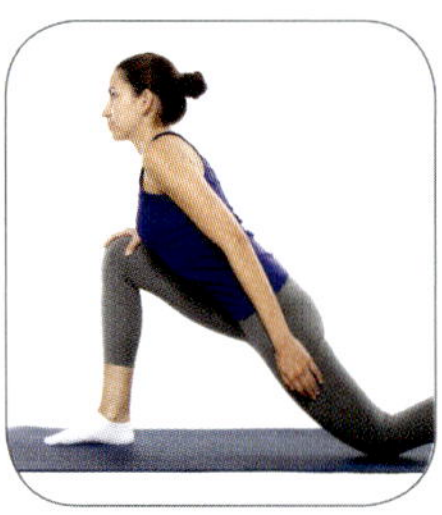
Hip Flexor Stretch

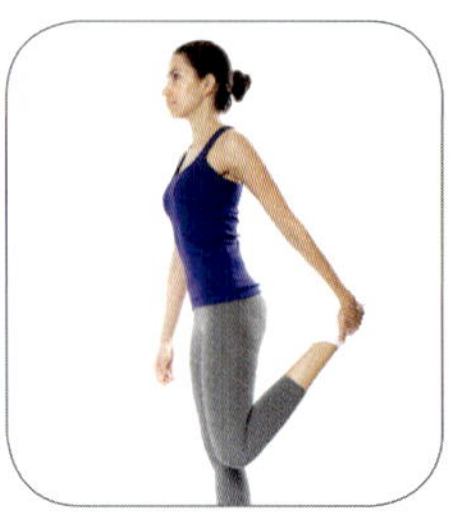
Quadriceps Stretch

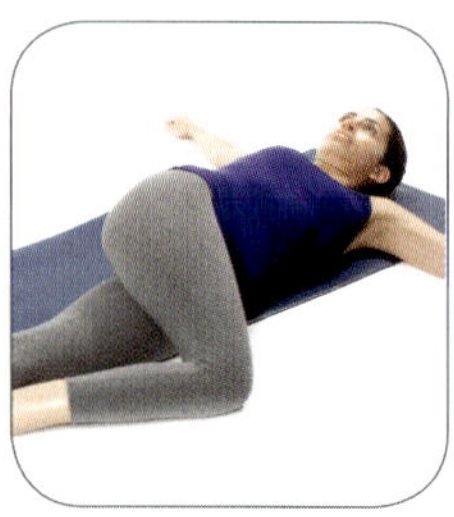
Spine Stretch I

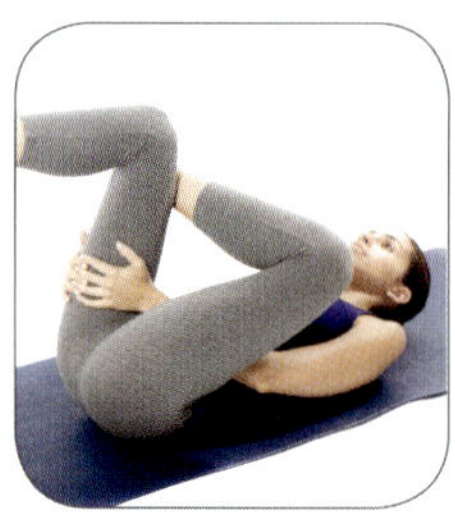
Piriformis Stretch

레칭할 것을 권한다. 중급 동작 시리즈는 척추 굴곡에 초점을 두고 있고 머리는 몇몇 동작에서만 들어 올리고 복근의 활용과 연관이 있다. 만약 목에 통증이 있는 경우라면 이 동작을 시행할 때에 복부로 몸통을 들어 올리도록 숙달을 시켜야 하는데 그 과정에서 목 밑에 타올을 접어 받혀 지지대로 사용하도록 한다.

코어근육 단련 II

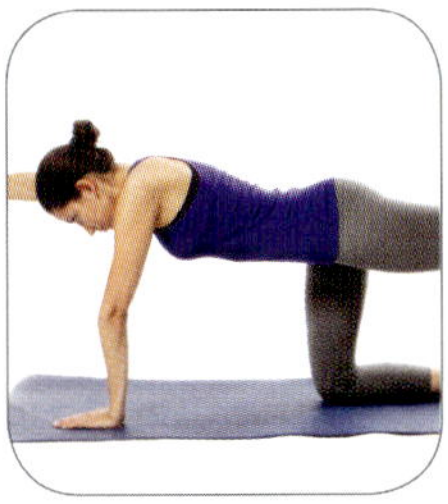
Plank with Leg Lift

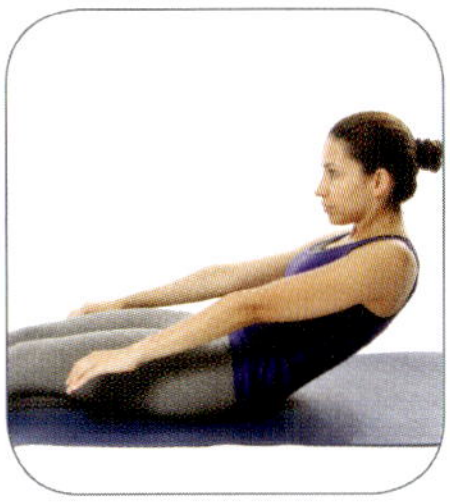
Roll-up

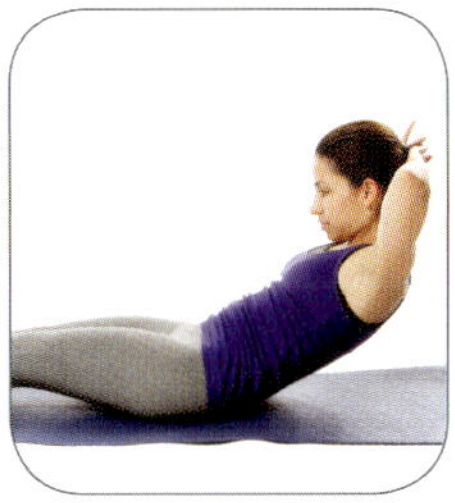
Neck Pull

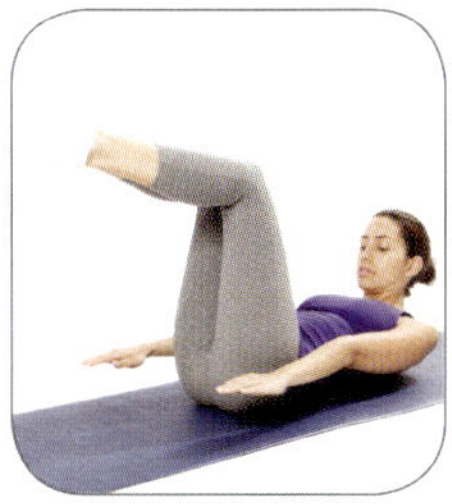
Hundred II

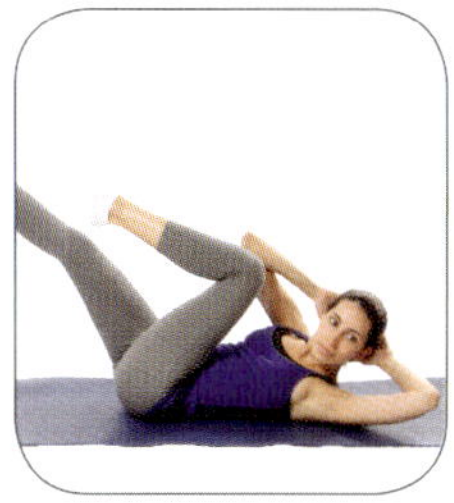
Crisscross

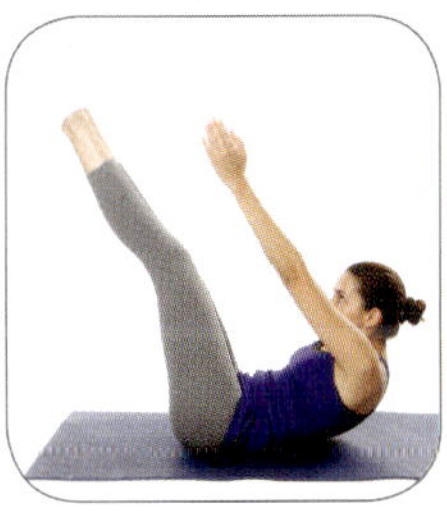
Teaser I

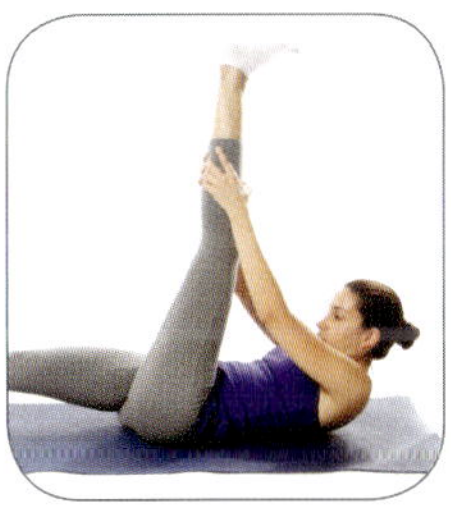
Scissors

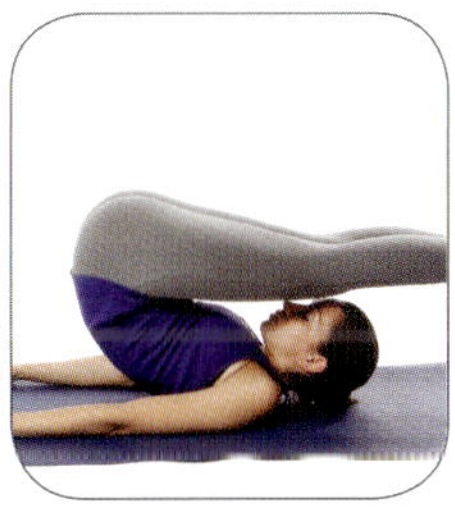
Rollover

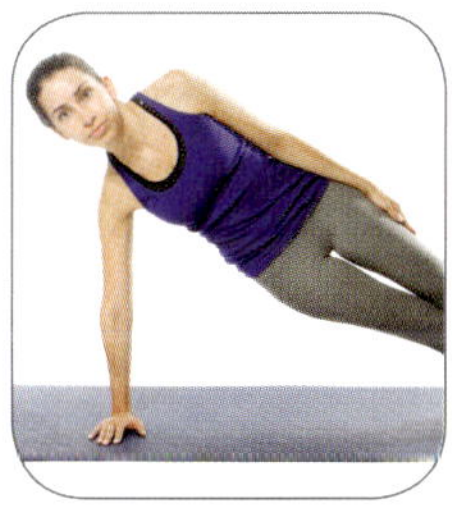
Side Bend I

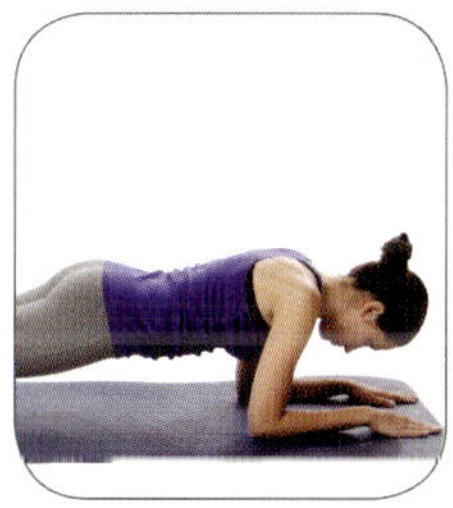
Plank Press-up

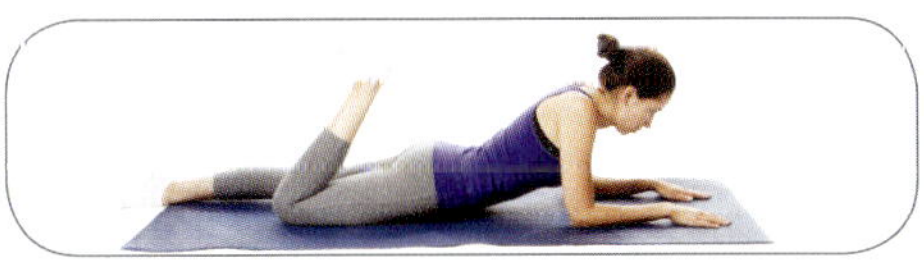
Single-leg Kick

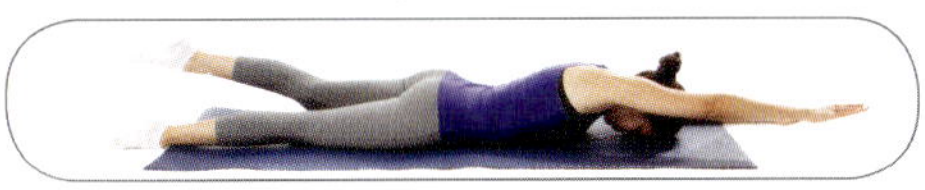
Swimming

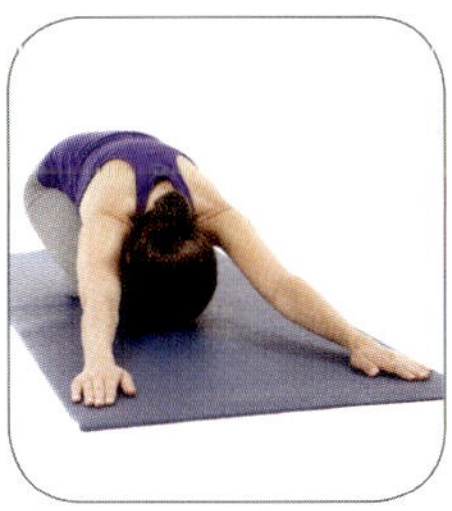
Child's Pose

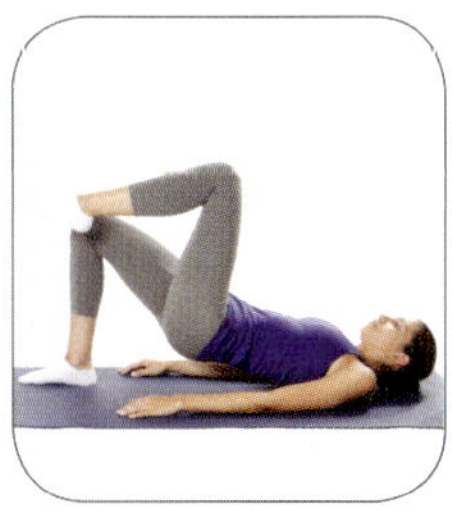
Bridge II

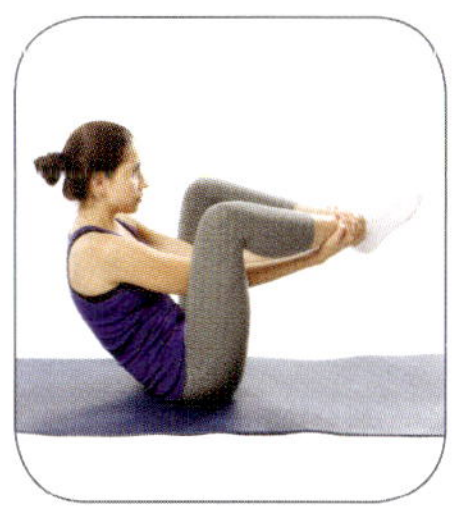
Seal

스트레칭

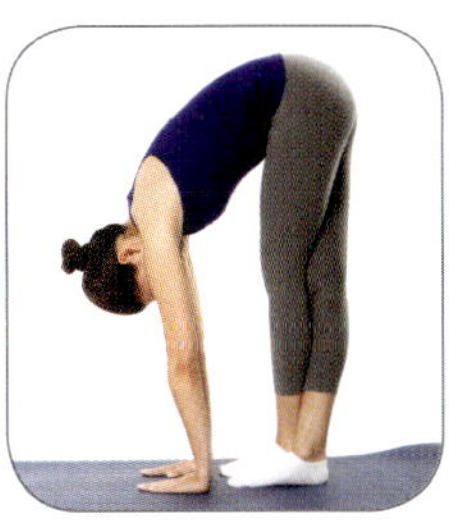
ITB Stretch

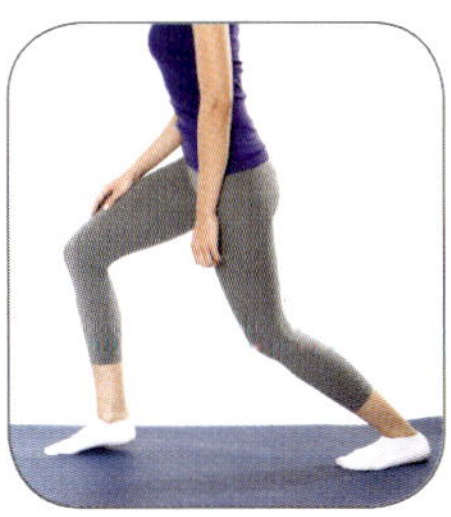
Soleus Stretch

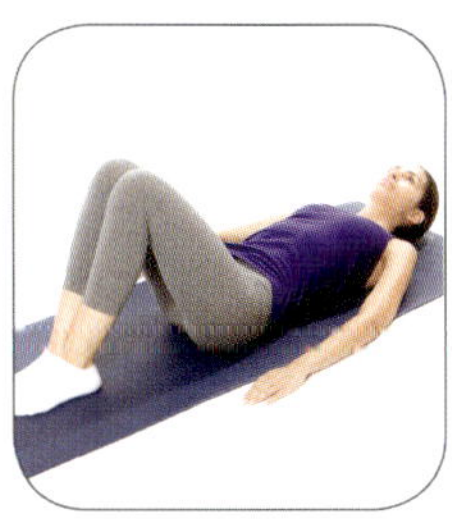
Lumbar Stretch

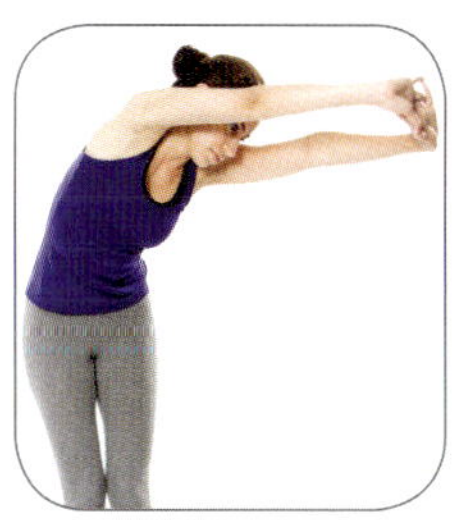
Latissimus Dorsi Stretch

Advanced

Twist

트위스트 운동은 컨트롤과 균형을 중점으로 하면서 전신을 단련시키는 운동이다. 또한 이 운동은 어깨와 복근을 강화시키며, 건강하고 아름다운 몸매를 형성시켜 주는 기능도 가지고 있다.

주 타겟 근육

- 광배근(latissimus dorsi)
- 복직근(rectus abdominis)
- 내복사근(obliquus internus)
- 외복사근(obliquus externus)
- 복횡근(transversus abdominis)
- 단내전근(adductor brevis)
- 장내전근(adductor longus)
- 삼각근(deltoideus)

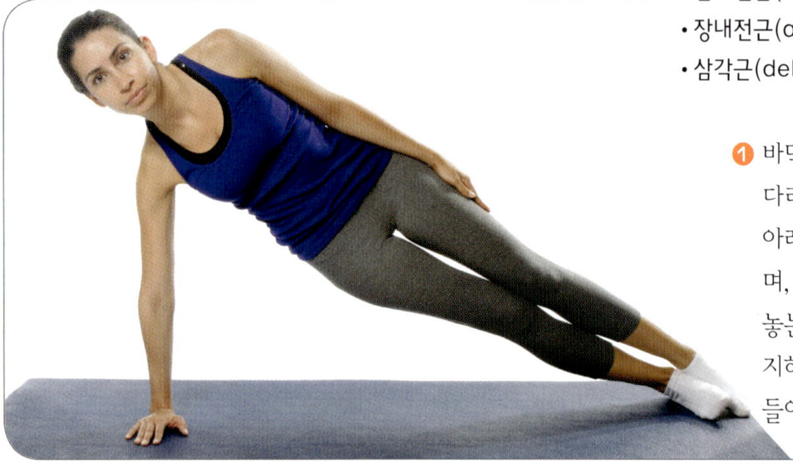

❶ 바닥에 옆으로 누운 상태에서 다리를 최대한 곧게 뻗어 놓고 아래 놓인 발을 다른 발 앞에 두며, 한쪽 팔은 몸 옆에 나란히 놓는다. 반대편 팔은 바닥을 지지하고 그 팔에 힘을 실어 몸을 들어 올린다.

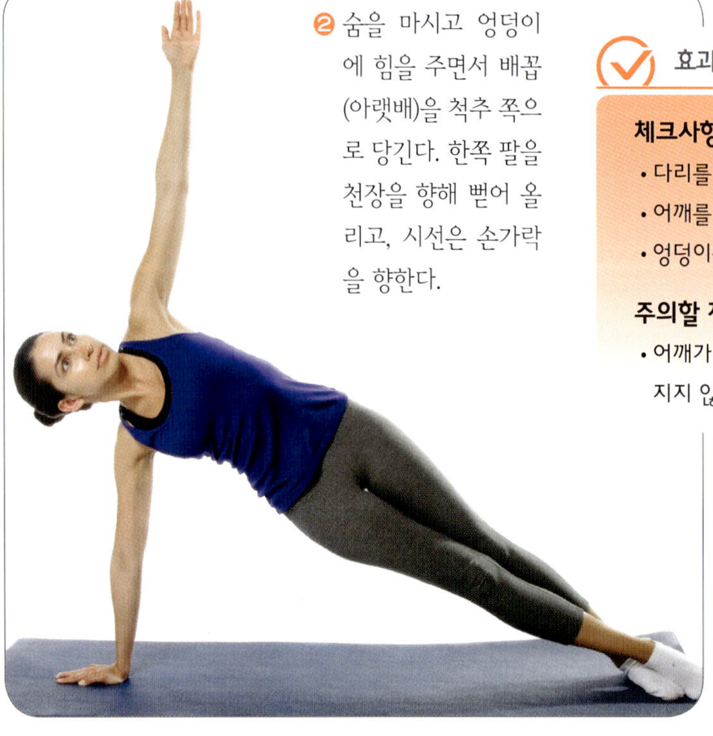

❷ 숨을 마시고 엉덩이에 힘을 주면서 배꼽(아랫배)을 척추 쪽으로 당긴다. 한쪽 팔을 천장을 향해 뻗어 올리고, 시선은 손가락을 향한다.

효과적인 운동을 위한 조언

체크사항

- 다리를 최대한 곧게 뻗는다.
- 어깨를 안정적이게 유지한다.
- 엉덩이를 위로 올려 상체의 무게를 줄인다.

주의할 점

- 어깨가 관절안으로 묻히거나 귀쪽으로 들어 올려지지 않고 반듯하게 펴져야 한다.

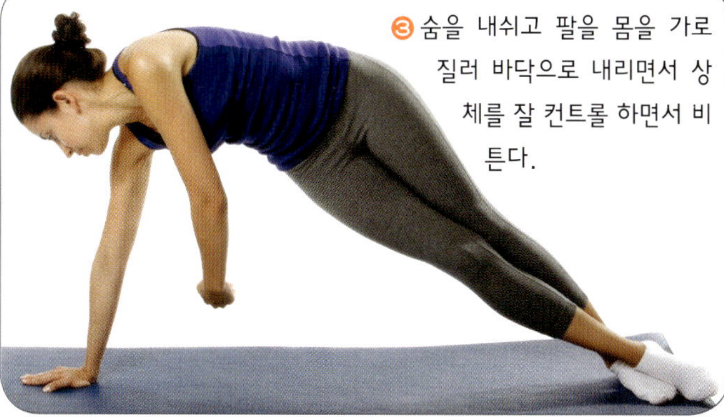

❸ 숨을 내쉬고 팔을 몸을 가로질러 바닥으로 내리면서 상체를 잘 컨트롤 하면서 비튼다.

핵심 주

붉고 선명하게 나타낸 근육은 활동근을 의미하는 것이고, 회색 바탕의 근육은 안정화 시키는 역할의 근육을 말한다.

* 는 심부근육을 의미한다.

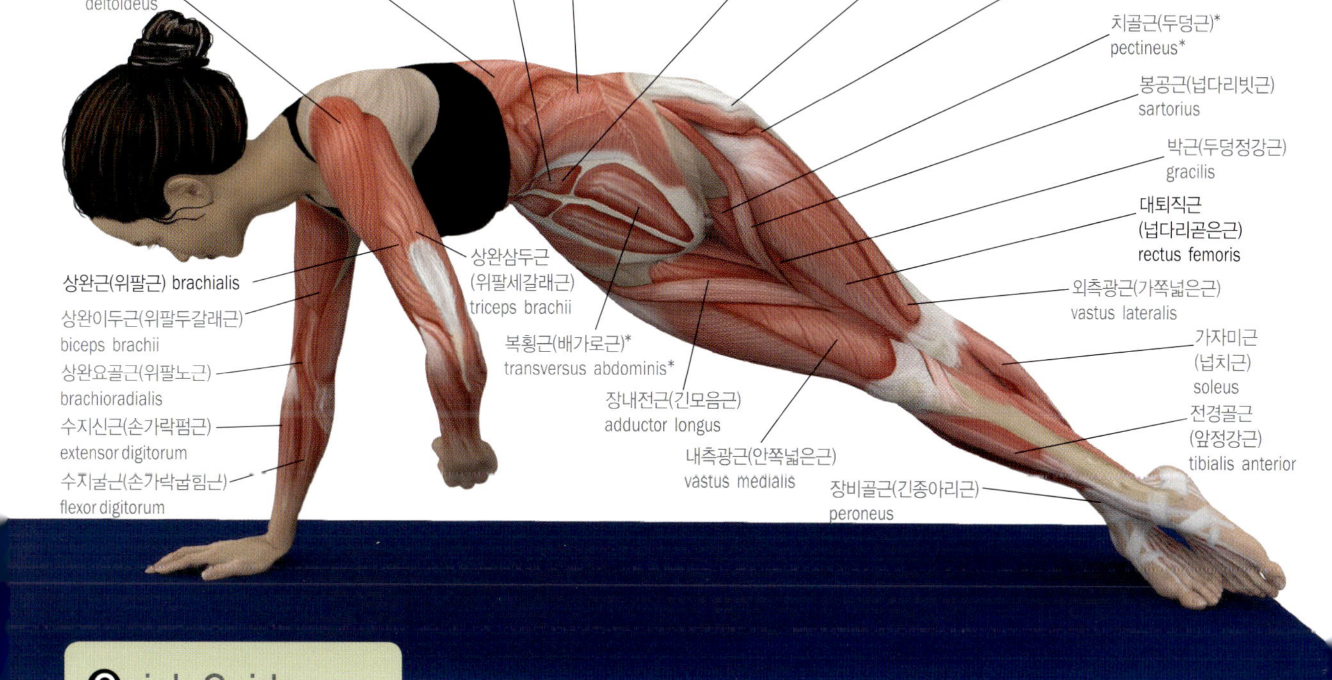

Quick Guide

목표부위

- 어깨
- 복근

운동효과

- 지구력을 길러주며 몸 전체에 운동 효과가 있다.

금기사항

- 어깨 질환
- 요통
- 손목 부상

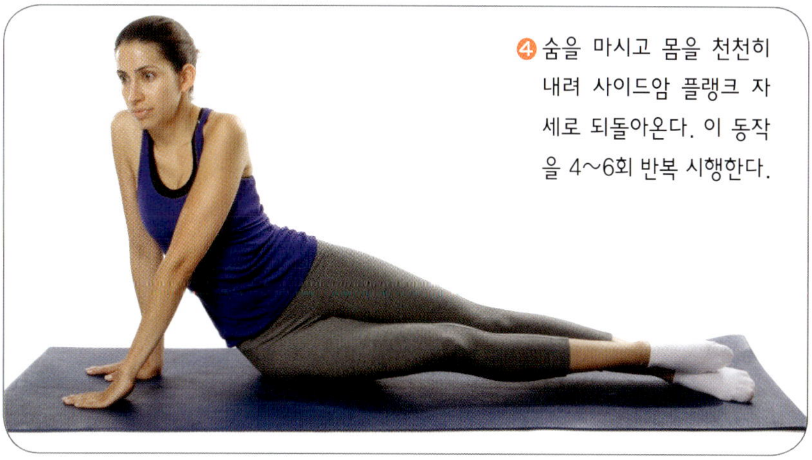

❹ 숨을 마시고 몸을 천천히 내려 사이드암 플랭크 자세로 되돌아온다. 이 동작을 4~6회 반복 시행한다.

Side Kick II

척추 주변의 근육들을 강화하고 안정성을 유지하는 데 도움을 주는 이 운동은 탄력 있는 건강한 하체를 만들어 주는 최고의 운동이다. 그리고 이 운동에서 각 킥 동작을 부드럽고 분리된 움직임으로 천천히 시행해야 한다.

효과적인 운동을 위한 조언

체크사항

- 팔꿈치로 몸을 바닥에 지지한다.
- 목을 최대한 길게 완화한다.

주의할 점

- 운동 과정에서 다리에 힘을 주어 엉덩이와 몸이 뒤로 움직이지 않아야 한다.

❶ 바닥에 옆으로 누워 두 손을 머리 양옆에 둔 채 한쪽 팔로 바닥을 짚고 다리는 바닥과 수평하게 곧게 뻗은 자세를 취한다.

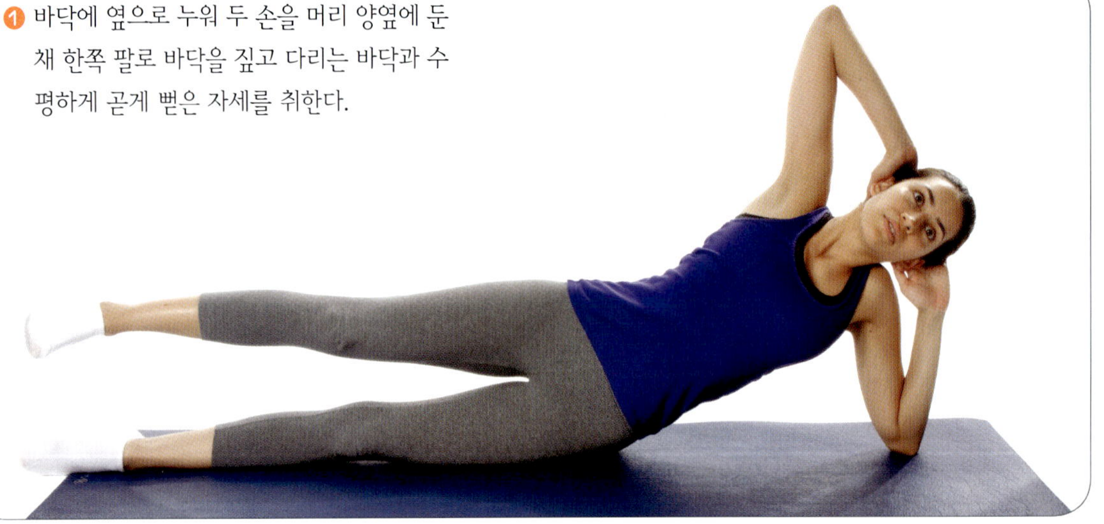

❷ 숨을 마시고 위쪽 다리를 엉덩이 높이로 들어 올려 앞쪽으로 두 번 찬다. 이 자세를 두 번 반복 시행한다.

❸ 숨을 내쉬고 다리를 엉덩이 뒤쪽으로 뻗는다. 이때 몸은 척추를 안정화시킨 상태에서 바닥에서 살짝 떨어져 있어야 한다.

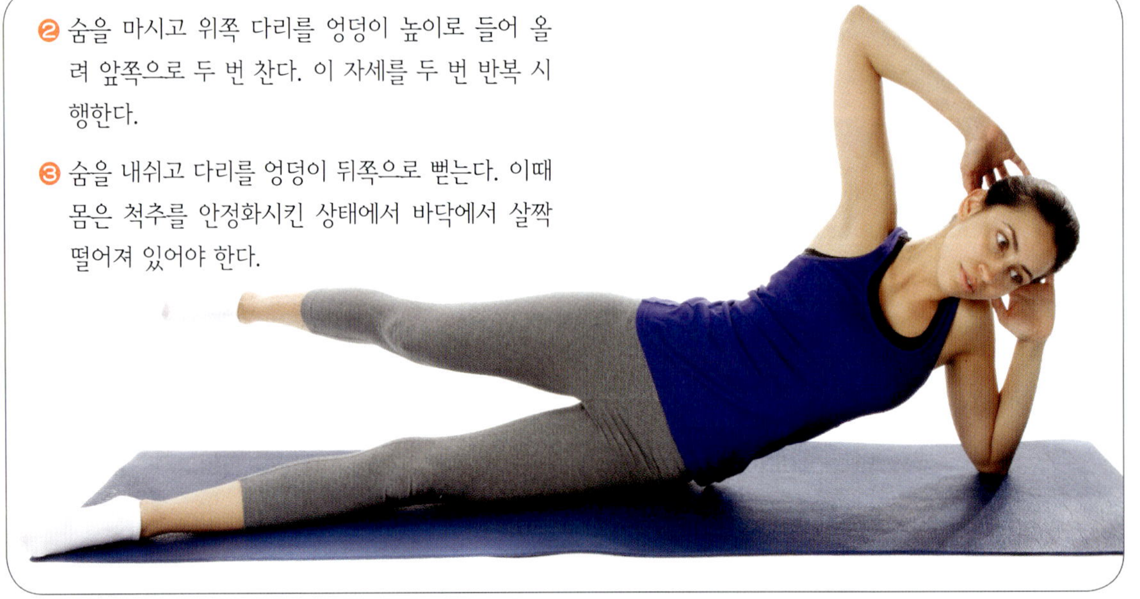

주 타겟 근육

- 대둔근(gluteus maximus)
- 중둔근(gluteus medius)
- 장요근(iliopsoas)
- 장골근(iliacus)

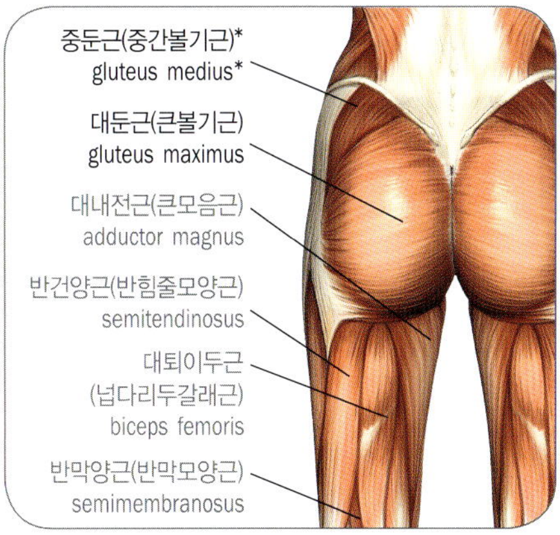

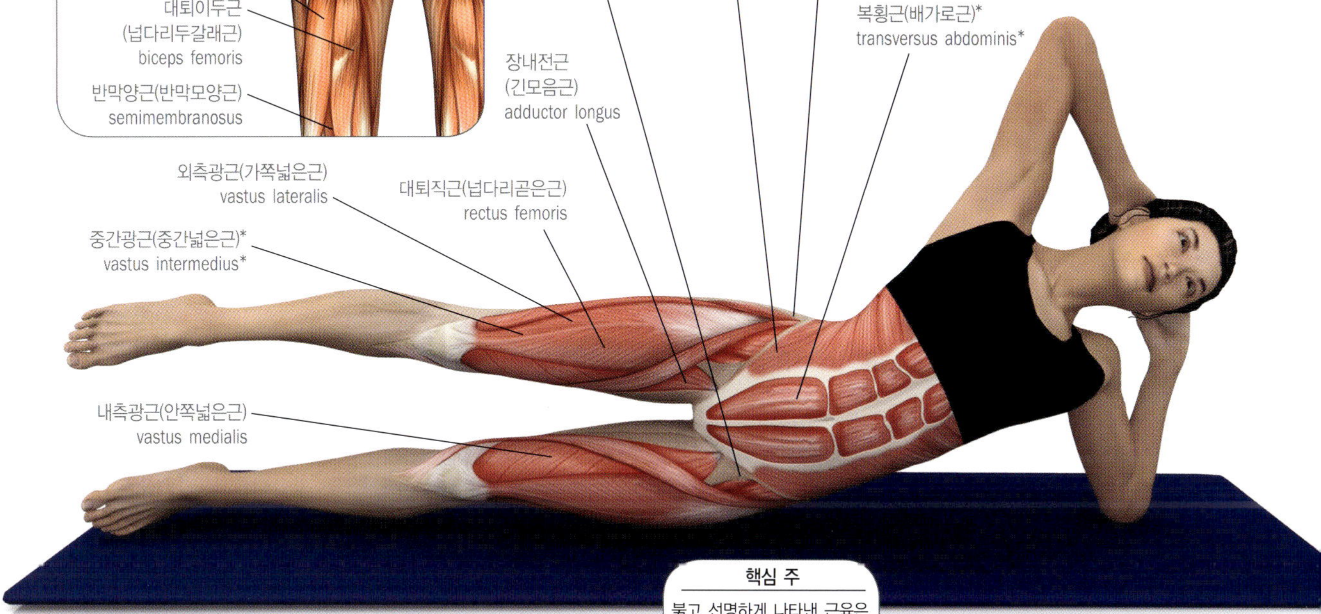

핵심 주

붉고 선명하게 나타낸 근육은 활동근을 의미하는 것이고, 회색 비탕의 근육은 안정화 시키는 역할의 근육을 말한다.

* 는 심부근육을 의미한다.

❹ 숨을 들이 마시고 상체를 중립을 유지시켜 놓은 상태로 발을 최대한 전방으로 멀리 찬다. 이 때 발목은 굴곡 상태를 유지한다.

❺ 숨을 내쉬고 다리를 엉덩이 높이로 들어 올려 뒤쪽으로 뻗고 허벅지를 최대한 긴장시킨 상태에서 복사근을 이용하여 전방으로 잡아 당긴다. 당긴다. 이 동작을 8~10회 반복 시행한다.

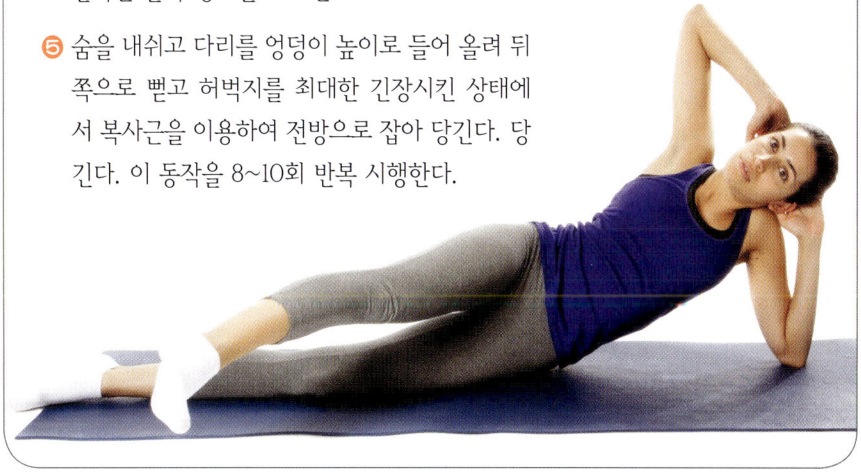

Quick Guide

목표부위

- 고관절 신전근
- 고관절 굴곡근
- 외전근

운동효과

- 하지의 움직임을 이용한 척추의 안정성 향상

금기사항

- 어깨 질환이 있다면 운동 중 머리를 편평하게 유지한다.

Teaser II

Advanced

이 운동은 복근의 컨트롤을 절대적으로 필요로 하는 힘들지만 효과적인 운동이다. 티저 II는 척추를 신장시키면서 유연하게 해 주는 유용한 운동이다.

주 타겟 근육

- 장요근(iliopsoas)
- 장골근(iliacus)
- 복직근(rectus abdominis)
- 외복사근(obliquus externus)
- 내복사근(obliquus internus)
- 복횡근(transversus abdominis)

❶ 바닥에 바르게 누운 상태에서 팔을 머리 위로 곧게 뻗은 자세에서 시작한다. 숨을 들이쉬면서 다리를 바닥에서 들어 올린다.

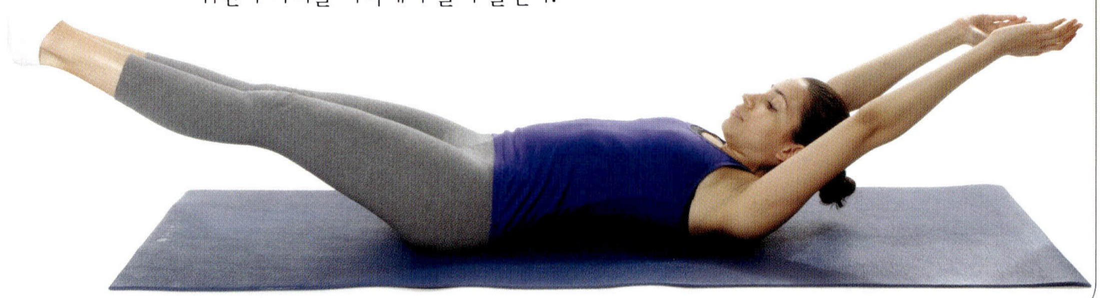

❷ 숨을 내쉬고 머리부터 척추까지 동시에 천천히 들어 올려 엉치뼈로 앉는다.

❸ 숨을 들이쉬고 엉치뼈로 중심을 잡으면서 팔을 앞쪽 천장을 향해 최대한 곧게 뻗는다.

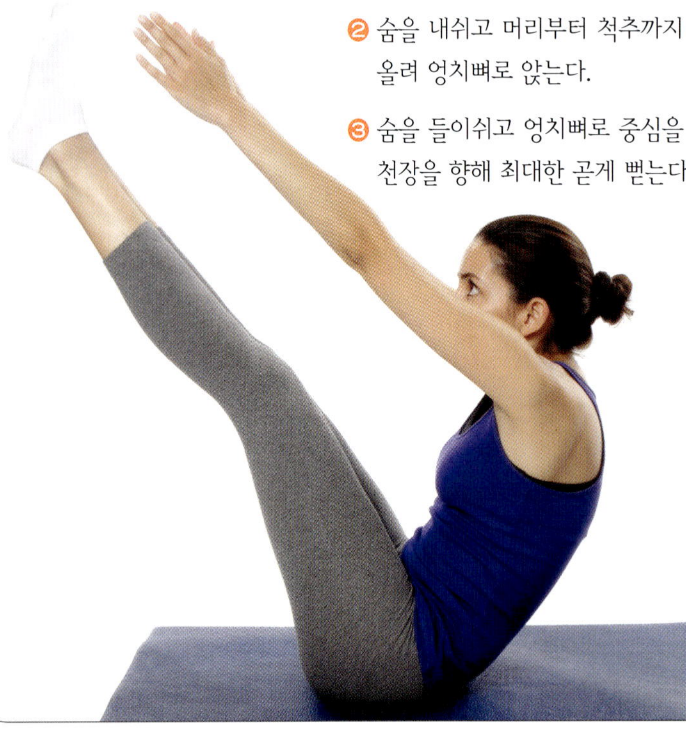

효과적인 운동을 위한 조언

체크사항

- 상체를 위아래로 움직이면서 척추 전체 관절을 움직여 준다.
- 목을 최대한 길게 완화한다.
- 호흡을 잘 컨트롤하여 척추의 굴곡 상태를 도와 주고 잘 지지하게 해 주도록 한다.

Quick Guide

목표부위

• 복근

운동효과

• 복근의 강화와 지구력 증대

금기사항

• 요통

❹ 숨을 내쉬면서 척추 분절마다 천천히 움직여 가며 롤 다운하여 시작 자세로 되돌아간다. 이 동작을 3~5회 반복 시행한다.

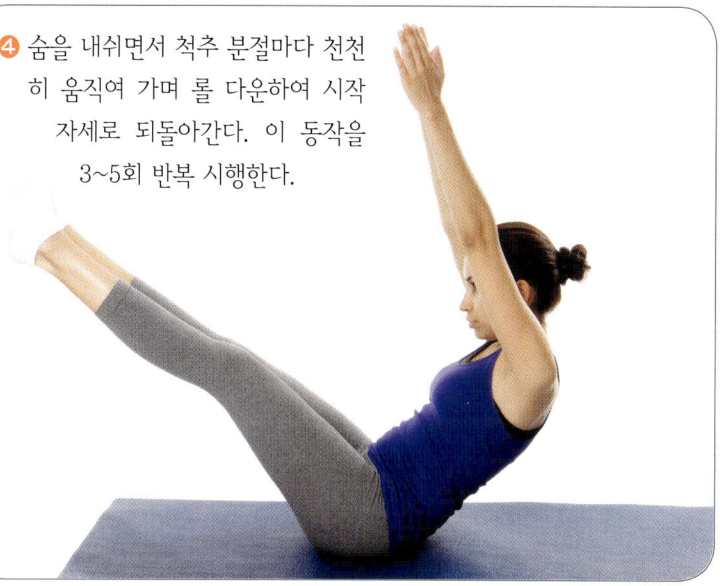

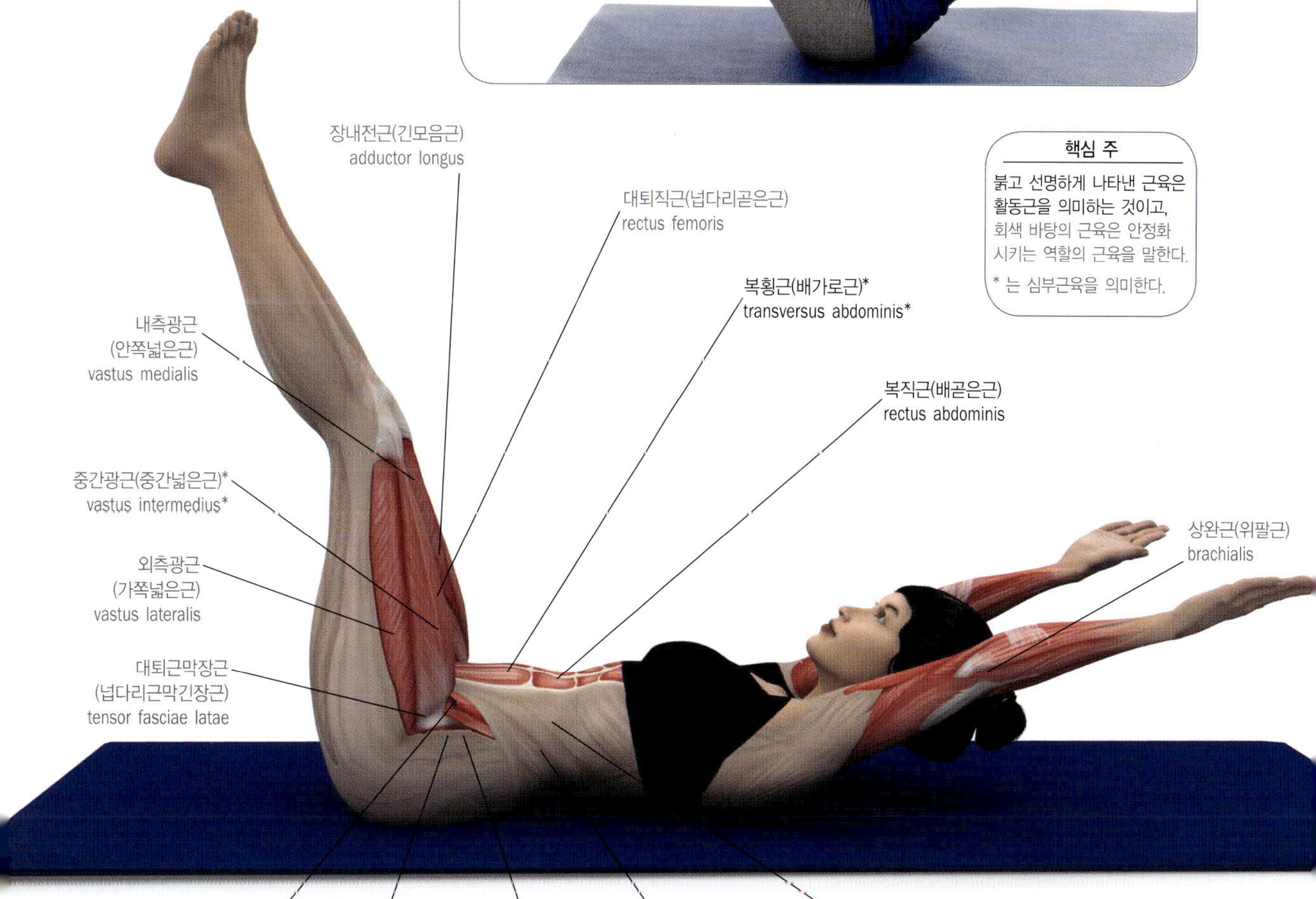

핵심 주

붉고 선명하게 나타낸 근육은 활동근을 의미하는 것이고, 회색 바탕의 근육은 안정화 시키는 역할의 근육을 말한다.

* 는 심부근육을 의미한다.

Advanced

Open-Leg Rocker

쉬워 보일 수도 있는 이 운동은 복근과 힙 근육에 중점을 두고 중심을 잡기 위해 노력해야 하고 척추를 중심으로 상체를 흔들 때 체중의 분산을 잘 컨트롤 함으로써 주 타겟 근육들을 강화하며 유연성을 향상하는 데 도움을 준다.

주 타겟 근육

- 복직근(rectus abdominis)
- 내복사근(obliquus internus)
- 외복사근(obliquus externus)
- 복횡근(transversus abdominis)
- 장요근(iliopsoas)
- 장골근(iliacus)

1. 바닥에 바르게 앉아 다리를 위로 곧게 뻗은 상태에서 양손으로 발목 부분을 잡고 서로 평행을 이루게 한 자세에서 시작한다.

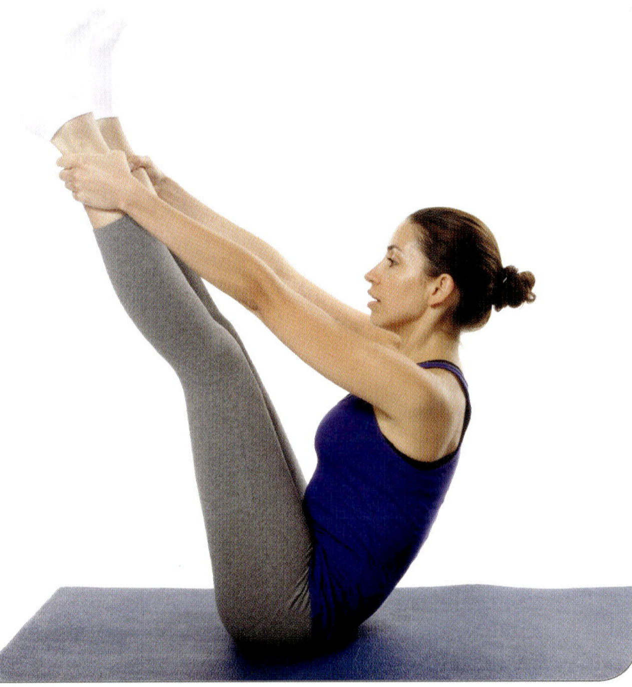

2. 숨을 들이쉬면서 등을 둥글게 하고 엉덩이를 굴리면서 뒤로 천천히 넘어간다. 이때 무게 중심이 어깨 중간 지점을 넘어 가지 않게 한다.
3. 숨을 내쉬고 시작 자세로 되돌아온다. 이 동작을 6~8회 반복 시행한다.

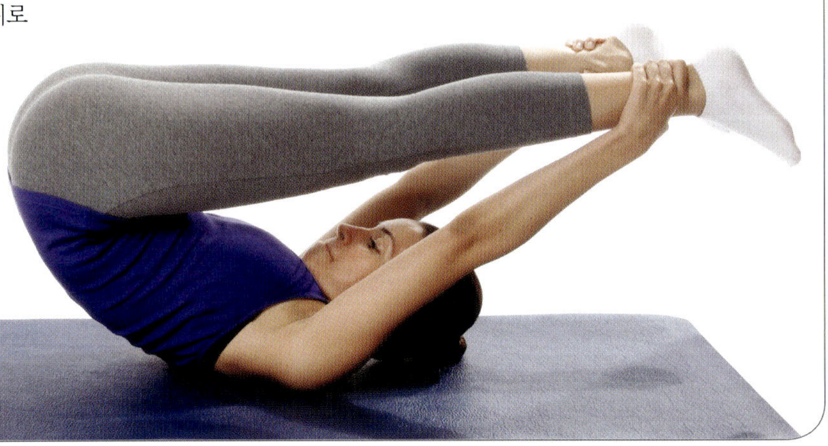

효과적인 운동을 위한 조언

체크사항

- 배를 깊이 잡아당기도록 한다.
- 목은 최대한 길게 하여 이완시킨 상태를 유지한다.

주의할 점

- 목을 굽히지 않아야 한다. 안정된 자세를 취할 수 없다면 무릎을 굽혀 시작 자세로 되돌아가도 된다.

Quick Guide

목표부위

- 복근
- 고관절 굴곡근

운동효과

- 척추의 안정성을 증가시킨다.

금기사항

- 추간판탈출증 (척추 디스크 병변)의 경우

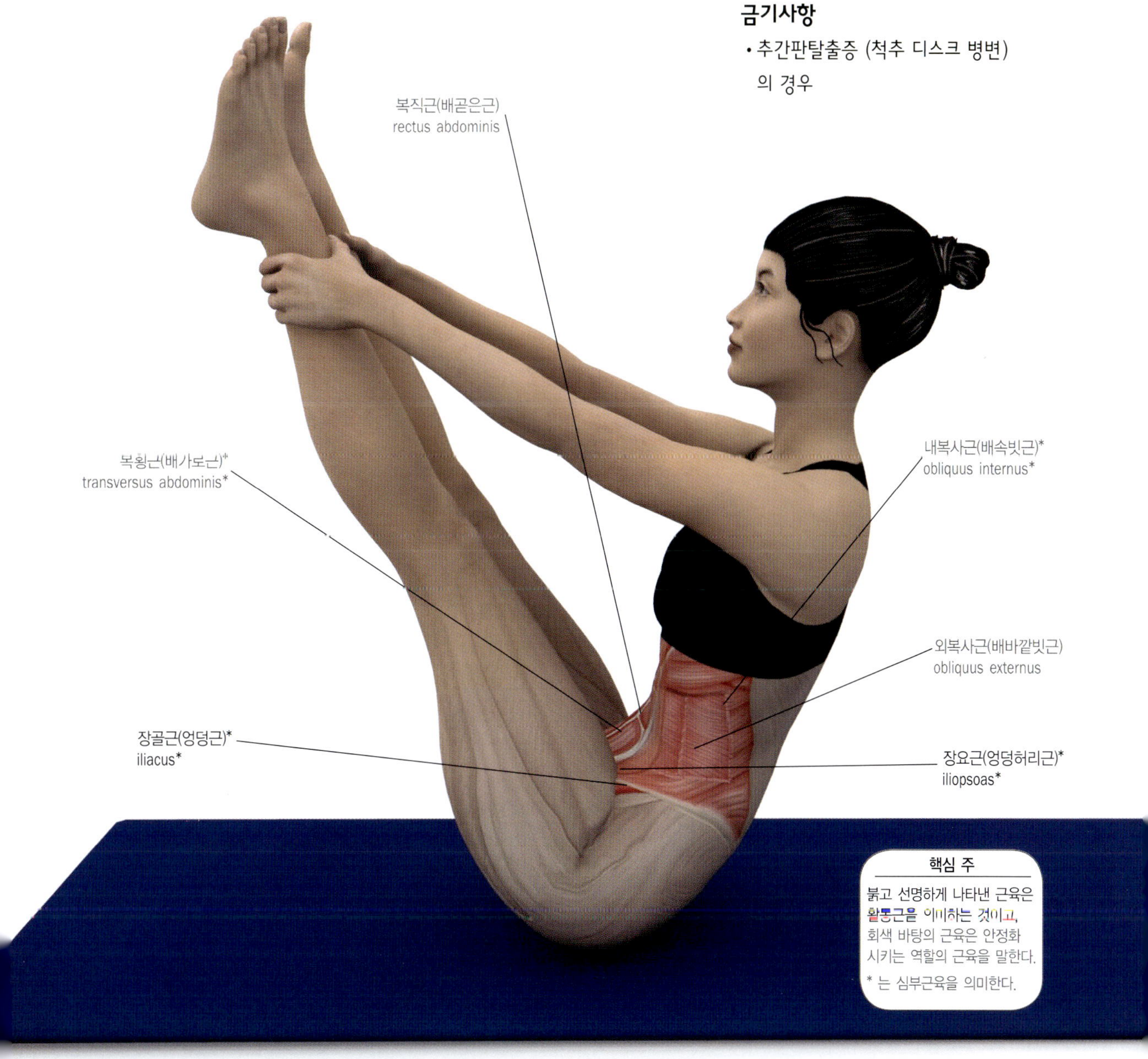

핵심 주

붉고 선명하게 나타낸 근육은 활동근을 의미하는 것이고, 회색 바탕의 근육은 안정화 시키는 역할의 근육을 말한다.

* 는 심부근육을 의미한다.

Double-Leg Kick

Advanced

두발 차기 운동은 엎드려 누운 자세에서 척주 기립근과 고관절 신전근을 강화시키기 위해서 하는 운동이다. 또한 최대한의 안정성을 위해 등과 가슴을 열어 두어야 하고, 엉덩이와 허벅지 근육에도 집중해야 한다.

효과적인 운동을 위한 조언

체크사항

- 복부를 척추 쪽으로 당긴다.
- 목을 최대한 길게 늘려 이완시킨다.

주의할 점

- 운동 중 몸을 과하게 빠르게 움직이지 않아야 한다.
- 고관절(엉덩관절)은 바닥에 견고하게 고정되어 있어야 한다.

❶ 바닥에 바르게 엎드린 상태에서 다리를 붙인 후 무릎을 굽힌 자세에서 시작한다. 팔은 굽힌 뒤 허리에 올려 둔다. 이때 팔꿈치는 바닥에서 떨어져 있어야 한다.

❷ 숨을 내쉬고 골반을 바닥에 견고하게 고정한 상태에서 다리를 3번 찬다.

❸ 숨을 들이쉬면서 척추와 엉덩이를 아래쪽으로 최대한 곧게 뻗어 스트레칭한다. 양쪽 팔을 허리 위에 올려 놓은 상태에서 양쪽 어깨를 등 가운데로 잡아당기면서 팔꿈치를 펴고 아래로 뻗는다.

Quick Guide

목표부위

- 척주기립근
- 고관절 신전근

운동효과

- 허리를 강화하며 허벅지와 엉덩이를 조율한다.

금기사항

- 목에 질환이 있는 경우
- 쑤시는 듯한 요통이 있는 경우

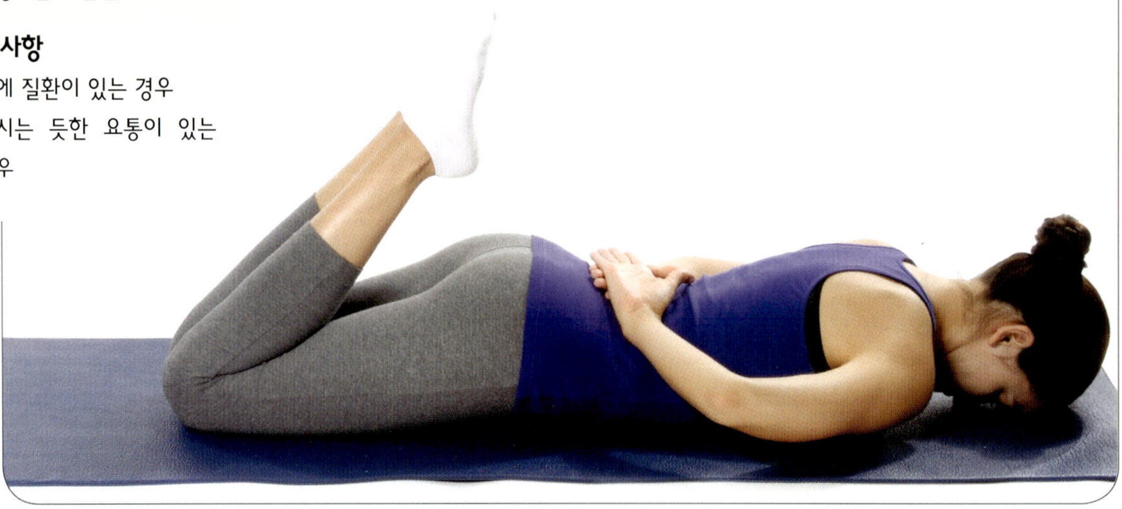

주 타겟 근육

- 광배근(latissimus dorsi)
- 척주기립근(erector spinae)
- 대둔근(gluteus maximus)
- 승모근(trapezius)

❹ 숨을 내쉬고 무릎을 원위치로 굽히고, 팔을 굽혀 손을 허리 위에 그대로 두면서 시작 자세로 되돌아온다.

❺ 이 동작을 5~6회 반복 시행한다.

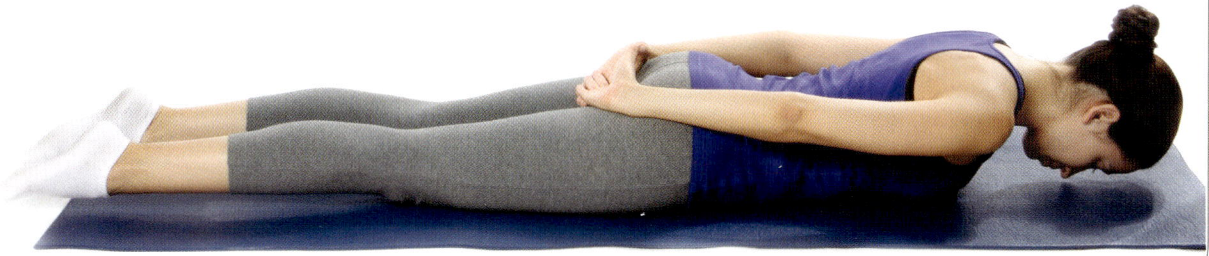

핵심 주

붉고 선명하게 나타낸 근육은 활동근을 의미하는 것이고, 회색 바탕의 근육은 안정화 시키는 역할의 근육을 말한다.

* 는 심부근육을 의미한다.

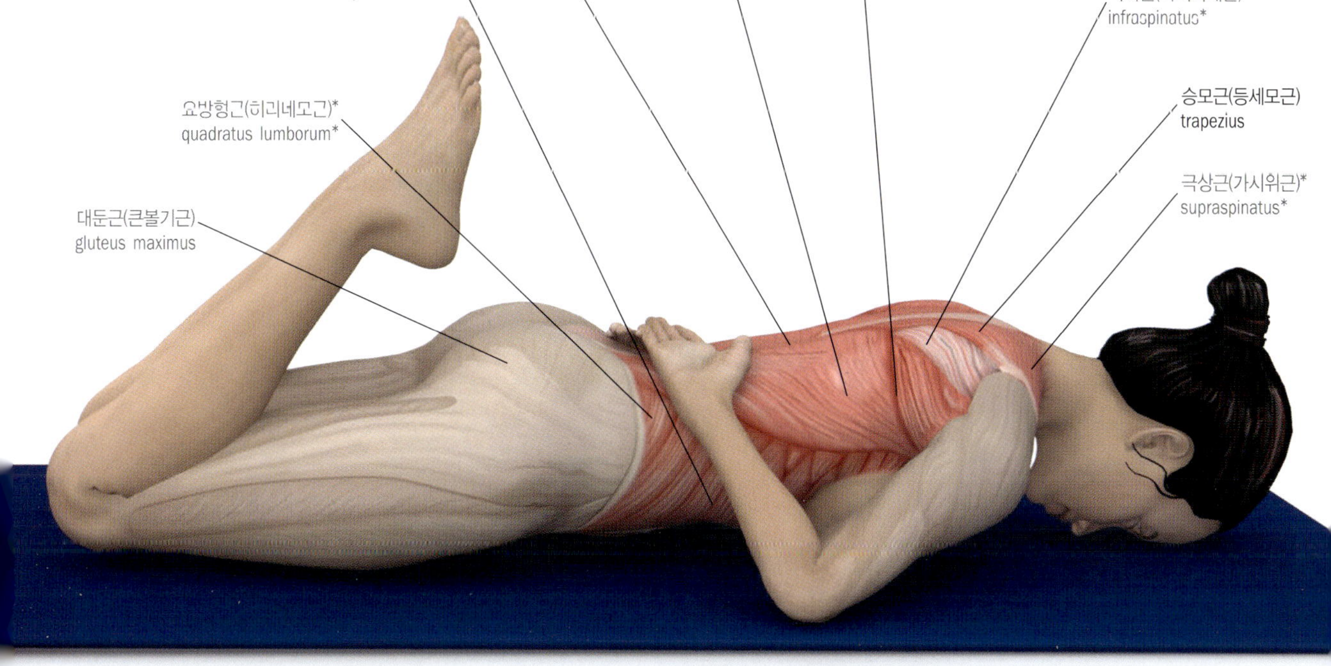

Advanced

Short Plank

숏 플랭크 운동은 상체의 고른 발달과 동시에 척추 주변 근육강화에도 효과를 주는 동작이다. 전통 운동인 푸쉬업(push-up)과 마찬가지로 이 운동의 목적은 척추를 길게 늘려 신장시키고, 정확하고 계획적인 호흡을 하는데 있다.

주 타겟 근육

- 대흉근(pectoralis major)
- 전거근(serratus anterior)
- 복직근(rectus abdominis)
- 내복사근(obliquus internus)
- 외복사근(obliquus externus)
- 대둔근(gluteus maximus)
- 복횡근(transversus abdominis)
- 삼각근(deltoideus)
- 광배근(latissimus dorsi)
- 승모근(trapezius)

❶ 바닥에 무릎을 대고 양 손으로 바닥을 짚고 기어가는 자세에서 시작한다. 이때 숨을 들이쉬고 복근을 척추를 향해 당긴다.

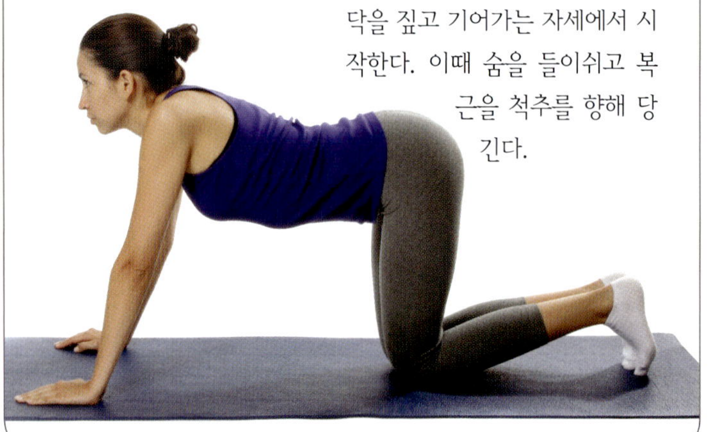

Quick Guide

목표부위
- 대흉근
- 복근
- 고관절 신전근

운동효과
- 등척성 운동을 통한 어깨 안정화 근육 강화

금기사항
- 불안정한 어깨
- 손목 부상

❷ 숨을 내쉬고 두 다리를 플랭크 자세로 뻗는다. 숨을 들이쉬면서 자세를 유지한 상태에서 복근을 조금 더 척추쪽으로 당긴다.

❸ 숨을 내쉬고 무릎을 천천히 바닥에 내리고 숨을 들이쉬며 척추를 최대한 이완시킨다.

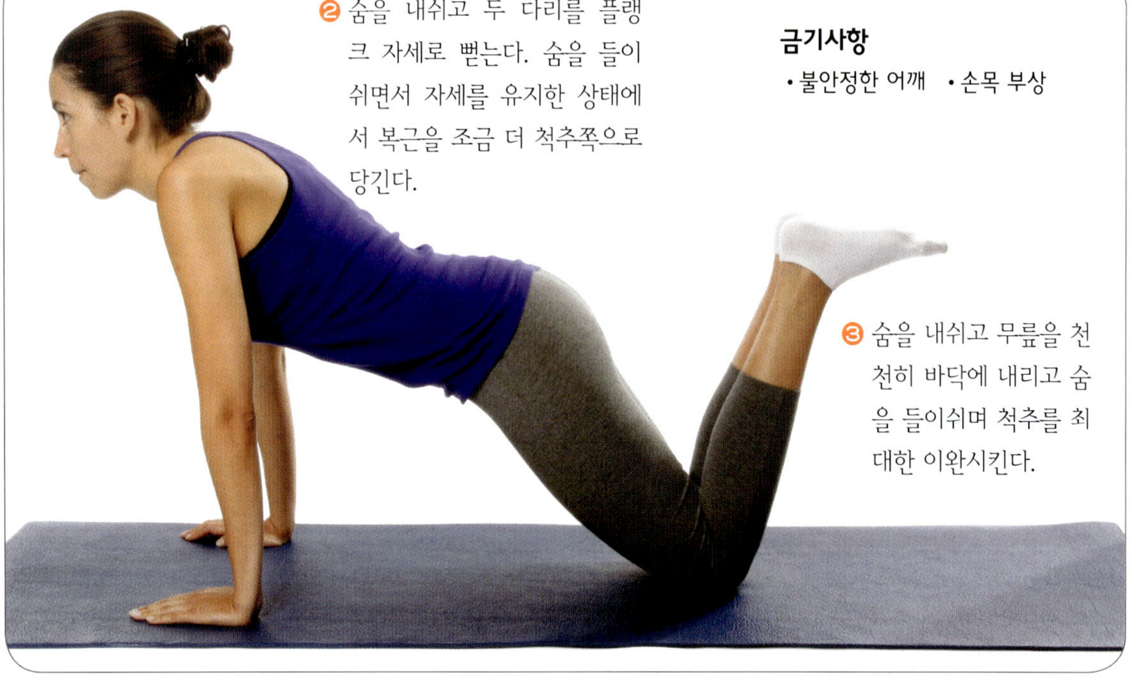

핵심 주

붉고 선명하게 나타낸 근육은 활동근을 의미하는 것이고, 회색 바탕의 근육은 안정화 시키는 역할의 근육을 말한다.

* 는 심부근육을 의미한다.

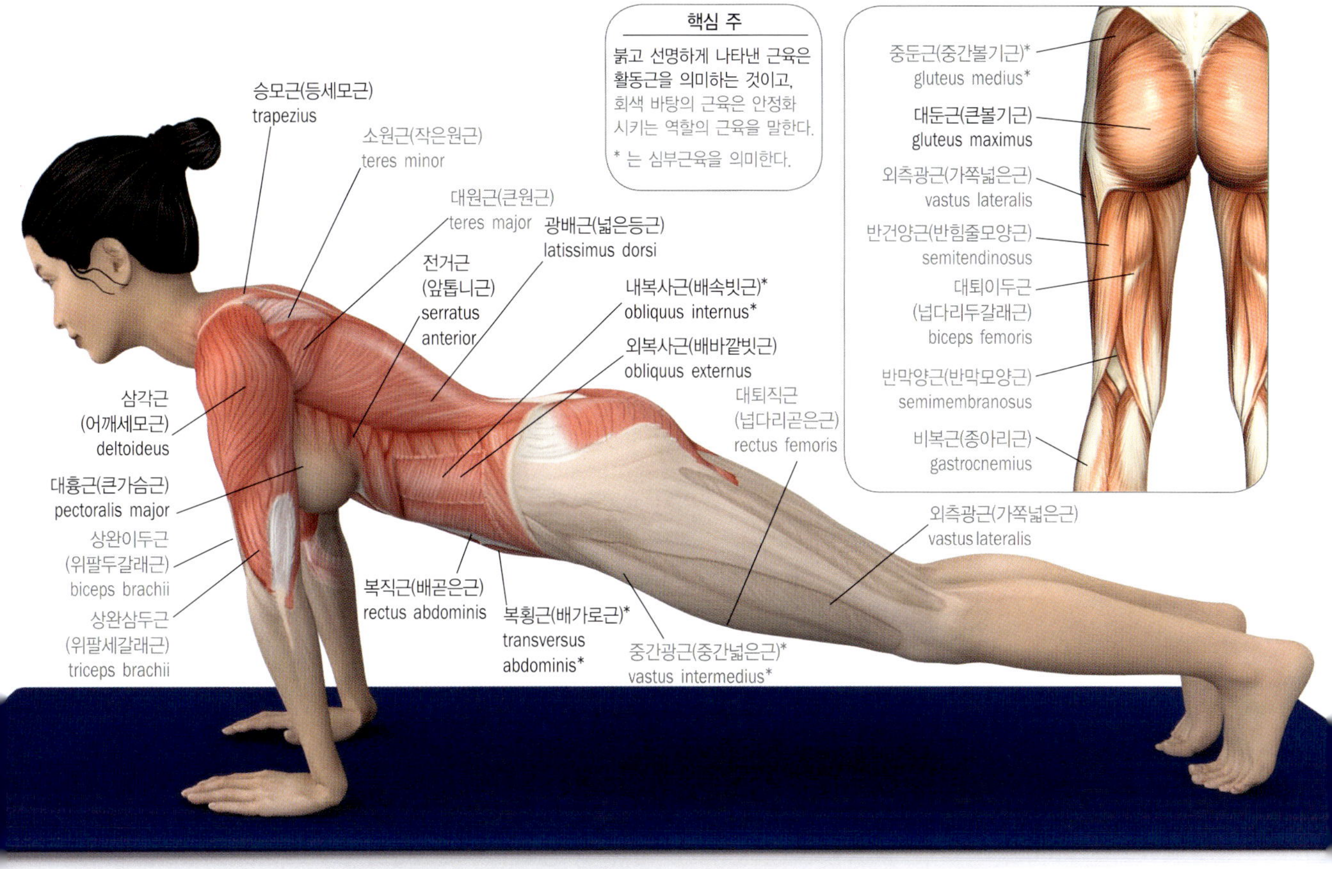

❹ 숨을 내쉬고 손으로 바닥을 짚어 몸을 지지하며 플랭크 자세를 취한다. 이 동작을 5~6회 반복 시행한다.

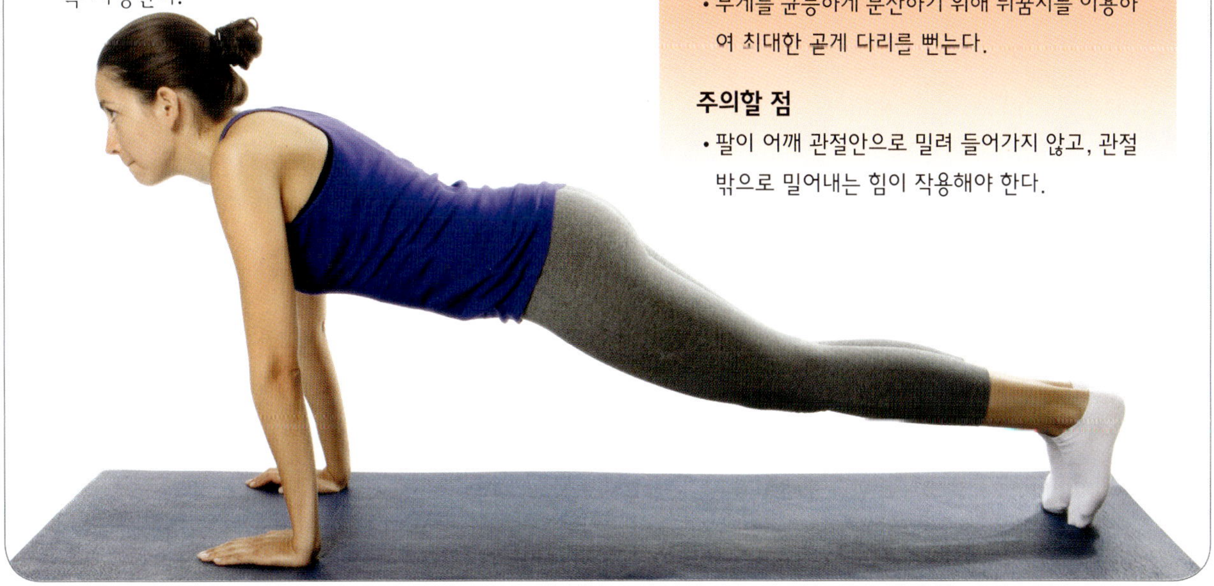

효과적인 운동을 위한 조언

체크사항

- 무게를 균등하게 분산하기 위해 뒤꿈치를 이용하여 최대한 곧게 다리를 뻗는다.

주의할 점

- 팔이 어깨 관절안으로 밀려 들어가지 않고, 관절 밖으로 밀어내는 힘이 작용해야 한다.

Leg Pull-Down

이 운동은 팔 다리를 이용하여 몸의 균형을 향상시킨다. 운동 과정에서 척추는 길게 늘려진 상태에서 바르게 유지되어 있으면서 마치 몸통에서 떨어져 떠 있는 듯한 느낌으로 한다.

효과적인 운동을 위한 조언

체크사항

- 체중을 균등하게 분산하기 위해 어깨와 발목을 일직선상에 두어 최대한 곧게 뻗는다.
- 목을 최대한 길게 늘려 이완시킨다.

주의할 점

- 운동 중 허리는 바닥 쪽으로 떨어지지 않아야 한다.

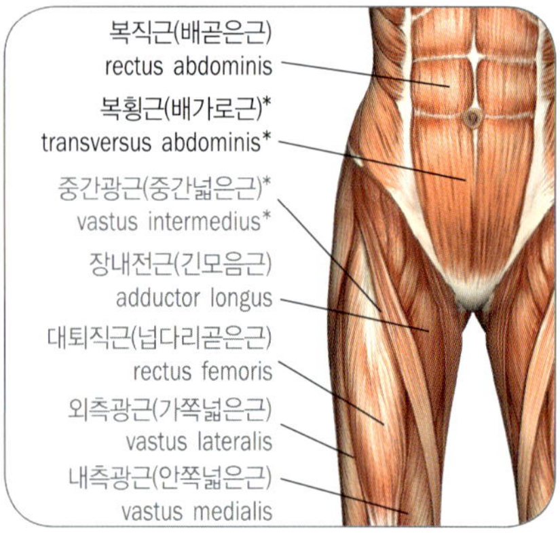

❶ 복와위 자세에서 손으로 바닥을 짚어 몸을 지지하고 팔과 어깨를 일직선상에 두어 최대한 곧게 뻗는다. 다리는 엉덩이 너비만큼 벌려 곧게 뻗는다.

❷ 숨을 들이쉬고 엉덩이에 힘을 주며 발을 구부려 발끝만을 바닥에 닿도록 놓는다.

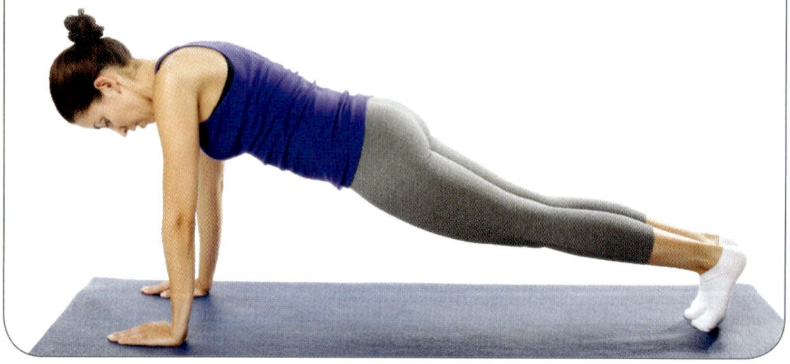

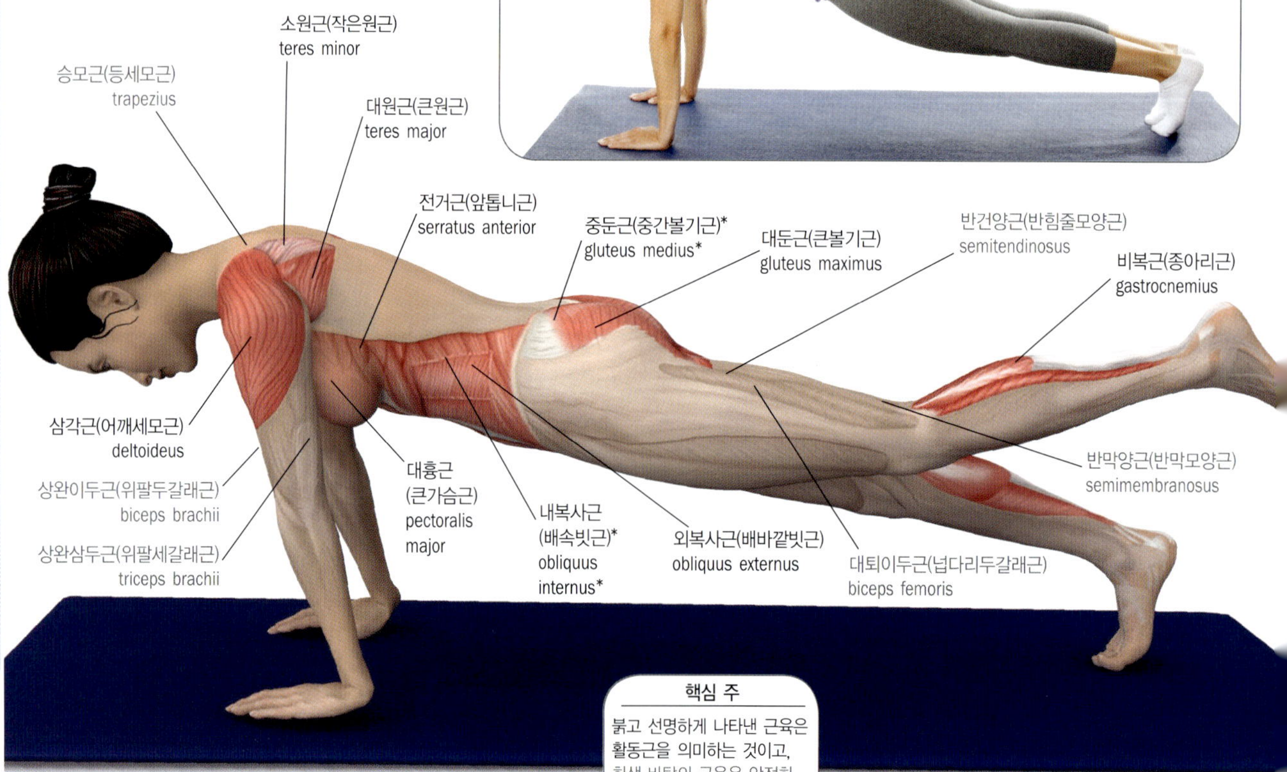

핵심 주

붉고 선명하게 나타낸 근육은 활동근을 의미하는 것이고, 회색 바탕의 근육은 안정화시키는 역할의 근육을 말한다.

* 는 심부근육을 의미한다.

주 타겟 근육

- 대흉근(pectoralis major)
- 전거근(serratus anterior)
- 삼각근(deltoideus)
- 대퇴직근(rectus femoris)
- 내복사근(obliquus internus)
- 외복사근(obliquus externus)
- 대둔근(gluteus maximus)
- 비복근(gastrocnemius)
- 복횡근(transversus abdominis)

③ 숨을 내쉬고 한쪽 발가락에 힘을 준 상태에서 반대편 다리를 바닥에서 들어 올리고 체중이 팔에서 다리까지 전달되듯이 몸을 최대한 늘리고 발뒤꿈치까지 스트레칭 되는 느낌으로 스트레칭 한다.

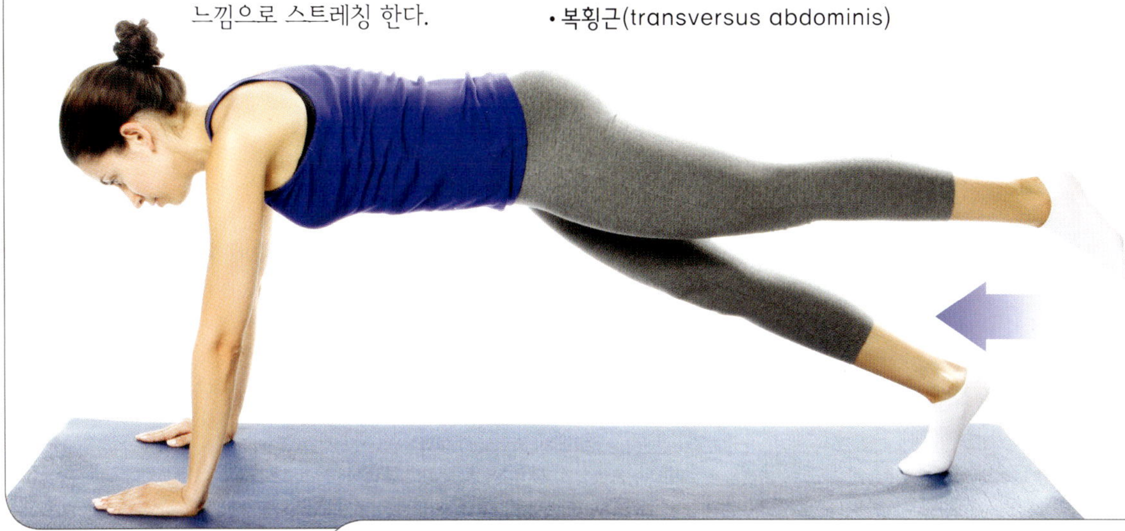

④ 숨을 들이쉬면서 균형을 유지하고 들어올린 다리를 굽힌다.

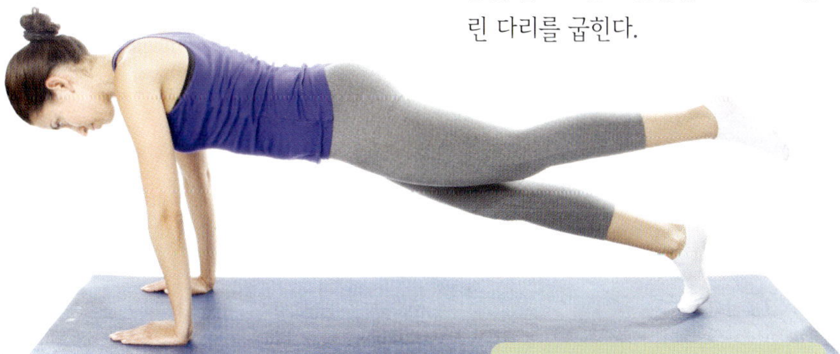

⑤ 숨을 내쉬면서 다리를 내려 시작 자세로 되돌아온다. 이 동작을 5~6회 반복 시행한다.

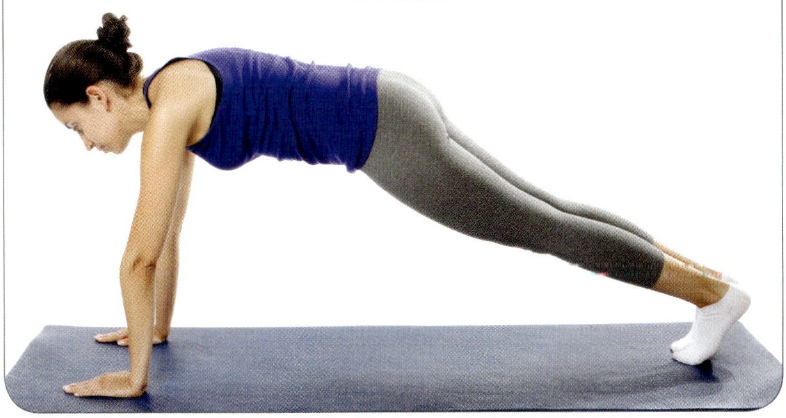

Quick Guide

목표부위

- 복근
- 어깨관절 안정화 근육

운동효과

- 중력에 대한 척추의 안정성

금기사항

- 어깨 질환이 있는 경우

Advanced

Hip Twist

골반 비틀기는 하체를 집중적으로 단련시킬 수 있는 중요한 운동으로써 다리의 컨트롤이 요구된다. 이 운동의 직접적인 타겟 근육은 복근이다.

주 타겟 근육

- 대퇴근막장근(tensor fasciae latae)
- 대퇴직근(rectus femoris)
- 내측광근(vastus medialis)
- 봉공근(sartorius)
- 대퇴이두근(biceps femoris)
- 대둔근(glueteus maximus)
- 중둔근(gluteus medius)
- 장경인대(iliotibial band)
- 외측광근(vastus lateralis)
- 중간광근(vastus intermedius)
- 장내전근(adductor longus)

❶ 바닥에 바로 앉은 자세에서 팔을 몸 뒤에 뻗어 놓고 다리는 위로 들어 올린다. 이때 손끝은 상체를 향해 놓여 있어야 한다.

❷ 숨을 들이쉬고 복부와 어깨에 힘을 주어 안정성을 찾는다.

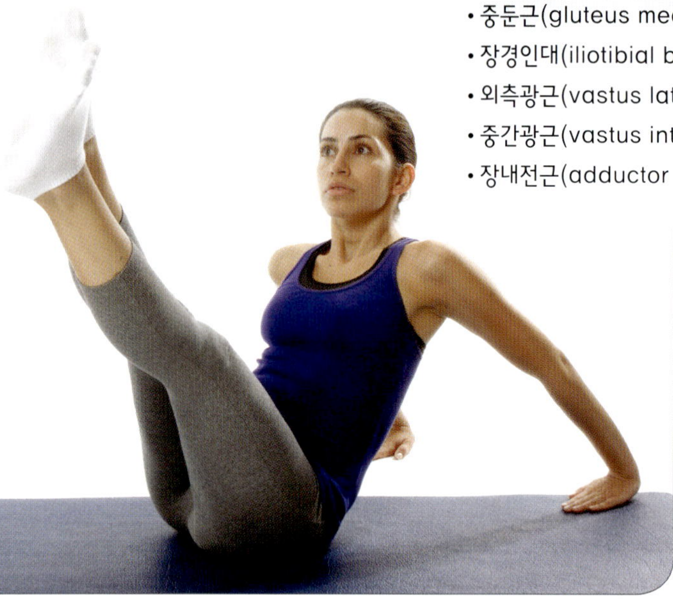

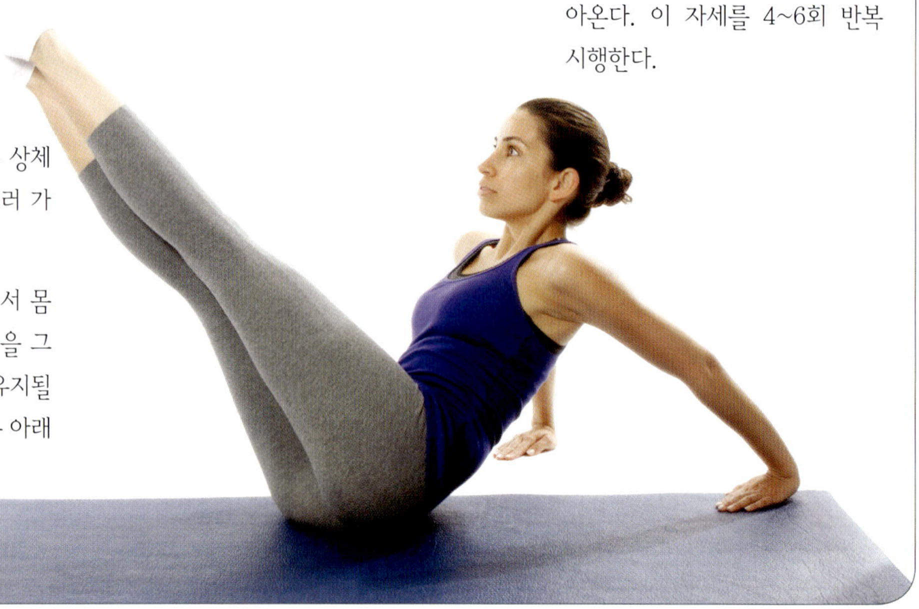

❸ 숨을 내쉬고 다리를 상체의 한쪽으로 가로질러 가져다 놓는다.

❹ 숨을 내쉬고 계속해서 몸을 가로지르면서 원을 그리되 골반 안정이 유지될 수 있을 만큼 다리를 아래로 내린다.

❺ 숨을 들이쉬고 시작 자세로 되돌아온다. 이 자세를 4~6회 반복 시행한다.

Quick Guide

목표부위

• 복근

운동효과

• 다리 무게와 중력으로부터 복근을 강화한다.

금기사항

• 요통
• 불안정한 고관절

효과적인 운동을 위한 조언

체크사항

• 양 측면으로 움직일 때 다리를 길게 뻗고, 상체를 더 잘 활용하기 위해서 팔을 어깨로부터 최대한 뻗어 올린다.
• 목을 최대한 길게 늘려 이완시킨다.

주의할 점

• 운동 중 허리는 바닥 쪽으로 떨어지지 않아야 한다.

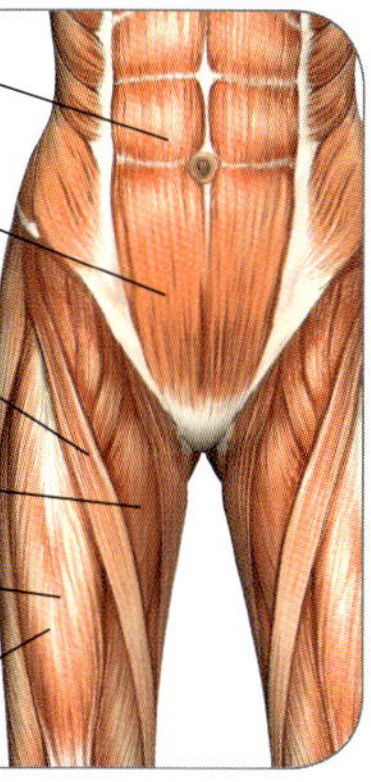

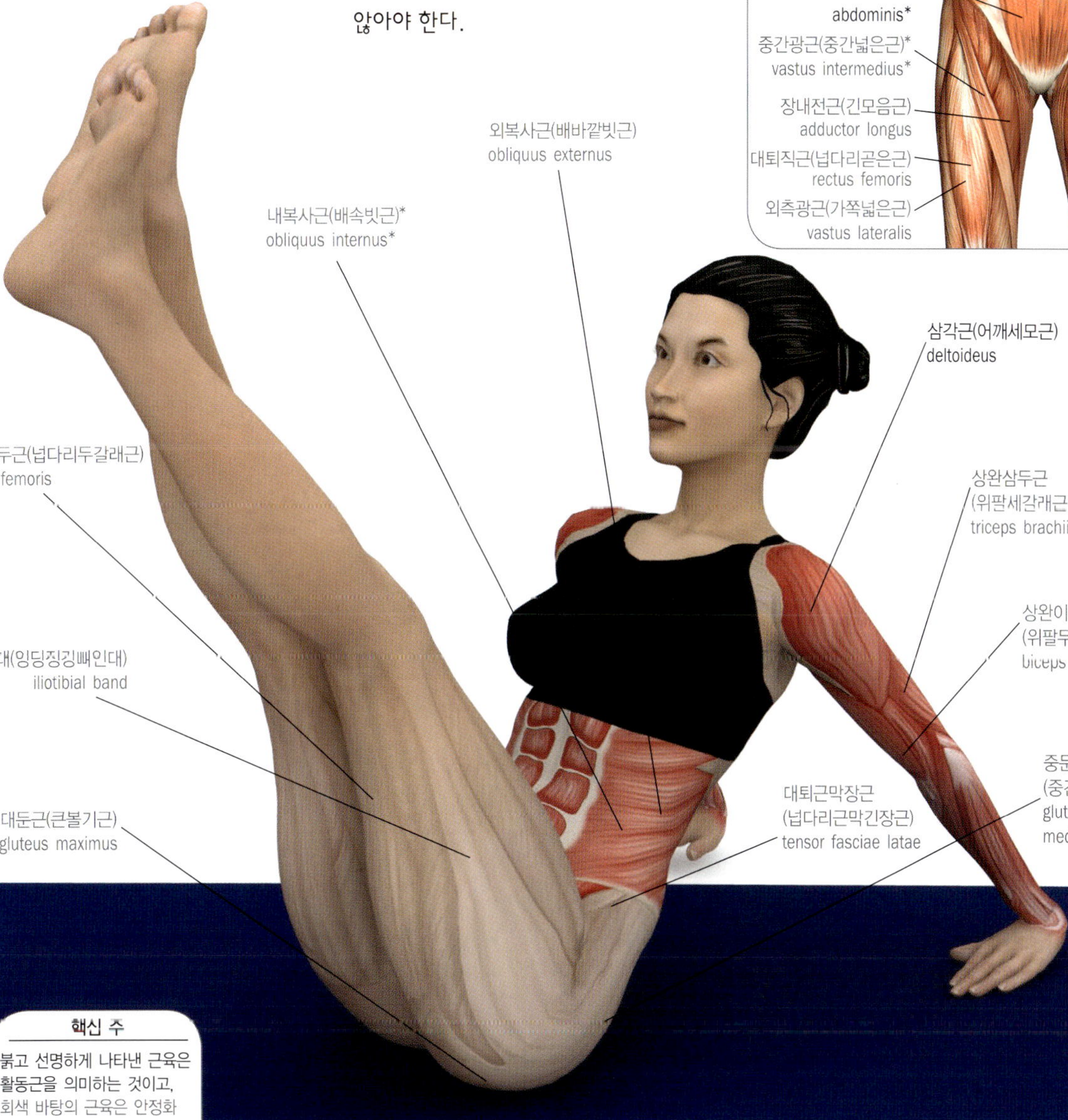

핵심 주

붉고 선명하게 나타낸 근육은 활동근을 의미하는 것이고, 회색 바탕의 근육은 안정화 시키는 역할의 근육을 말한다.
* 는 심부근육을 의미한다.

Seal with Foot Clap

Advanced

물개 박수 자세는 고도의 균형감각을 필요로 하는 운동이다. 이 운동은 표면 근육을 사용하기도 하지만 고급 과정에서는 골반과 심부 복근을 활용해 척추 움직임을 조절하기도 한다.

효과적인 운동을 위한 조언

체크사항

- 뒤로 구를 때 모멘툼을 잘 활용해야 한다.

주의할 점

- 허리에서 소리가 나는 경우- 복근을 척추 쪽으로 당겨 더 부드러운 움직임을 유도한다.
- 과도하게 뒤로 구르지 않아야 한다.

❶ 바닥에 바르게 앉은 상태에서 양쪽 무릎을 구부리고 꼬리뼈로 균형을 잡은 자세에서 시작한다.

❷ 손으로 양쪽 발목을 잡고 다리를 바닥으로부터 들어 올리고 발로 박수를 3번 친다.

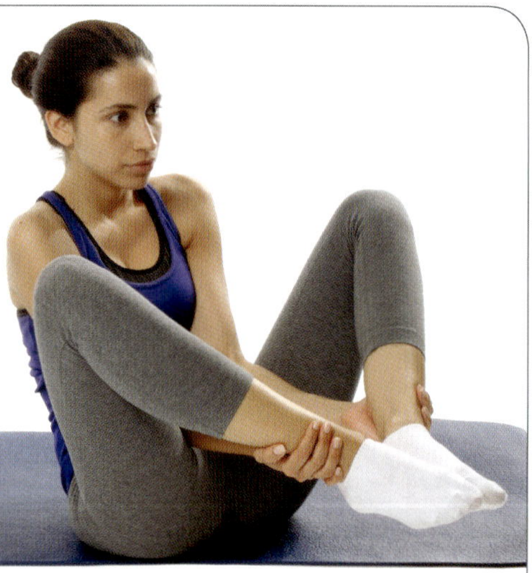

❸ 숨을 들이쉬면서 복부에 힘을 주어 천천히 상체를 바닥으로 내리고 엉덩이를 들어 올린다. 엉덩이에 힘을 주어 좀 더 들어 올린 상태에서 발로 3번 박수를 친다.

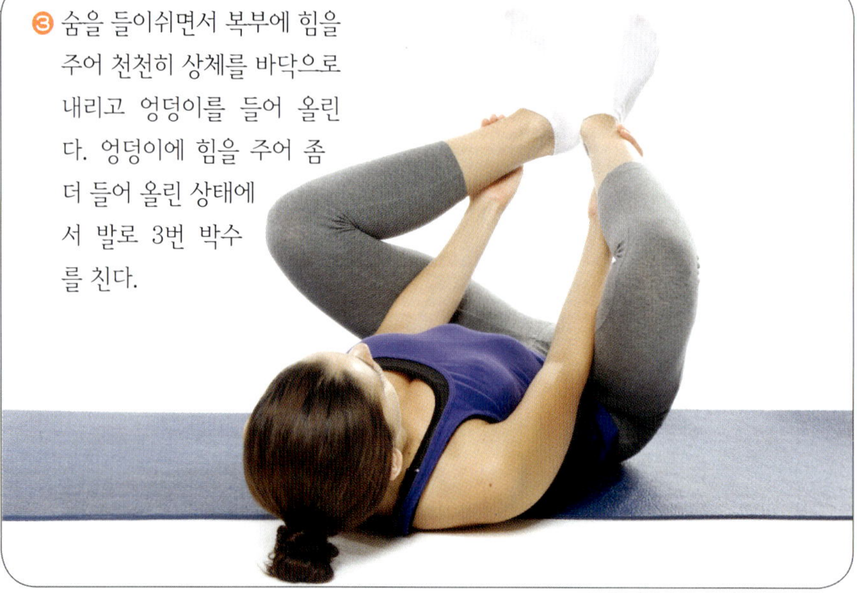

Quick Guide

목표부위

- 골반 안정화 근육
- 심부 복근

금기사항

- 심한 목 통증이 있을 시 이 스트레칭을 시행하지 않아야 한다.
- 팔꿈치 통증이 있을 시 이 스트레칭을 시행하지 않아야 한다.

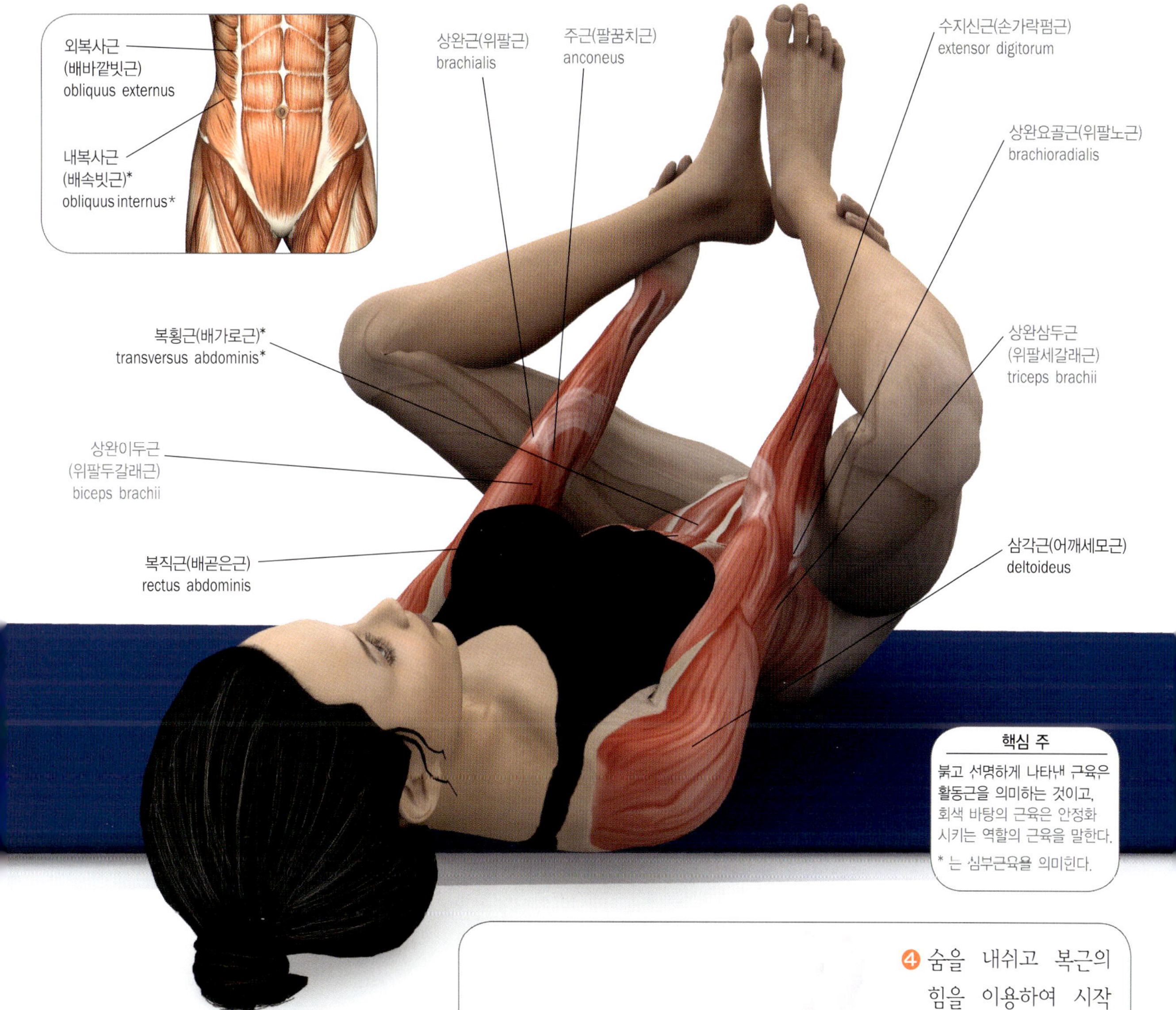

핵심 주

붉고 선명하게 나타낸 근육은 활동근을 의미하는 것이고, 회색 바탕의 근육은 안정화 시키는 역할의 근육을 말한다.

* 는 심부근육을 의미한다.

4 숨을 내쉬고 복근의 힘을 이용하여 시작 자세로 되돌아온다. 발로 박수를 3번 치고 이 동작을 4~6회 반복 시행한다.

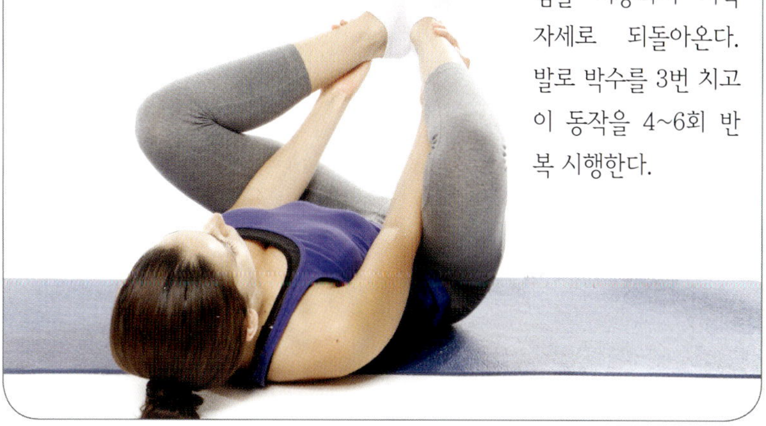

주 타겟 근육

- 복직근(rectus abdominis)
- 복횡근(transversus abdominis)
- 내복사근(obliquus internus)
- 외복사근(obliquus externus)
- 상완이두근(biceps brachii)

Side Bend II

Advanced

사이드 밴드 I 을 업그레이드한 이 운동은 상체와 복근을 강화시키는 운동이다. 최대한의 스트레칭을 위해 몸 전체를 신장시키고 부드럽게 해야 하고 체중의 분산도 잘 배려해야 한다.

주 타겟 근육

- 복직근(rectus abdominis)
- 외복사근(obliquus externus)
- 대퇴직근(rectus femoris)
- 대퇴근막장근(tensor fasciae latae)

주 타겟 근육

- 외측광근(vastus lateralis)
- 장내전근(adductor longus)
- 단내전근(adductor brevis)
- 대퇴이두근(biceps femoris)
- 대둔근(gluteus maximus)

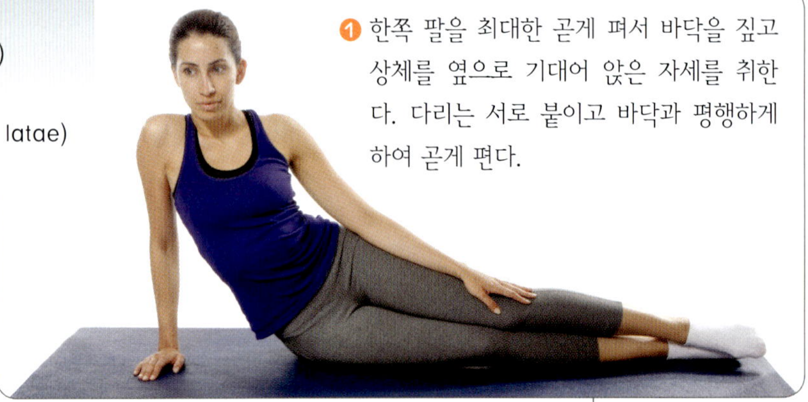

❶ 한쪽 팔을 최대한 곧게 펴서 바닥을 짚고 상체를 옆으로 기대어 앉은 자세를 취한다. 다리는 서로 붙이고 바닥과 평행하게 하여 곧게 편다.

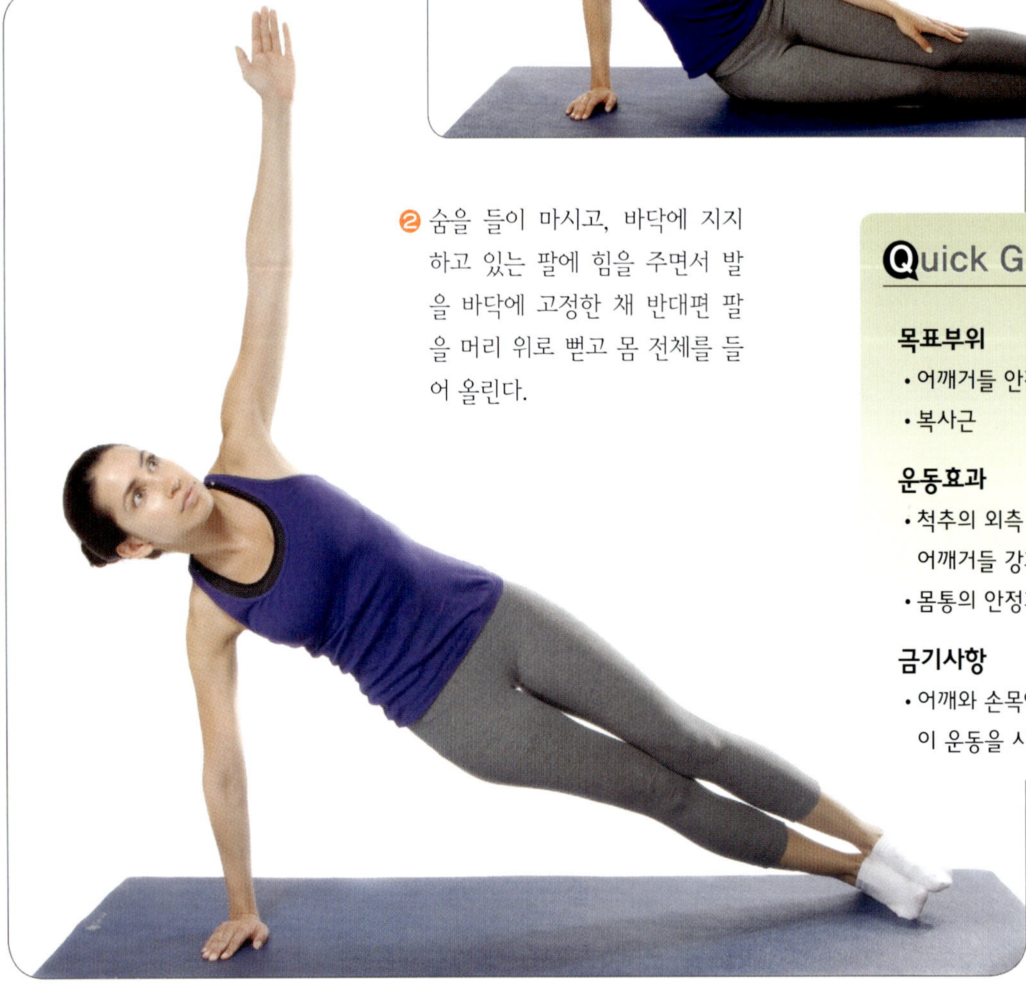

❷ 숨을 들이 마시고, 바닥에 지지하고 있는 팔에 힘을 주면서 발을 바닥에 고정한 채 반대편 팔을 머리 위로 뻗고 몸 전체를 들어 올린다.

Quick Guide

목표부위

- 어깨거들 안정화 근육
- 복사근

운동효과

- 척추의 외측 굴곡근과 어깨거들 강화
- 몸통의 안정화 근육

금기사항

- 어깨와 손목에 통증이 있을 시 이 운동을 시행하지 않는다.

Side Bend II

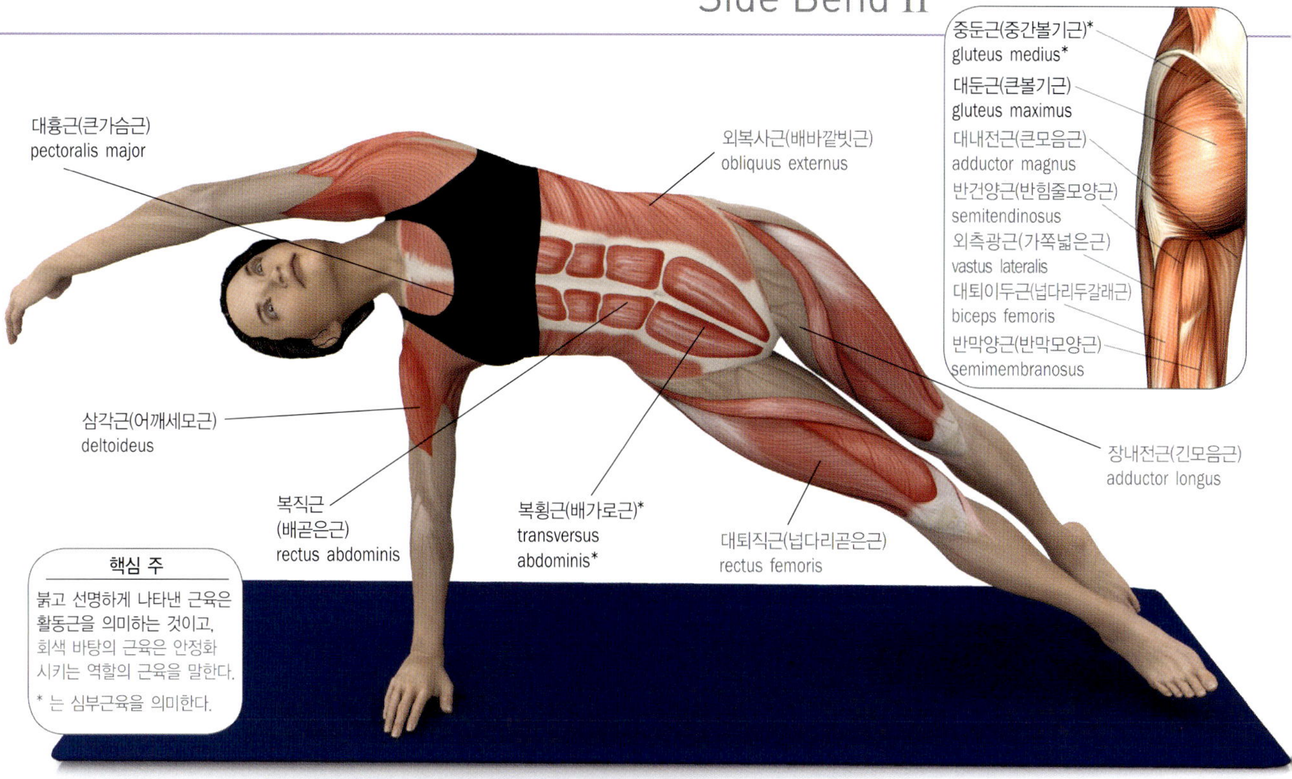

핵심 주

붉고 선명하게 나타낸 근육은 활동근을 의미하는 것이고, 회색 바탕의 근육은 안정화 시키는 역할의 근육을 말한다.

* 는 심부근육을 의미한다.

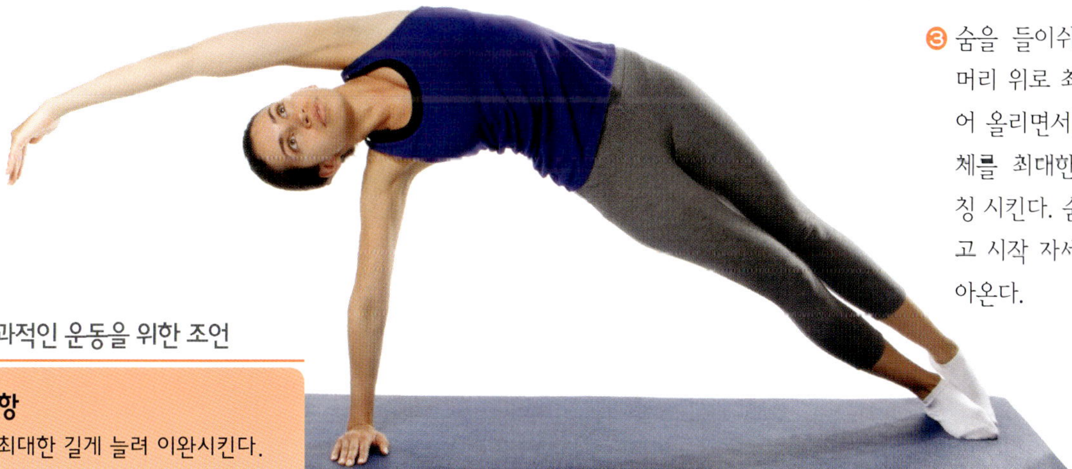

❸ 숨을 들이쉬고 팔을 머리 위로 최대한 뻗어 올리면서 몸의 상체를 최대한 스트레칭 시킨다. 숨을 내쉬고 시작 자세로 되돌아온다.

효과적인 운동을 위한 조언

체크사항

- 목을 최대한 길게 늘려 이완시킨다.
- 복근을 더 잘 활성화 시키기 위해 어깨와 몸통을 높이 들어 올린다.
- 상체의 체중을 감소시키기 위해 골반을 높이 들어 올린다.
- 근육의 스트레칭과 활성화의 증대를 위해 팔과 다리를 최대한 길게 뻗는다.

주의할 점

- 긴장된 목 근육

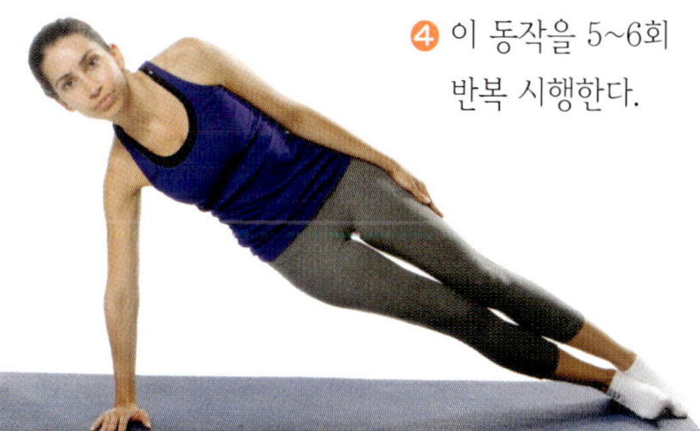

❹ 이 동작을 5~6회 반복 시행한다.

Push-up

Advanced

전통적인 푸쉬업은 피트니스 차원에서는 지구력의 핵심 분야이다. 푸쉬업을 변형시킨 이 운동은 롤링업 다운 동작으로 척추를 신장, 이완시켜 주기 때문에 몸 전체의 균형있는 발달에 도움을 주는 기능을 한다.

주 타겟 근육

- 복직근(rectus abdominis)
- 복횡근(transversus abdominis)
- 외복사근(obliquus externus)
- 내복사근(obliquus internus)
- 상완삼두근(triceps brachii)
- 승모근(trapezius)
- 대둔근(gluteus maximus)
- 대흉근(pectoralis major)

❶ 바르게 선 자세에서 숨을 들이 쉬고 배꼽(아랫배)을 척추 쪽으로 당긴 상태를 유지한다.

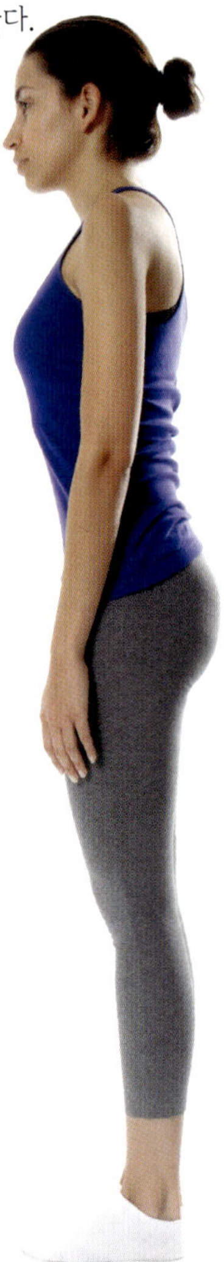

❷ 숨을 내쉬면서 천천히 롤다운하여 척추를 스트레칭함과 동시에 손을 어깨 아래에 위치시켜 바닥을 서서히 단계별로 짚어 내려가면서 플랭크 자세를 취한다.

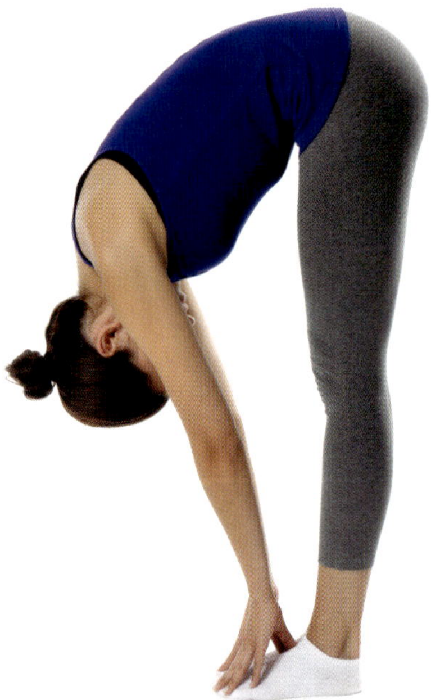

❸ 숨을 들이쉬고 배꼽(아랫배)을 척추 쪽으로 당긴다. 엉덩이와 다리를 일직선상에 두어 최대한 곧게 뻗고 스트레칭한다.

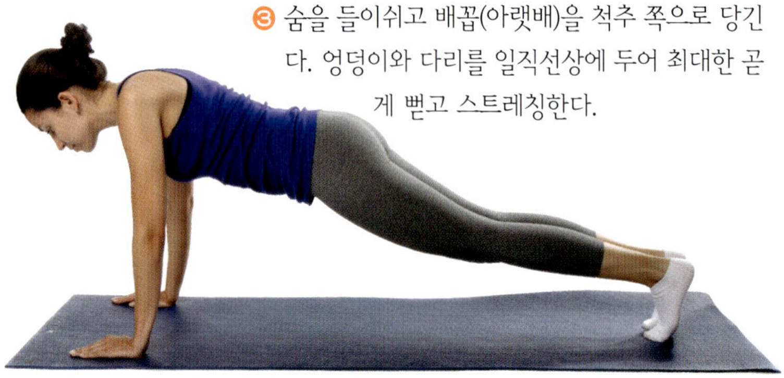

효과적인 운동을 위한 조언

체크사항

- 운동 중 머리와 목은 이완시킨 상태를 유지하도록 한다.
- 안정성을 위해 엉덩이 근육에 힘을 주고 복근을 척추 쪽으로 당긴다.

주의할 점

- 어깨를 귀 쪽으로 올리지 않아야 한다.

Quick Guide

목표부위

- 대흉근 • 이두근 • 삼두근

운동효과

- 코어안정, 어깨, 허리, 엉덩이, 가슴 근육 강화

금기사항

- 어깨질환, 손목통증과 요통이 있는 경우

❹ 숨을 내쉬면서 팔꿈치를 구부리고 숨을 들이쉬면서 팔을 곧게 편다. 이 동작을 8회 반복 시행한다.

❺ 숨을 들이쉬면서 손을 발 쪽으로 움직여 가면서 엉덩이를 들어 올린다. 천천히 숨을 내쉬면서 척추를 롤업하여 시작 자세로 일어선다. 이 동작을 3회 반복 시행한다.

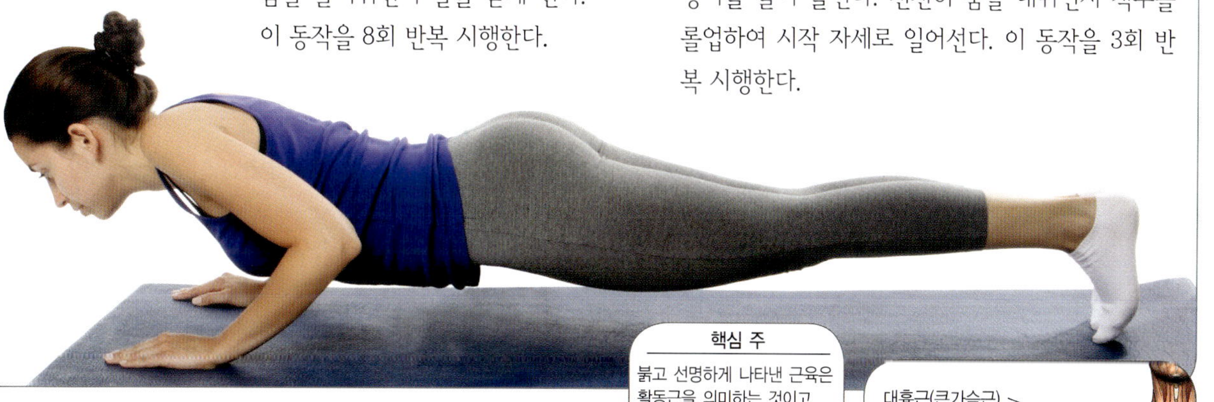

핵심 주

붉고 선명하게 나타낸 근육은 활동근을 의미하는 것이고, 회색 바탕의 근육은 안정화 시키는 역할의 근육을 말한다.

* 는 심부근육을 의미한다.

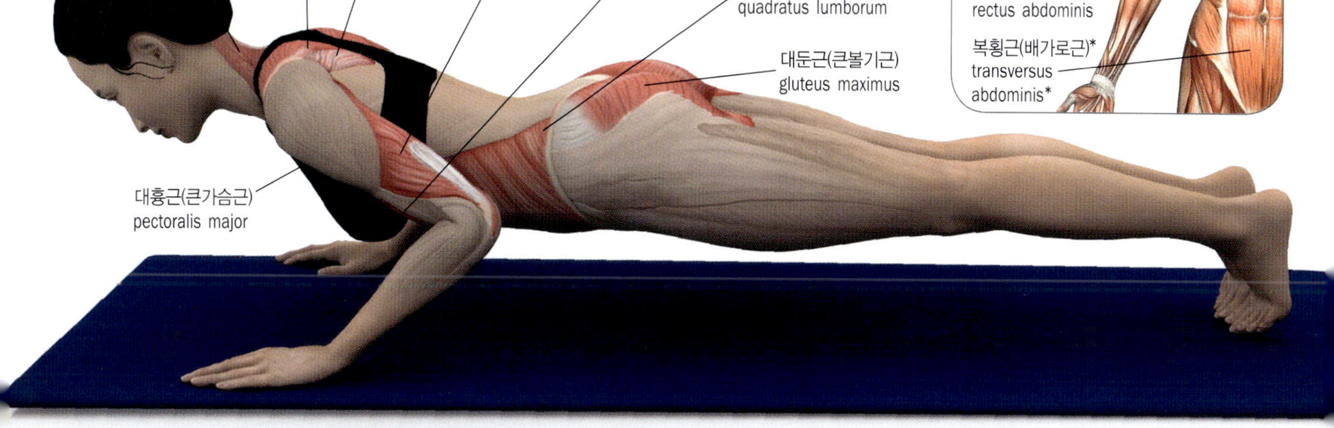

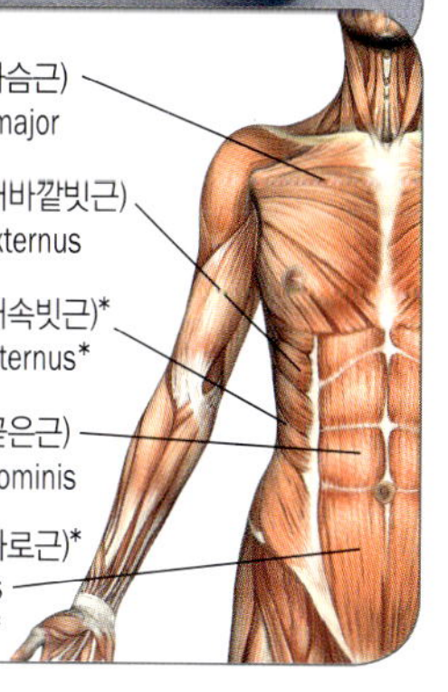

Advanced

Side Leg Lift

이 운동은 복사근을 활성화시키고 모든 주요 근육들을 신장시켜 주는 기능을 한다. 그리고 신체 균형감각과 안정성 향상에 많은 도움을 주는 운동이다.

효과적인 운동을 위한 조언

체크사항

- 골반 안정화를 위해 엉덩이를 견고하게 고정시킨다.
- 목의 스트레스와 긴장을 줄이기 위해 목과 머리를 길게 늘려 이완시킨다.
- 다리 위에 올려 놓은 손을 최대한 아래로 슬라이딩시켜 내려 가면서 팔을 늘린다.

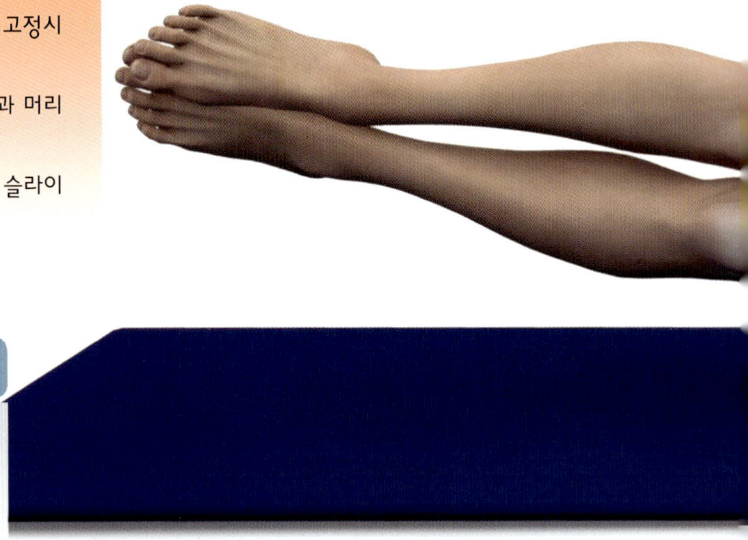

주 타겟 근육

- 복직근(rectus abdominis)
- 복횡근(transversus abdominis)
- 외복사근(obliquus externus)
- 내복사근(obliquus internus)

1. 바닥에 바르게 옆으로 누워 한쪽 팔을 굽혀 손바닥으로 머리를 받친 자세에서 시작한다. 반대편 손은 허벅지 옆에 두고 다리는 최대한 곧게 뻗는다.
2. 다음 자세를 위해 숨을 들이마신다.

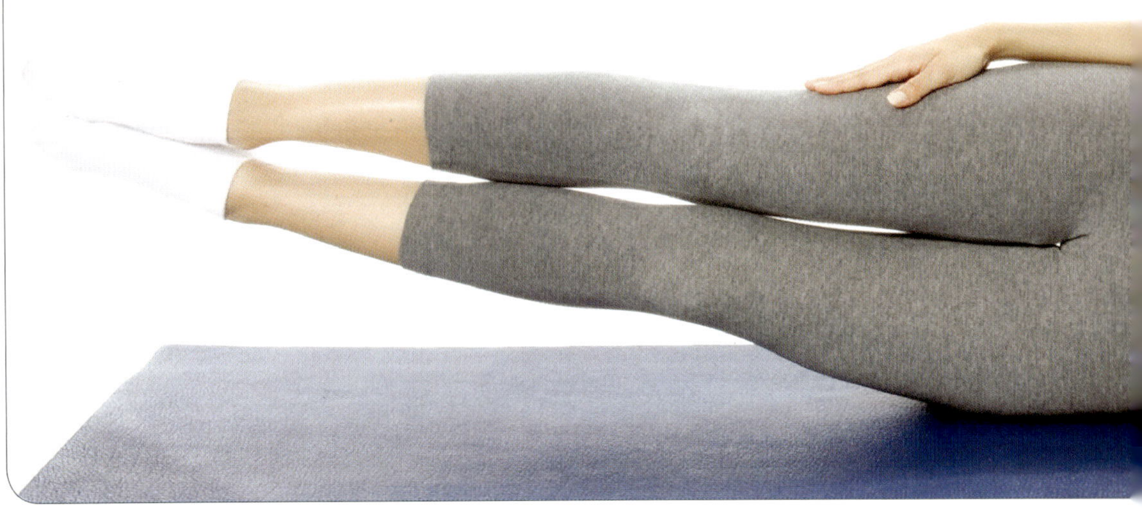

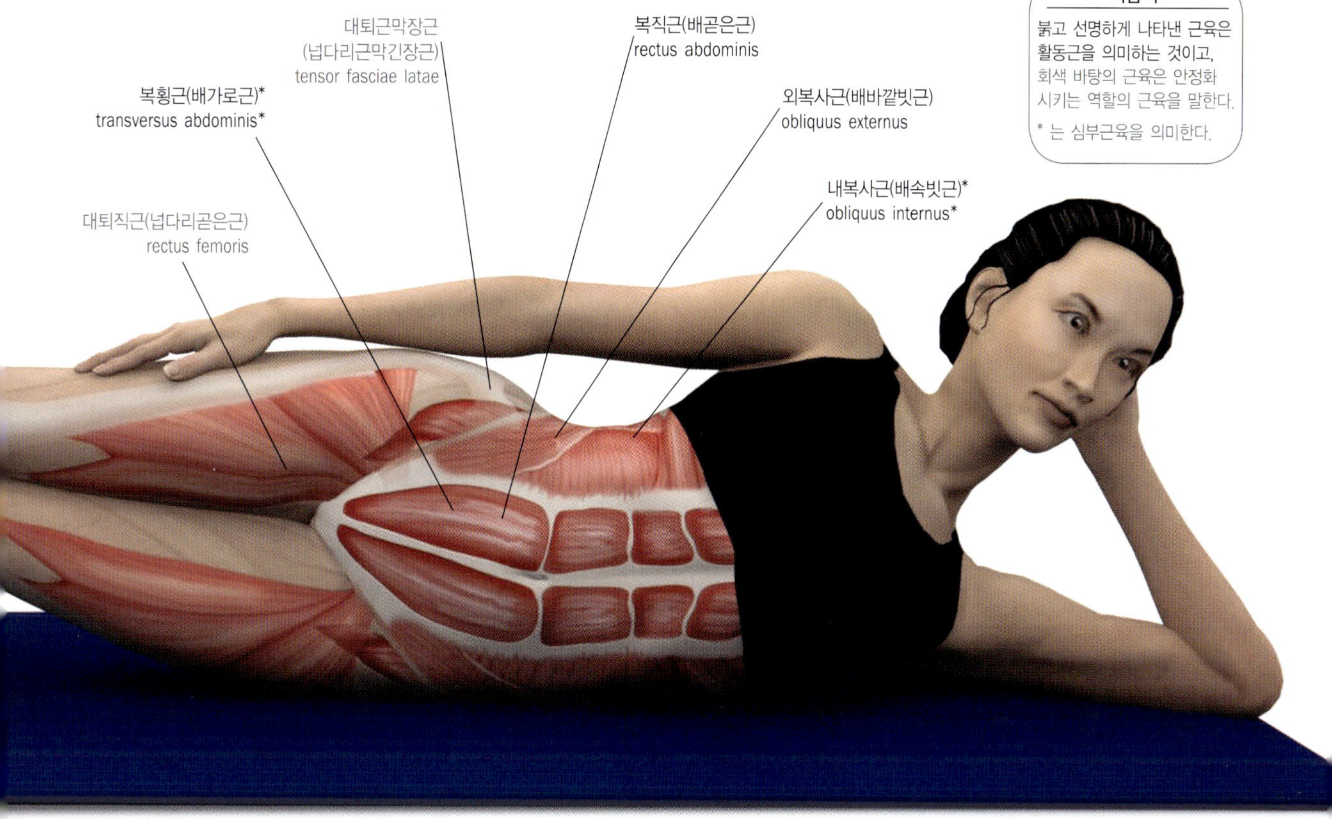

핵심 주

붉고 선명하게 나타낸 근육은 활동근을 의미하는 것이고, 회색 바탕의 근육은 안정화시키는 역할의 근육을 말한다.

* 는 심부근육을 의미한다.

❸ 숨을 내쉬고 머리, 다리 그리고 어깨를 동시에 들어 올린다.

❹ 숨을 들이쉬고 상체와 다리를 동시에 바닥으로 천천히 내린다.

❺ 이 동작을 4~6회 반복 시행한다.

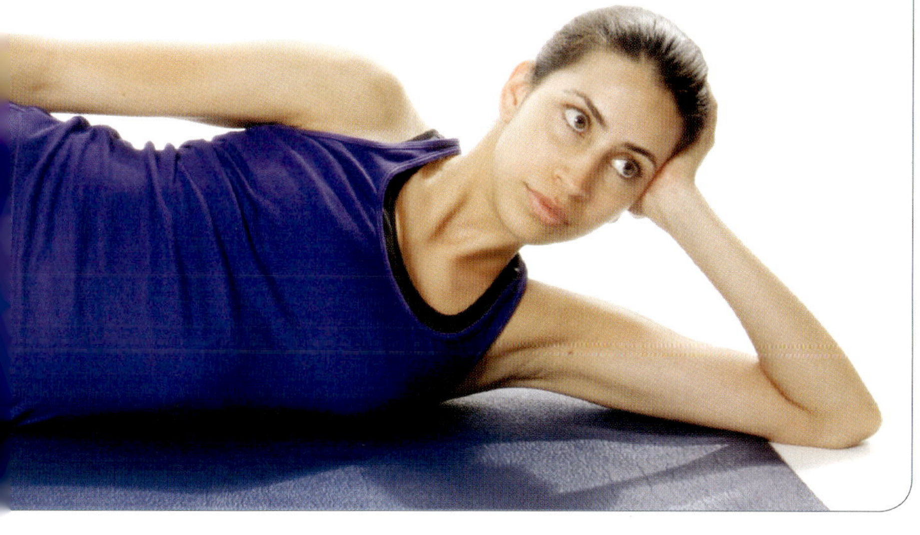

Quick Guide

목표부위

• 복사근

운동효과

• 몸을 강화하고 안정성 있게 한다.

금기사항

• 요통이 있을 시 이 운동을 시행하지 않는다.

Kneeling Side Kick I

Advanced

무릎 굽혀 옆차기 I (kneeling side kick I)은 높은 자세 무릎 굽혀 옆차기(tall kneeling side kick)으로 불리기도 하는데, 이 운동은 몸 전체 근육을 자극하고 길게 신장시키며 균형을 잡는 기능을 한다. 깊고 규칙적인 호흡은 근육을 스트레칭하는 데에 있어 도움이 된다.

효과적인 운동을 위한 조언

체크사항

- 균형을 잡기 위해 몸통은 정렬된 상태를 유지한다.
- 목은 이완시킨 상태를 유지하며 신장되어 있어야 한다.
- 원활한 운동을 위해 다리를 최대한 바깥으로 곧게 뻗고 신장시킨다.

주의할 점

- 목이나 어깨에 힘을 주지 않아야 한다.
- 어깨관절에 너무 압박이 가해지지 않도록 한다.

❶ 바닥에 무릎을 꿇은 자세에서 한쪽 다리는 옆으로 최대한 곧게 뻗고, 반대쪽 다리는 엉덩이와 일직선 상에 놓이도록 한다.

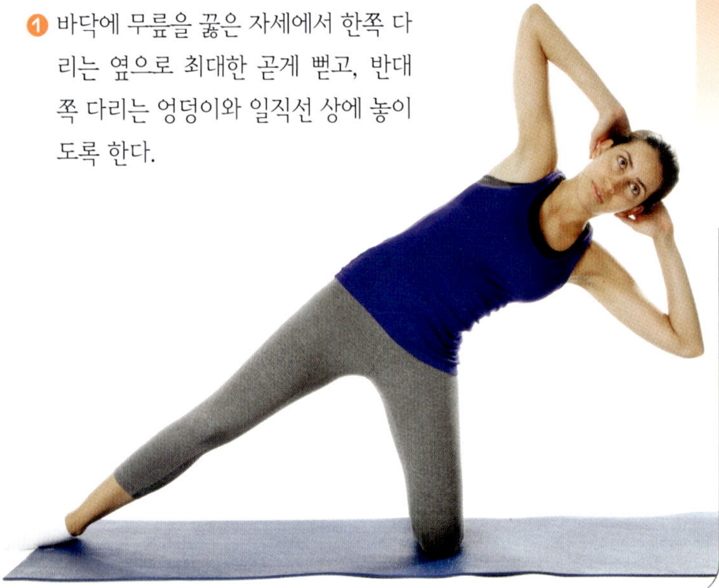

Quick Guide

목표부위

- 외전근
- 복근
- 둔근

운동효과

- 허리의 선을 아름답게 한다.

금기사항

- 무릎 통증, 부상 그리고 요통이 있을 시 이 운동을 시행하지 않는다.

❷ 양손을 머리 뒤에 놓고 팔꿈치는 옆으로 벌려 어깨 힘이 들어가지 않도록 한다.

❸ 숨을 들이쉬고 뻗은 다리를 들어 올려 엉덩이와 같은 선상에 놓는다.

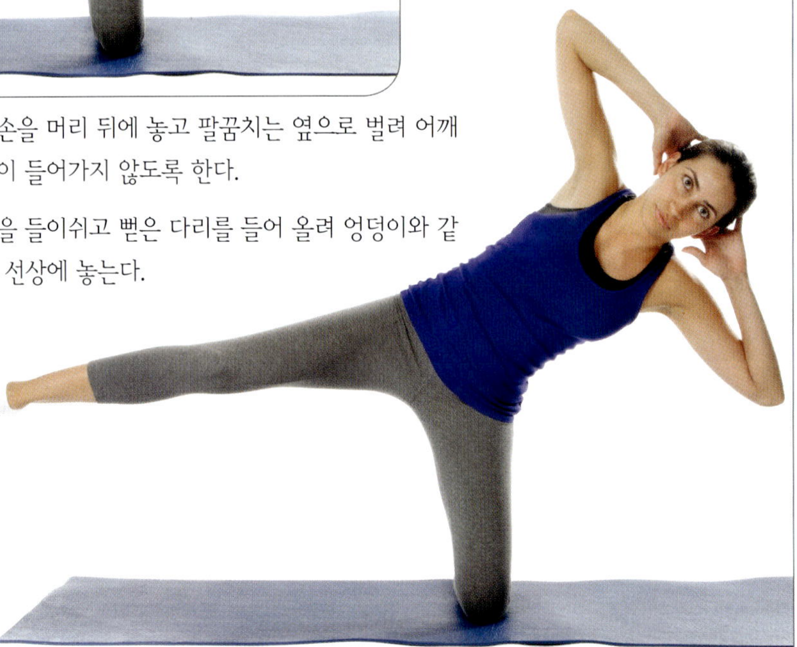

❹ 숨을 내쉬고 들어 올린 다리를 상체 앞쪽으로 놓고 발끝을 구부린다. 이때 엉덩이는 견고하게 고정되어 있어야 한다.

❺ 이 동작을 5~6회 반복 시행한다.

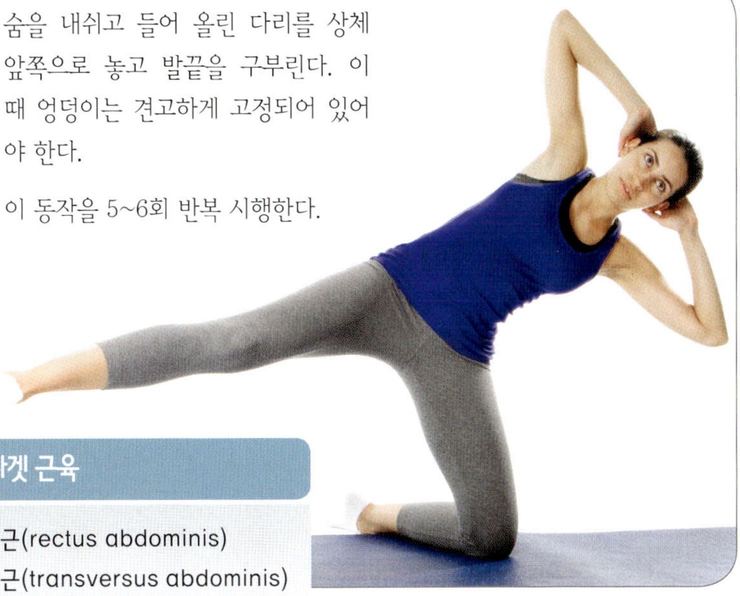

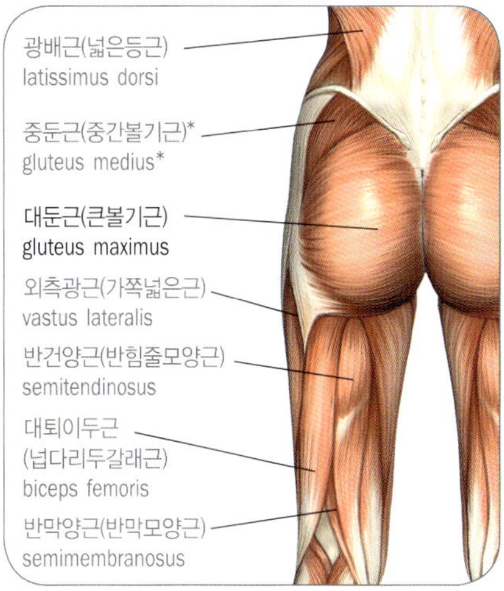

주 타겟 근육

- 복직근(rectus abdominis)
- 복횡근(transversus abdominis)
- 장내전근(adductor longus)
- 장요근(iliopsoas)
- 장골근(iliacus)
- 박근(gracilis)
- 대퇴이두근(biceps femoris)
- 외측광근(vastus lateralis)

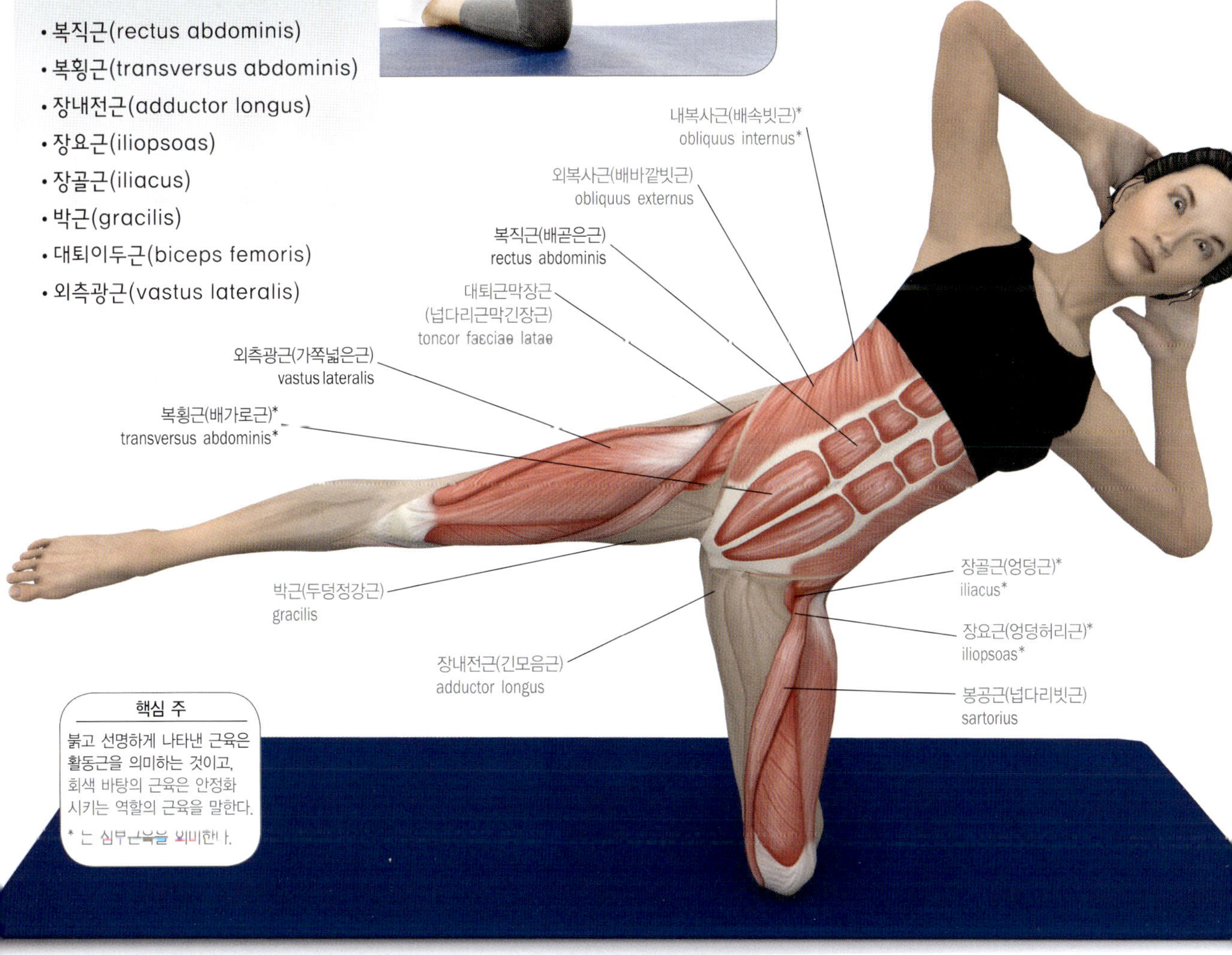

핵심 주

붉고 선명하게 나타낸 근육은 활동근을 의미하는 것이고, 회색 바탕의 근육은 안정화시키는 역할의 근육을 말한다.

* 는 심부근육을 의미한다.

Advanced

Oblique Roll-down

주 타겟 근육

- 외복사근(obliquus externus)
- 내복사근(obliquus internus)
- 복직근(rectus abdominis)
- 복횡근(transversus abdominis)

❶ 바닥에 바르게 앉아 팔을 바닥과 평행하도록 옆으로 곧게 뻗고 무릎을 구부려 벌린 자세에서 시작한다.

❷ 숨을 들이쉬고 복근에 힘을 주어 배꼽(아랫배)을 척추 쪽으로 당기고 척추를 최대한 위로 당겨 올려 곧게 편다.

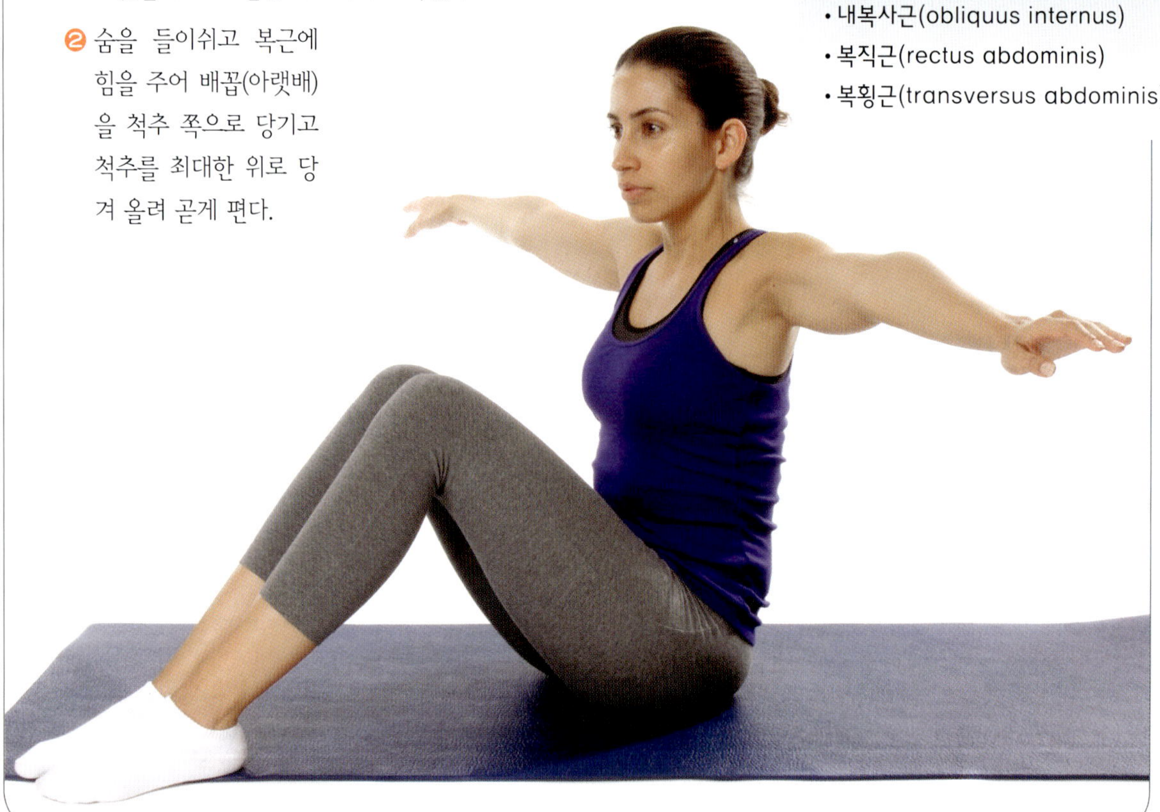

효과적인 운동을 위한 조언

체크사항

- 운동 중 팔을 최대한 곧게 뻗어 몸 전체가 스트레칭 되어야 한다.
- 목의 긴장도를 줄이기 위해 목을 길게 늘리고 이완시킨다.
- 롤업과 롤다운 할 때 척추를 각 분절별 움직임이 일어나도록 한다.
- 운동 중 길고 느리게 규칙적인 호흡을 한다.

주의할 점

- 목과 어깨의 근육이 긴장되지 않아야 한다.

상체의 C 커브를 형성 유지시키는 것이 이 운동의 중요한 부분이다. 상체를 롤백하고 회전시킬 때 복근을 활용하여 척추를 지지해야 한다.

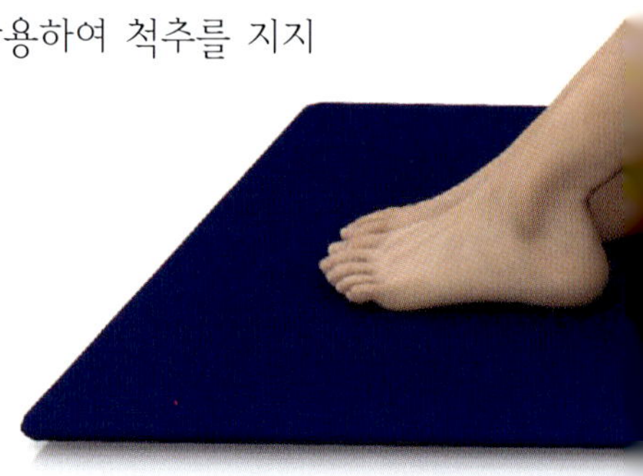

Quick Guide

목표부위

• 복사근(Oblique muscles)

운동효과

• C커브를 유지시키는 훈련을 함으로써 복사근의 강화를 유도한다.

금기사항

• 추간판탈출증 (척추 디스크 병변)이 있는 경우

❸ 숨을 내쉬고 상체를 옆으로 돌린 후 비스듬히 뒤로 젖힌다.

❹ 숨을 들이쉬고 척추가 굴곡된 상태(상체가 뒤로 젖혀진 상태)에서 상체만 다시 중심으로 되돌린다.

❺ 숨을 내쉬고 배에 힘을 준 상태에서 반대쪽으로 상체를 돌린다.

❻ 숨을 들이쉬고 시작 자세로 되돌아온다. 이 동작을 4~6회 반복 시행한다.

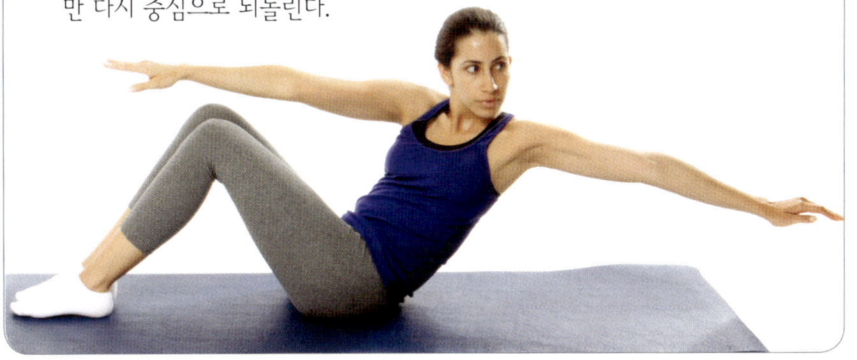

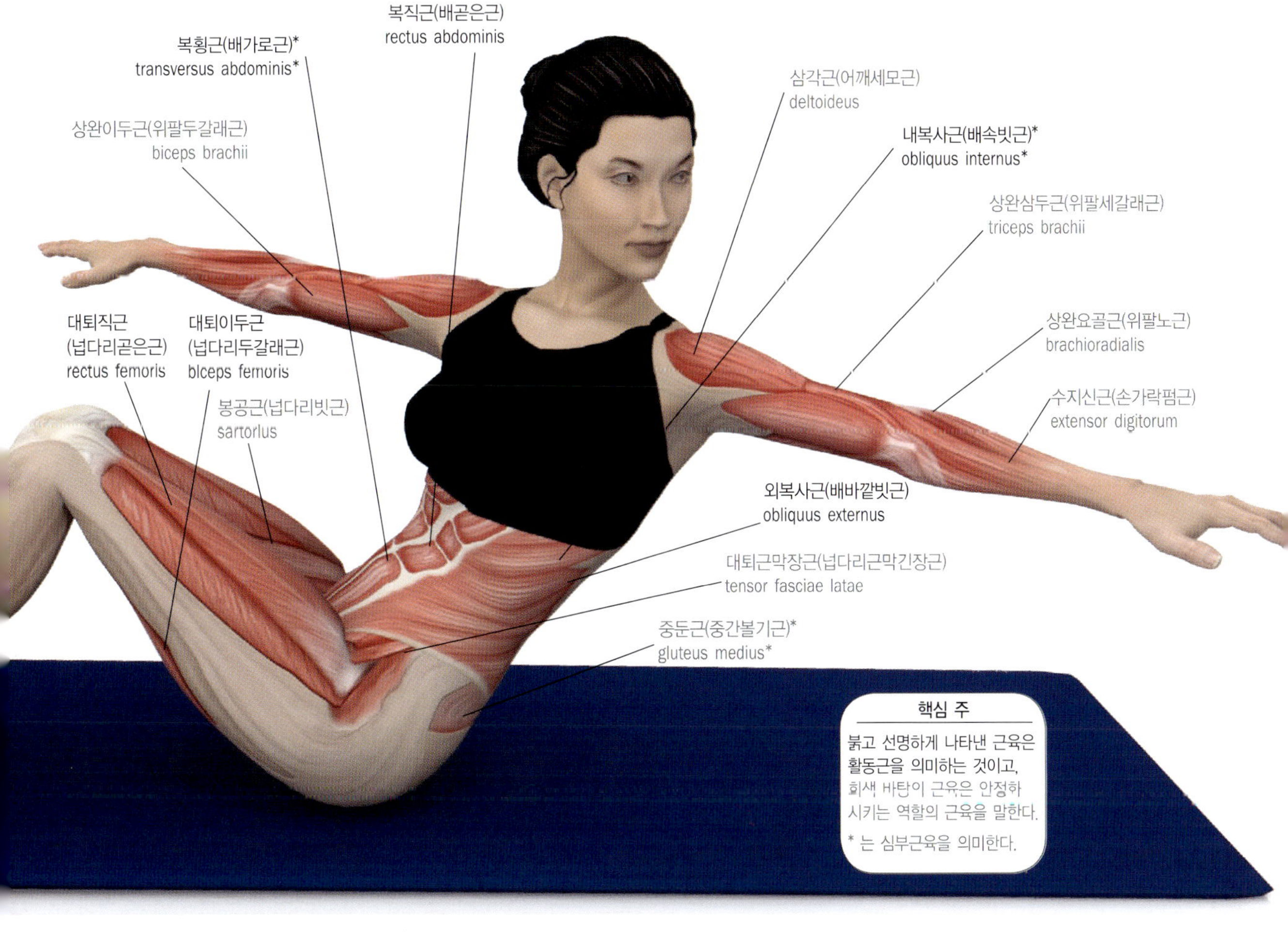

핵심 주

붉고 선명하게 나타낸 근육은 활동근을 의미하는 것이고, 회색 바탕의 근육은 안정하시키는 역할의 근육을 말한다.

* 는 심부근육을 의미한다.

Advanced

Bridge III

중급 이상의 운동인 브릿지 III 동작은 성공적인 플랭크 자세를 통해 척추 및 엉덩이와 다리의 근력과 협응 능력을 필요로 한다.

효과적인 운동을 위한 조언

체크사항

- 운동 중 플랭크 자세를 유지한다.
- 목은 이완시킨 상태를 유지하며 신장되어 있어야 한다.
- 근육을 최대한 활성화시키기 위하여 다리를 최대한 뻗어 신장시켜야 한다.

주의할 점

- 운동 중 엉덩이가 위 아래 방향으로 움직이지 않아야 한다.

1. 바닥에 바르게 누운 상태에서 양 팔은 상체 옆에 곧게 뻗어 두고 무릎은 굴곡시킨 채 엉덩이 너비만큼 벌린 자세에서 시작한다.
2. 엉덩이를 바닥으로부터 들어 올려 무릎부터 어깨가 일선상에 놓이도록 한다.
3. 숨을 들이쉬고 한쪽 다리를 곧게 뻗어 올리고 발끝을 주시한다.

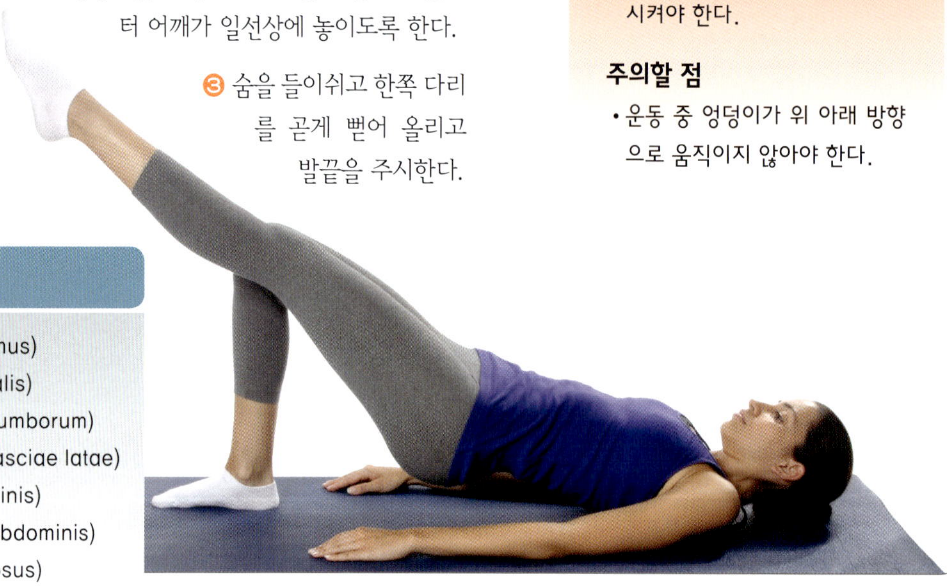

주 타겟 근육

- 대둔근(gluteus maximus)
- 중둔근(gluteus medialis)
- 요방형근(quadratus lumborum)
- 대퇴근막장근(tensor fasciae latae)
- 복직근(rectus abdominis)
- 복횡근(transversus abdominis)
- 반건양근(semitendinosus)
- 반막양근(semimembranosus)
- 대퇴이두근(biceps femoris)

4. 숨을 내쉬면서 발등을 잡아 당긴다(족배굴곡).
5. 다리를 곧게 뻗으며 천천히 바닥 쪽으로 내리고 어깨부터 발목까지 일선상에 놓이도록 한다.

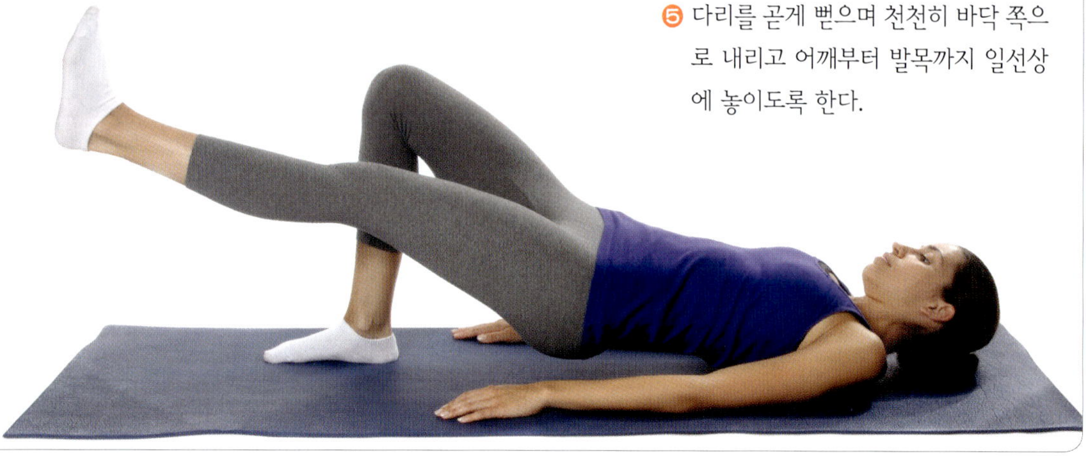

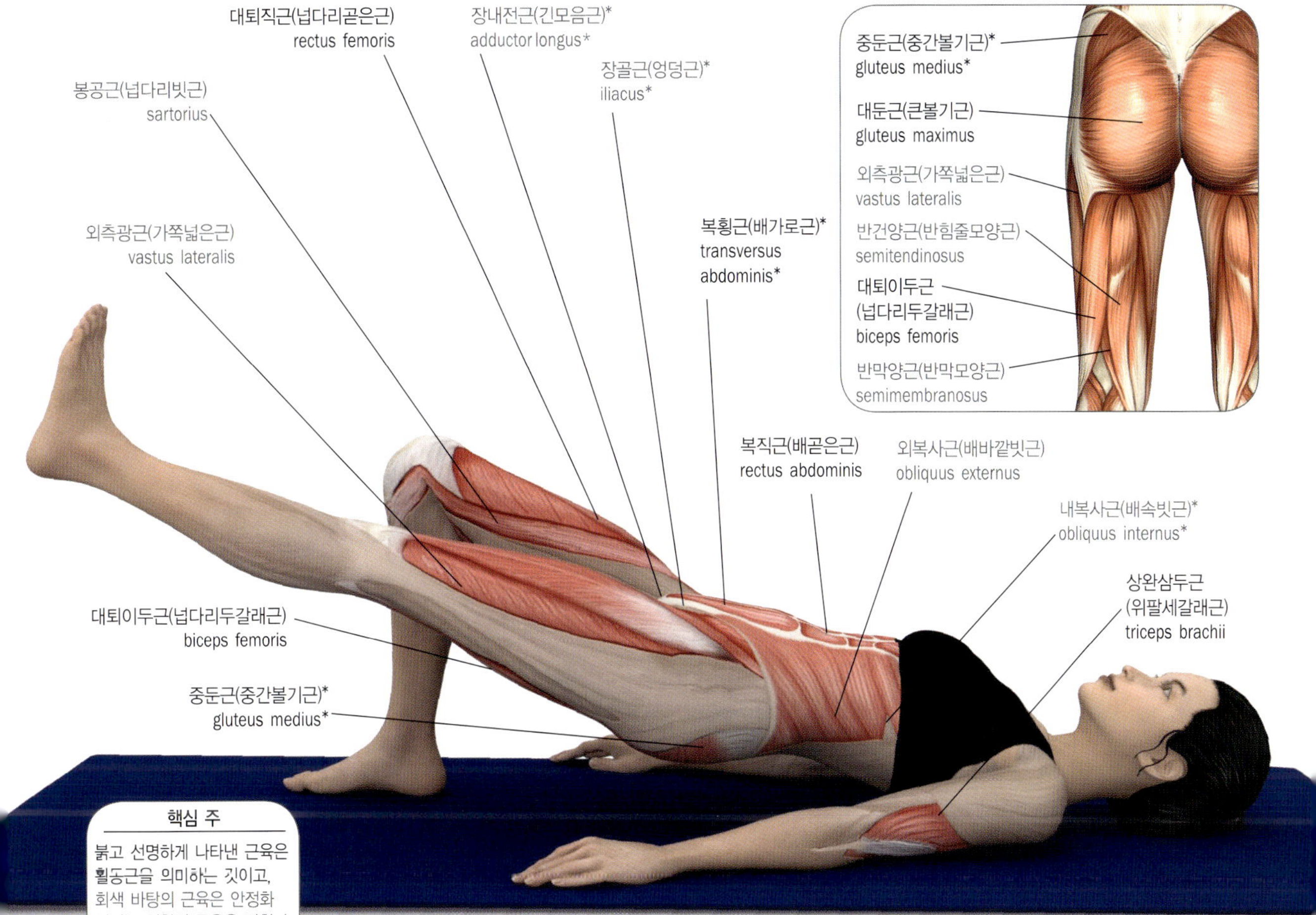

핵심 주

붉고 선명하게 나타낸 근육은 활동근을 의미하는 것이고, 회색 바탕의 근육은 안정화시키는 역할의 근육을 말한다.

* 는 심부근육을 의미한다.

Quick Guide

목표부위

- 엉덩이 신전근

운동효과

- 엉덩이 굴곡근과 척추의 안정성을 강화시키고 지구력을 증가시킨다.

금기사항

- 목에 질환이 있는 경우

⑥ 숨을 들이쉬면서 다리를 곧게 뻗어 올리고 발끝을 주시한다.

⑦ 이 동작을 4~6회 반복 시행한다.

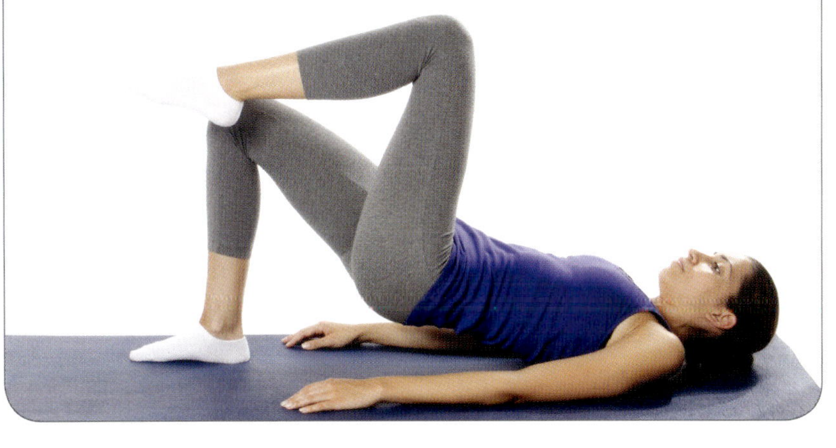

A d v a n c e d

Jack-knife

이 운동은 복근, 둔근, 허벅지에 도움이 되는 동작으로써 이 근육들의 정확한 조절을 필요로 한다. 운동 중 다리를 곧게 뻗은 상태에서는 척추를 최대한 늘려 신장시키도록 한다.

주 타겟 근육

- 복직근(rectus abdominis)
- 복횡근(transversus abdominis)
- 대둔근(gluteus maximus)
- 중둔근(gluteus medius)
- 상완삼두근(triceps brachii)
- 장내전근(adductor longus)

Quick Guide

목표부위

- 복근
- 대퇴 내전근
- 둔근

운동효과

- 고관절 및 척추 신전근
- 회전 동작에 대한 척추의 안정성 훈련

금기사항

- 손상된 목과 어깨 또는 디스크가 있는 경우

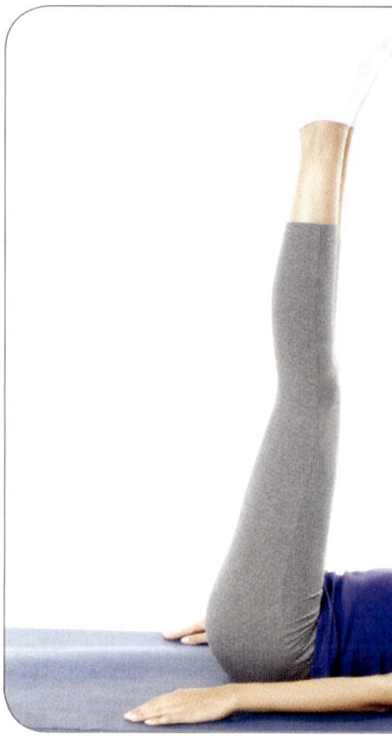

❶ 바닥에 등을 대고 바로 누운 자세에서 다리는 바닥과 일직선상이 되도록 곧게 뻗고 양팔은 손바닥을 바닥으로 하고 팔을 곧게 편 상태로 몸 옆에 나란히 둔다.

❷ 준비를 위해 숨을 들이 쉰다. 숨을 내쉬면서 엉덩이에 힘을 주어 조이는 느낌이 들도록 한다. 배꼽(아랫배)을 척추 쪽으로 끌어 당긴 상태에서 다리를 머리 위쪽으로 들어 올린다.

❸ 무게는 어깨에 실은 상태에서 다리는 바닥과 평행하도록 유지한다.

❹ 숨을 들이쉬고 손에 힘을 주어 몸을 지탱하고 엉덩이는 천장 쪽으로 들어 올린다.

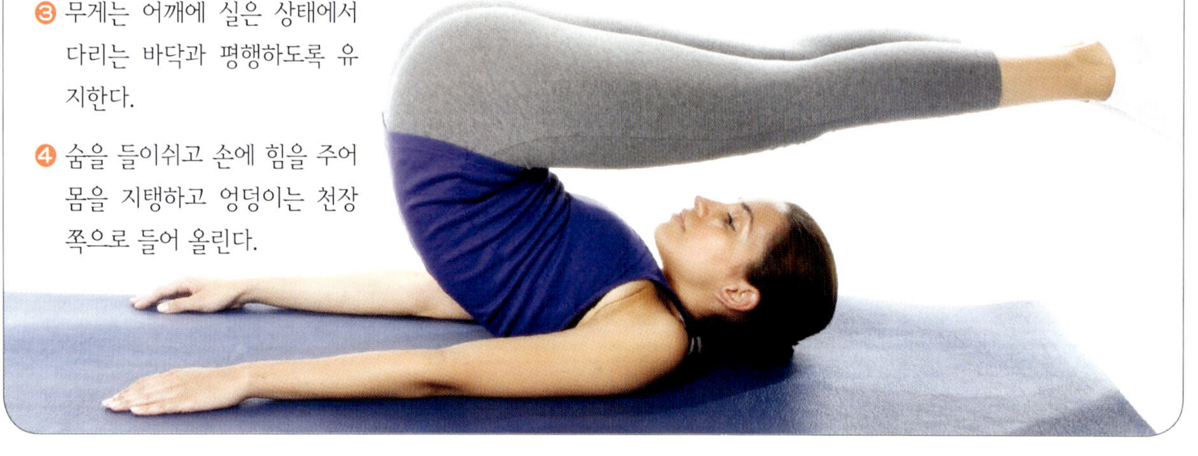

❺ 다리를 천장쪽으로 곧게 뻗어 올린다.

❻ 숨을 내쉬고 손으로 바닥을 누른 상태에서 최대한 천천히 척추를 롤 다운한다.

❼ 숨을 들이쉬고 다리를 천천히 바닥에 내려놓는다.

❽ 허리가 바닥과 평행하며 허벅지 안쪽에 힘을 주어 스트레칭 되는 느낌이 들도록 유지한다.

❾ 이 동작을 3~4회 반복 시행한다.

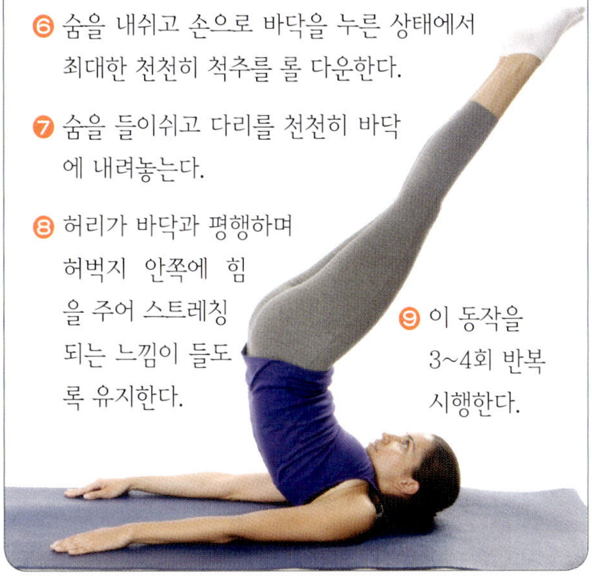

효과적인 운동을 위한 조언

체크사항

- 팔과 다리는 서로 반대 방향으로 최대한 곧게 뻗는다.
- 운동 중 엉덩이는 힘을 주고 배꼽(아랫배)은 척추 쪽으로 끌어당긴 상태를 유지한다.
- 목은 최대한 길게 늘려 이완시킨다.

주의할 점

- 어깨를 귀 쪽으로 올리지 않아야 한다.
- 목은 롤링시키지 않아야 하며, 체중은 어깨 부위의 등에 놓이도록 해야 한다.
- 다리가 벌어지지 않도록 해야 한다.

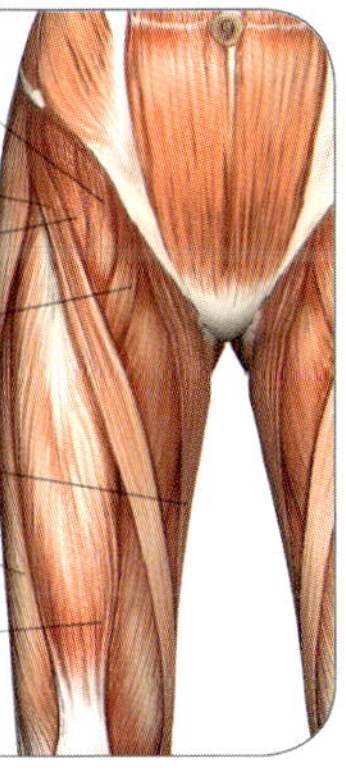

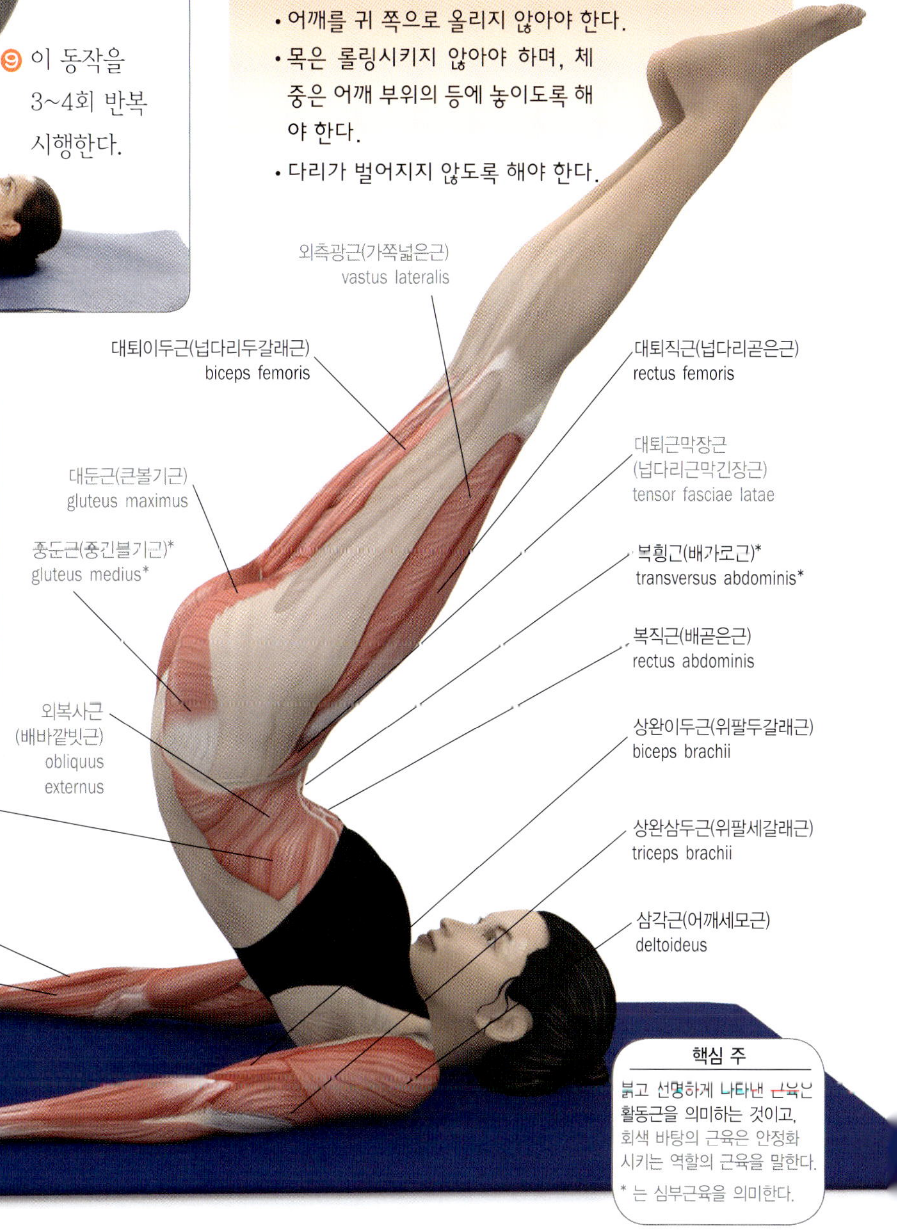

핵심 주

붉고 선명하게 나타낸 근육은 활동근을 의미하는 것이고, 회색 바탕의 근육은 안정화 시키는 역할의 근육을 말한다.

* 는 심부근육을 의미한다.

A d v a n c e d

Corkscrew

이 운동은 잭나이프와 비슷한 동작이며 콕스크루와 같은 근육들을 활용하는 것이나 자세는 다르다. 원을 그리는 동작은 천천히 정확하게 하고, 안정성을 위해 필요 이상으로 크게 하지 않도록 한다.

효과적인 운동을 위한 조언

체크사항

- 운동 중 배꼽(아랫배)은 척추 쪽으로 끌어당긴다.
- 적당한 크기의 원을 그려 안정성을 유지한다.
- 목은 최대한 길게 늘려 이완시킨다.

주의할 점

- 허리가 바닥에서 떨어져 아치가 형성되지 않도록 한다(허리는 바닥에 밀착).

주 타겟 근육

- 치골근(pectineus)
- 장내전근(adductor longus)
- 박근(gracilis)
- 대퇴근막장근(tensor fasciae latae)
- 봉공근(sartorius)
- 대퇴직근(rectus femoris)
- 장골근(iliacus)
- 장요근(iliopsoas)
- 외측광근(vastus lateralis)
- 대둔근(gluteus maximus)
- 복직근(rectus abdominis)
- 복횡근(transversus abdominis)
- 외복사근(obliquus externus)
- 내복사근(obliquus internus)

❶ 바닥에 등을 대고 바로 누운 자세에서 다리는 천장을 향해 곧게 뻗고 양팔은 손바닥을 바닥으로 하고 팔을 곧게 편 상태로 몸 옆에 나란히 둔다.

❷ 준비를 위해 숨을 들이 쉰다. 숨을 내쉬면서 배꼽(아랫배)을 척추 쪽으로 끌어 당긴다.

❸ 다리를 한쪽 방향에서 위아래로 원을 그리며 회전시킨다.

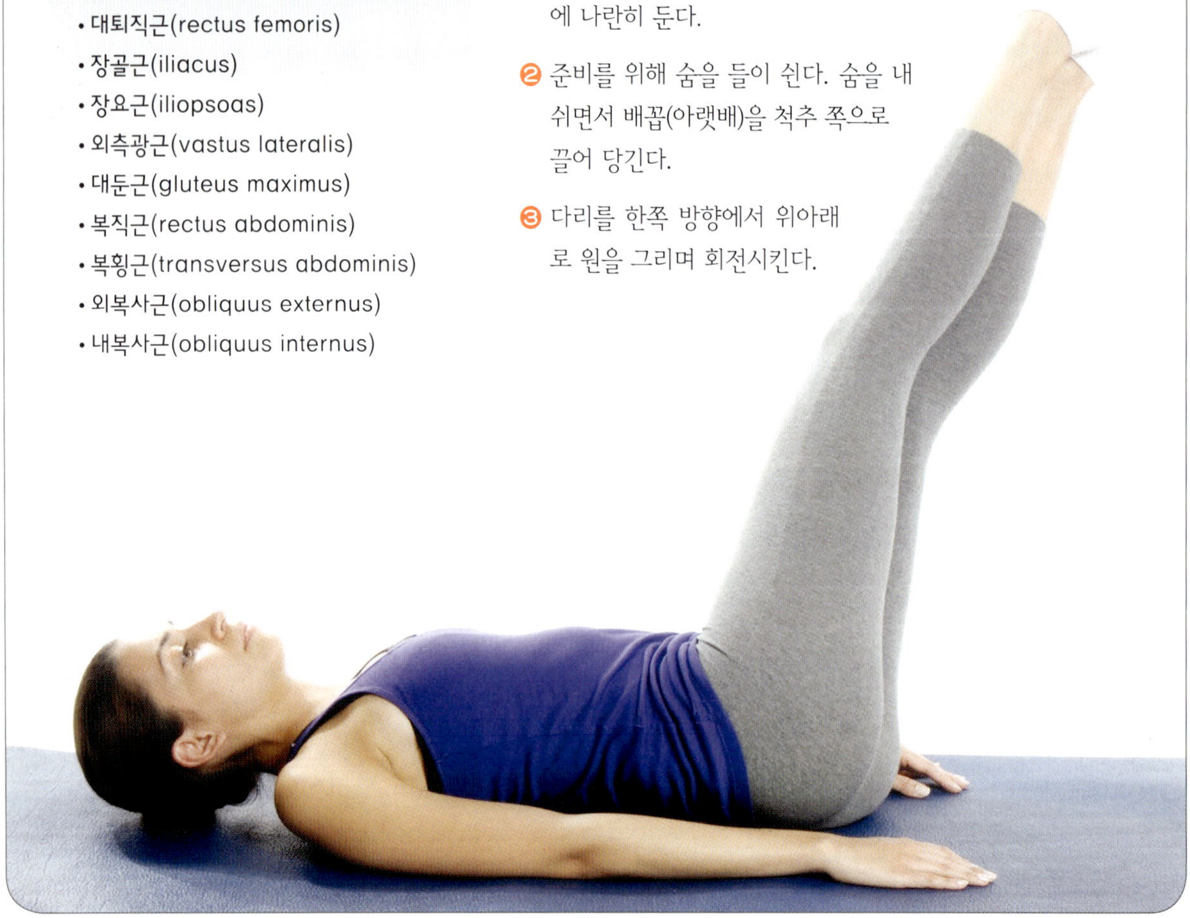

❹ 숨을 들이쉬고 반대 방향으로 다리를 움직여 원을 그린다.

❺ 이 동작을 6회 반복 시행한다.

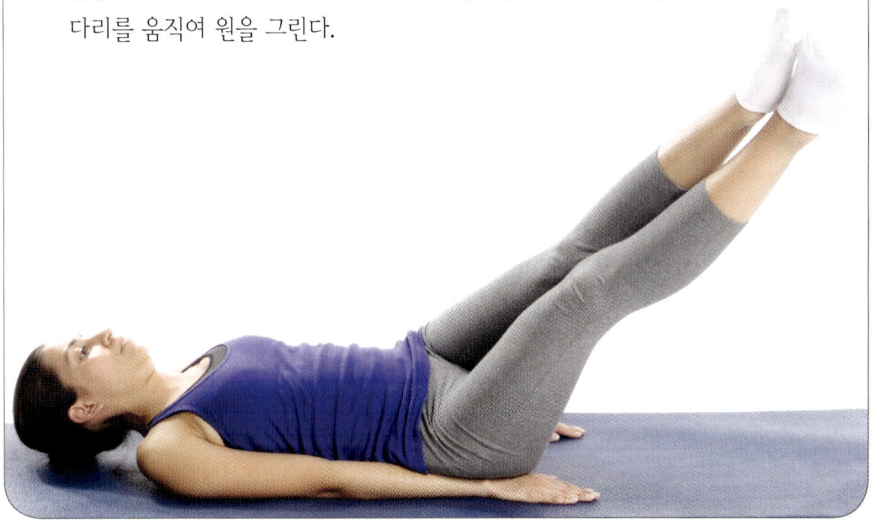

Quick Guide

목표부위

- 복근
- 대퇴골 내전근
- 둔근

운동효과

- 허리 근육을 강화하며 몸의 균형을 개선한다.

금기사항

- 요통이 있는 경우

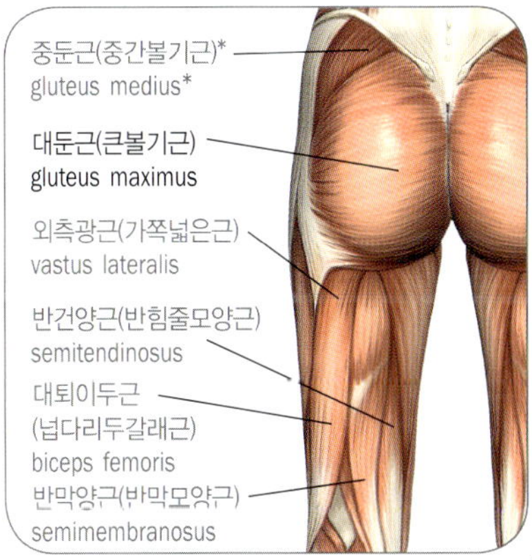

핵심 주

붉고 선명하게 나타낸 근육은 활동근을 의미하는 것이고, 회색 바탕의 근육은 안정화 시키는 역할의 근육을 말한다.

* 는 심부근육을 의미한다.

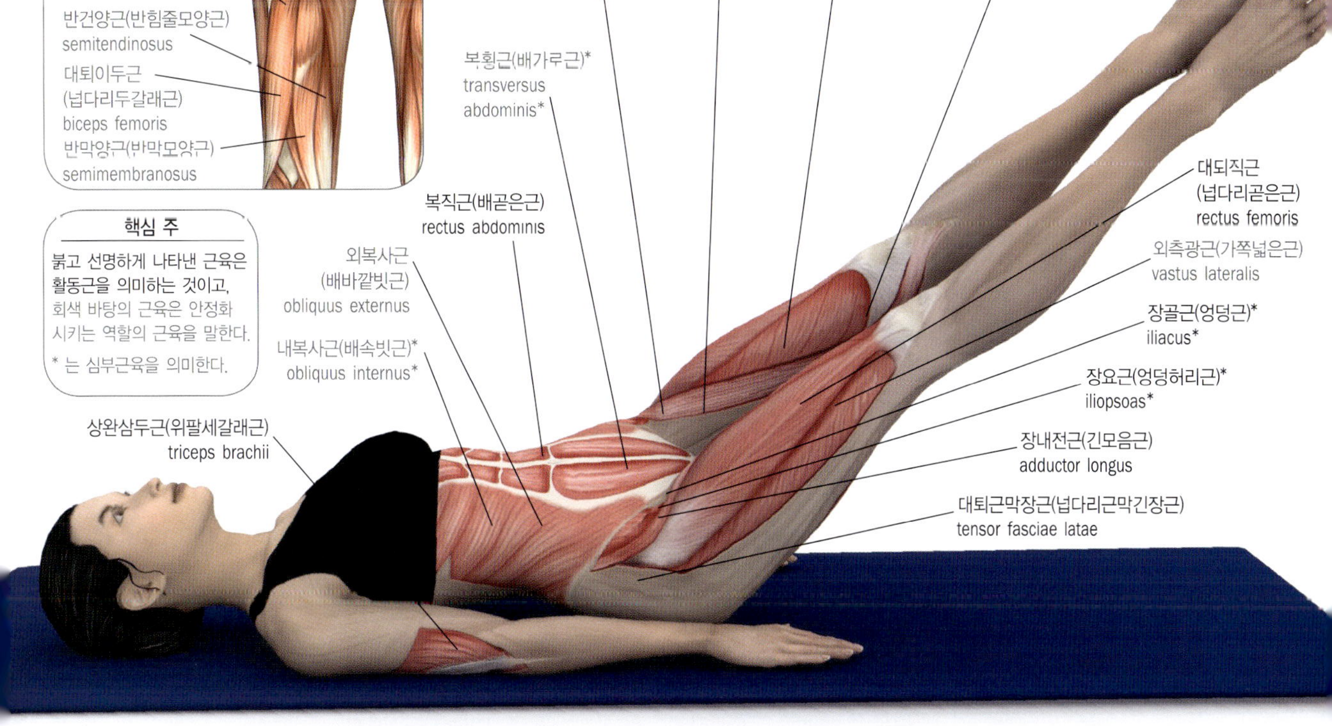

Kneeling Side Kick II

Advanced

이 운동에서의 가장 중요한 점은 척추와 고관절 운동으로부터 만들어지는 굴곡과 신전이 몸의 안정성과 신체 정렬 상태를 유지하는 데 도움이 되는 것이다. 다리를 움직일 때 척추를 안정되게 잘 유지해야 한다.

주 타겟 근육

- 중둔근(gluteus medius)
- 대둔근(gluteus maximus)
- 장내전근(adductor longus)
- 복직근(rectus abdominis)
- 복횡근(transversus abdominis)
- 치골근(pectineus)
- 단내전근(adductor brevis)
- 박근(gracilis)
- 대퇴근막장근(tensor fasciae latae)
- 봉공근(sartorius)
- 대퇴직근(rectus femoris)
- 장골근(iliacus)
- 장요근(iliopsoas)
- 외측광근(vastus lateralis)

효과적인 운동을 위한 조언

체크사항

- 운동 중 손으로 매트를 짚어 몸의 무게를 지탱하여 균형을 유지한다.
- 목은 최대한 길게 늘려 이완시킨다.
- 근육을 최대한 활성화시키기 위하여 어깨, 엉덩이, 다리를 일선상으로 정렬시킨다.

주의할 점

- 운동 중 다리의 움직임은 최소화해야 한다.

❶ 바닥에 무릎을 꿇은 자세에서 팔은 어깨와 바닥에서 일수직선상에 놓이도록 위치시켜 놓으며, 반대편 팔은 머리 뒤에 올려놓는다.

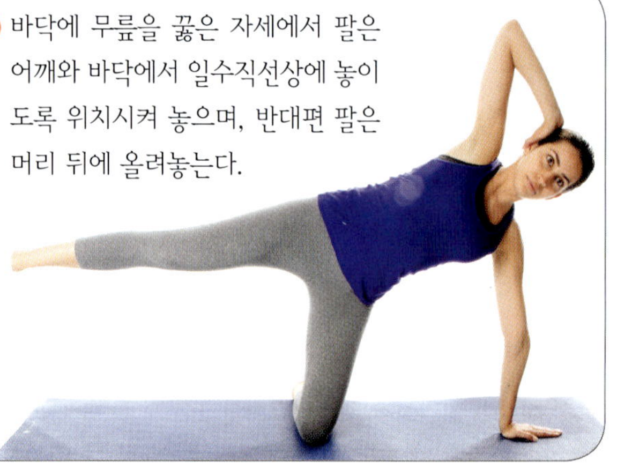

❷ 다리를 엉덩이 높이로 들어 올리고 최대한 곧게 뻗는다. 이때 상체는 잘 정렬된 상태를 유지해야 한다.

❸ 숨을 들이쉬고 다리를 곧게 뻗은 상태를 유지하며 앞으로 가볍게 찬다. 이때 허리는 견고하게 고정되어 있어야 하고, 발은 당겨 굽히지 않도록 한다.

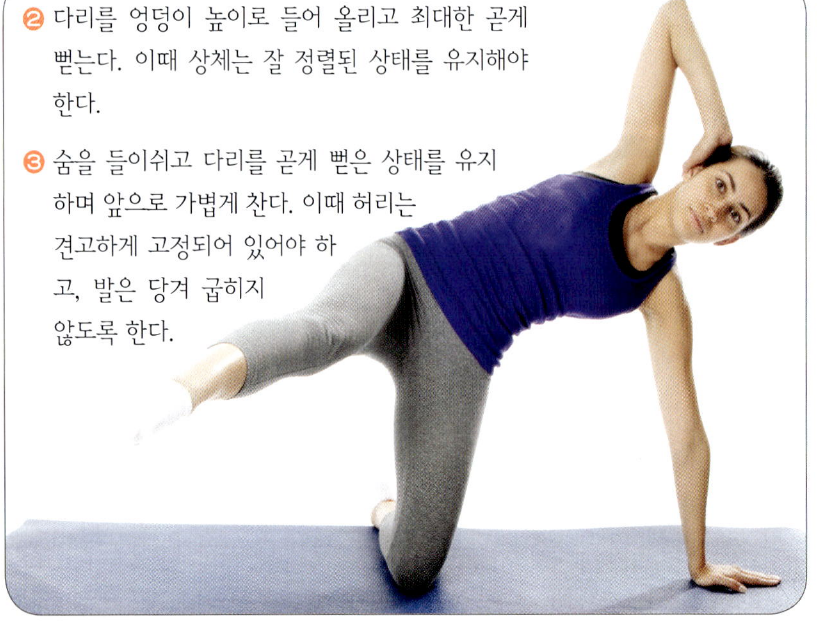

Quick Guide

목표부위

- 대퇴골 외전근
- 복근

금기사항

- 손목 또는 어깨 질환, 심한 요통, 그리고 어깨를 움직일 때 통증이 있는 경우

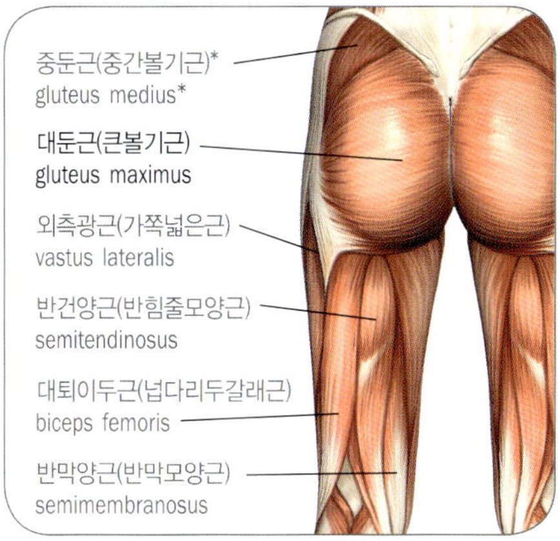

❹ 숨을 내쉬고 다리를 엉덩이 높이로 들어 올린 상태에서 몸 뒤쪽으로 당긴다.

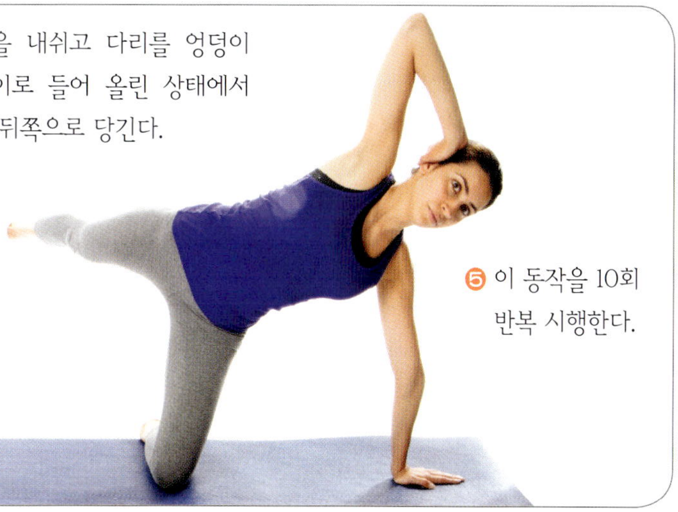

❺ 이 동작을 10회 반복 시행한다.

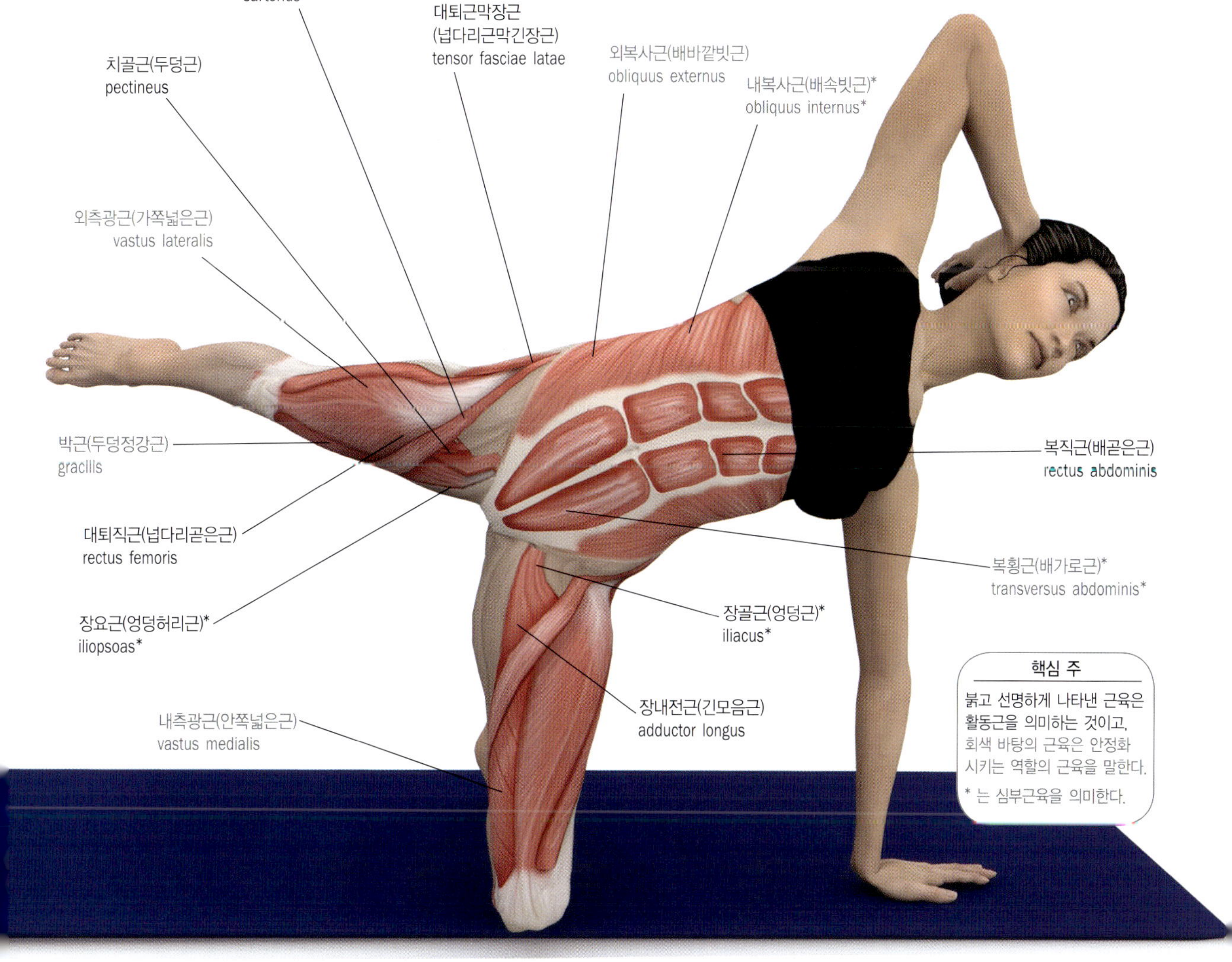

핵심 주

붉고 선명하게 나타낸 근육은 활동근을 의미하는 것이고, 회색 바탕의 근육은 안정화 시키는 역할의 근육을 말한다.
* 는 심부근육을 의미한다.

Control Balance

이 운동은 필라테스 동작의 하체를 중심으로 한 주요한 균형잡기 운동이다. 다른 여러 운동과 마찬가지로, 이 운동도 목과 척추에 가해지는 압박을 피하기 위해 체중을 균등하게 잘 분배시켜야 한다.

효과적인 운동을 위한 조언

체크사항

- 운동 중 엉덩이는 바닥으로부터 들어 올려 유지한다.
- 어깨는 귀에 닿지 않아야 한다.

주의할 점

- 목에 체중이 실리지 않도록 해야한다. 만약 침을 삼키기 힘들면 압박을 많이 받고 있다는 것이다.

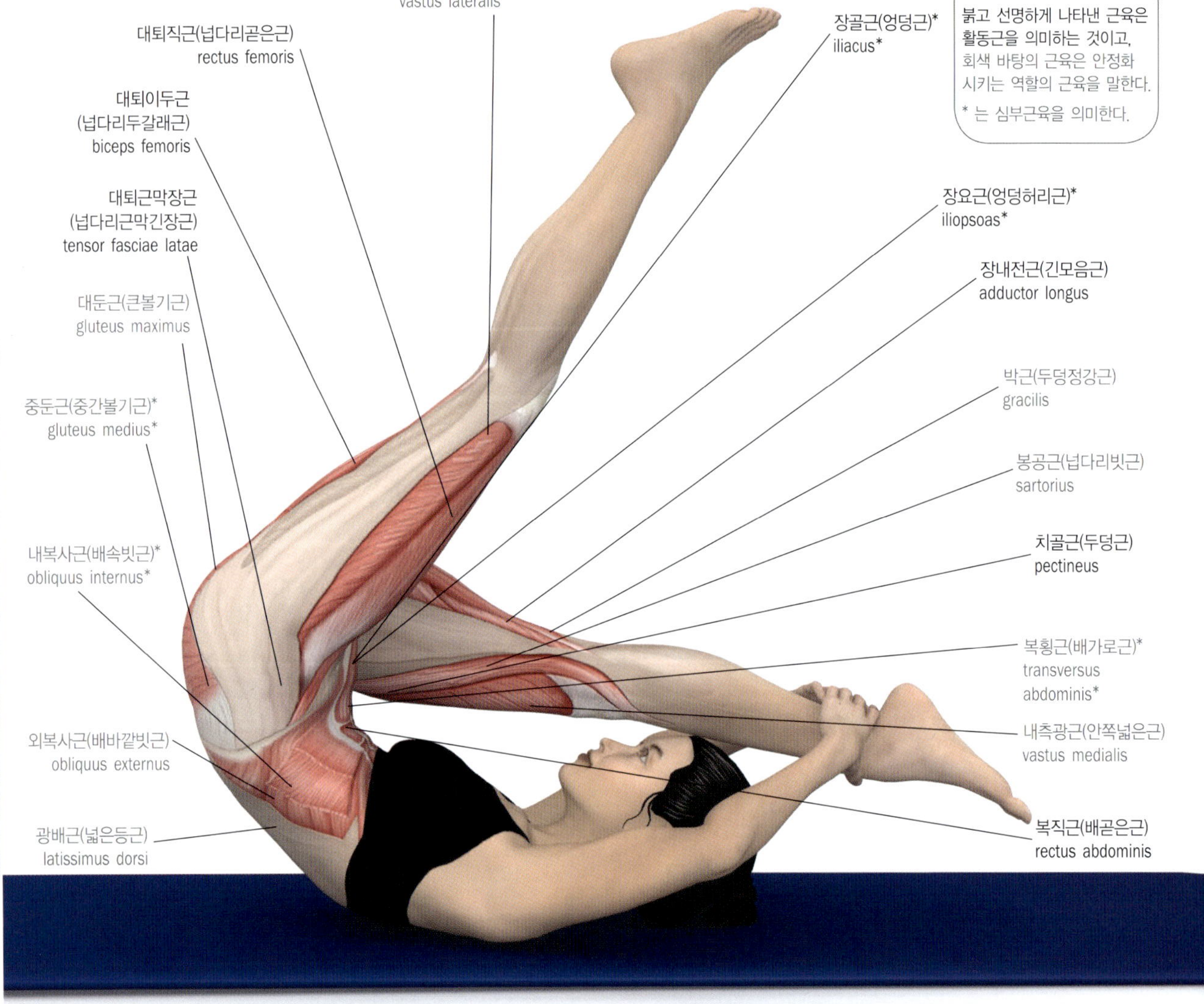

Quick Guide

목표부위

- 둔근
- 복근
- 허벅지 근육

운동효과

- 조절과 균형 개선

금기사항

- 목에 질환이 있는 경우

❶ 바닥에 등을 대고 바로 누운 자세에서 양팔은 손바닥을 바닥으로 하여 곧게 편 상태로 몸 옆에 나란히 두고 다리는 필라테스 첫 번째 동작에 둔다.

❷ 숨을 들이쉬고 내쉬면서 뒤꿈치를 붙인 상태에서 허벅지 안쪽에 힘을 주어 긴장시킨 상태로 다리를 머리 위쪽으로 당겨 올린다.

❸ 숨을 내쉬고 양쪽 어깨만 바닥에 닿도록 두 팔로 바닥을 눌러 엉덩이와 상체를 바닥으로부터 들어 올리고 한 쪽 다리만 천장을 향해 곧게 뻗는다.

❹ 엉덩이에 힘을 주고 배꼽(아랫배)을 척추 쪽으로 당겨 엉덩이 들어 올린 상태를 유지한다.

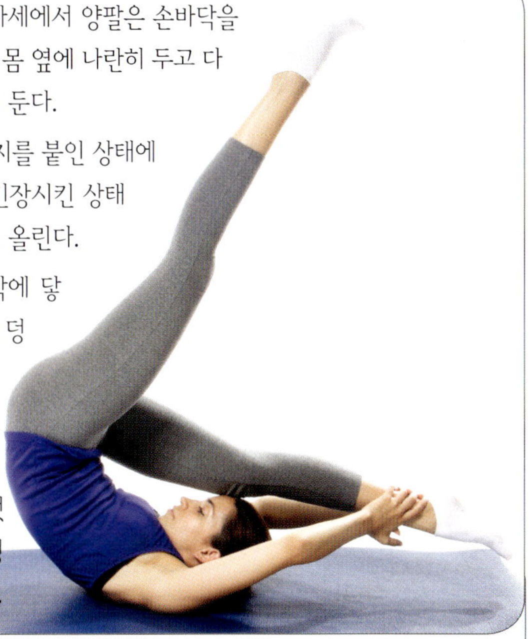

❺ 숨을 들이쉬고 한쪽 다리는 머리 쪽으로 당겨 내린다.

❻ 양손으로 머리 쪽으로 내린 다리의 발목을 잡고 동시에 다른 쪽 다리는 천상을 향해 쭉 뻗어 올린다.

❼ 발목을 아래쪽으로 잡아당기면서 두 번 짧게 끊어 가쁜 숨을 내쉰다(double-pulse exhale).

❽ 다리를 바꾸고 똑같은 방법으로 호흡을 한다(pulse twice).

❾ 이 동작을 6회 반복 시행한다.

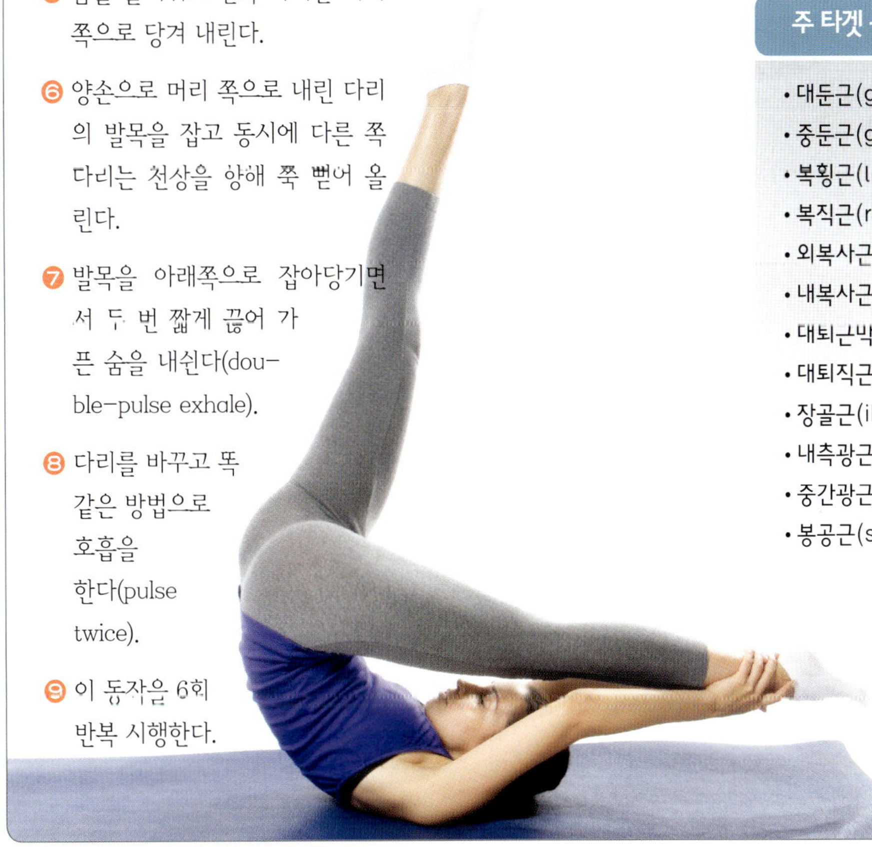

주 타겟 근육

- 대둔근(gluteus maximus)
- 중둔근(gluteus medius)
- 복횡근(transversus abdominis)
- 복직근(rectus abdominis)
- 외복사근(obliquus externus)
- 내복사근(obliquus internus)
- 대퇴근막장근(tensor fasciae latae)
- 대퇴직근(rectus femoris)
- 장골근(iliacus)
- 내측광근(vastus medialis)
- 중간광근(vastus intermedius)
- 봉공근(sartorius)

Advanced

Star

이 운동은 전신을 타겟으로 하는 필라테스의 중요한 동작이며 고 난이도의 운동이다. 사지를 최대한 신장시켜 근육 사이의 공간을 확보하고 몸통과 어깨에서 움직임이 일어나지 않도록 하여 발란스를 유지한다.

주 타겟 근육

- 복횡근(transversus abdominis)
- 복직근(rectus abdominis)
- 내복사근(obliquus internus)
- 외복사근(obliquus externus)
- 외측광근(vastus lateralis)
- 중간광근(vastus intermedius)
- 대퇴직근(rectus femoris)
- 봉공근(sartorius)
- 상완 삼두근(triceps brachii)
- 삼각근(deltoideus)

Quick Guide

목표부위
- 복근
- 허벅지 근육

운동효과
- 상체 강화

금기사항
- 목에 통증이나 손목 질환이 있는 경우

❶ 한쪽팔을 펴서 바닥에 내려 놓고 손가락은 머리 쪽을 향하게 하고, 몸을 비스듬히 옆으로 팔에 기대어 앉은 자세에서 시작한다.

❷ 두 무릎을 굽힌 상태에서 위쪽 다리를 앞에 두고 발목은 붙여둔다(인어자세).

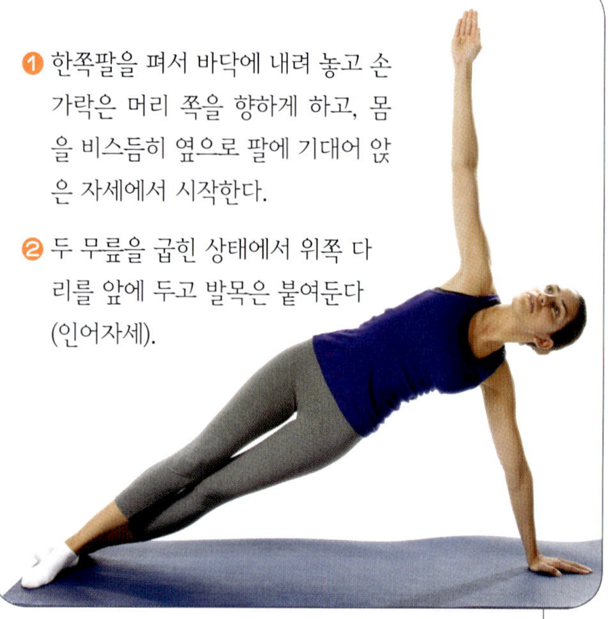

❷ 숨을 들이쉬고 손으로 바닥에 힘을 주어 밀면서 상체를 들어 올려 사이드 플랭크 자세를 취한다.

❹ 엉덩이를 바닥으로부터 들어 올리며 다리를 최대한 곧게 뻗고 팔은 천장 쪽으로 뻗는다. 이때 반대편 팔은 몸을 지지한 상태를 유지해야 한다.

❺ 숨을 내쉬고 위쪽 다리를 엉덩이 높이로 들어 올린다.

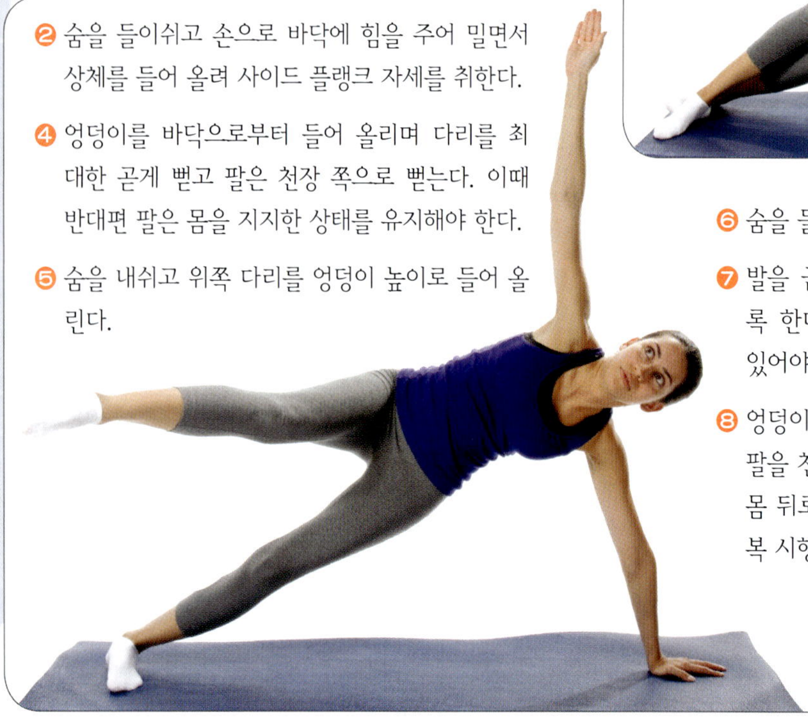

❻ 숨을 들이쉬고 다리를 앞으로 가볍게 찬다.

❼ 발을 굽히고 팔을 앞으로 내려 서로 닿도록 한다. 이때 허리는 견고하게 고정되어 있어야 한다.

❽ 엉덩이에 힘을 주고 허리를 곧게 유지하며 팔을 천장을 향해 다시 뻗어 올리고 다리는 몸 뒤로 가볍게 찬다. 이 동작을 3~4회 반복 시행한다.

효과적인 운동을 위한 조언

체크사항

- 상체 무게를 덜기 위해 엉덩이를 최대한 높이 들어 올려야 한다.
- 한 쪽 팔은 바닥을 누르고 다른 쪽 팔은 위로 뻗어 올려 어깨의 안정을 유지시킨다.
- 팔과 다리를 움직일 때 몸은 최대한 움직이지 않도록 고정시킨다.
- 허리에 압력이 가해져 아프다면 손으로 지탱해야 한다.

주의할 점

- 어깨와 허리에 체중을 싣지 않아야 한다.
- 다리를 앞으로 뻗을 때 팔이 앞으로 딸려나가지 않고 제자리를 유지하도록 해야 한다.

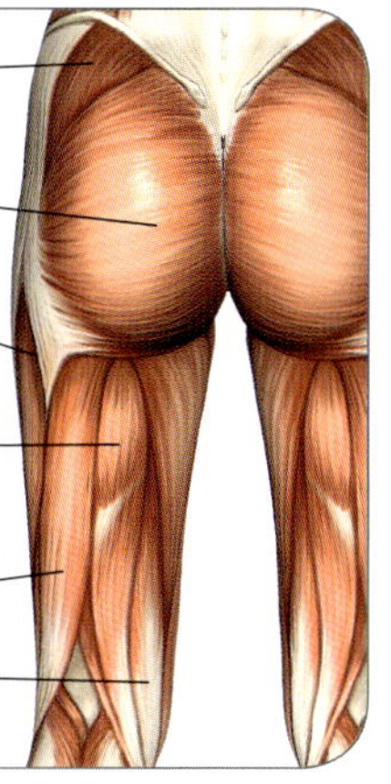

핵심 주

붉고 선명하게 나타낸 근육은 활동근을 의미하는 것이고, 회색 바탕의 근육은 안정화 시키는 역할의 근육을 말한다.

* 는 심부근육을 의미한다.

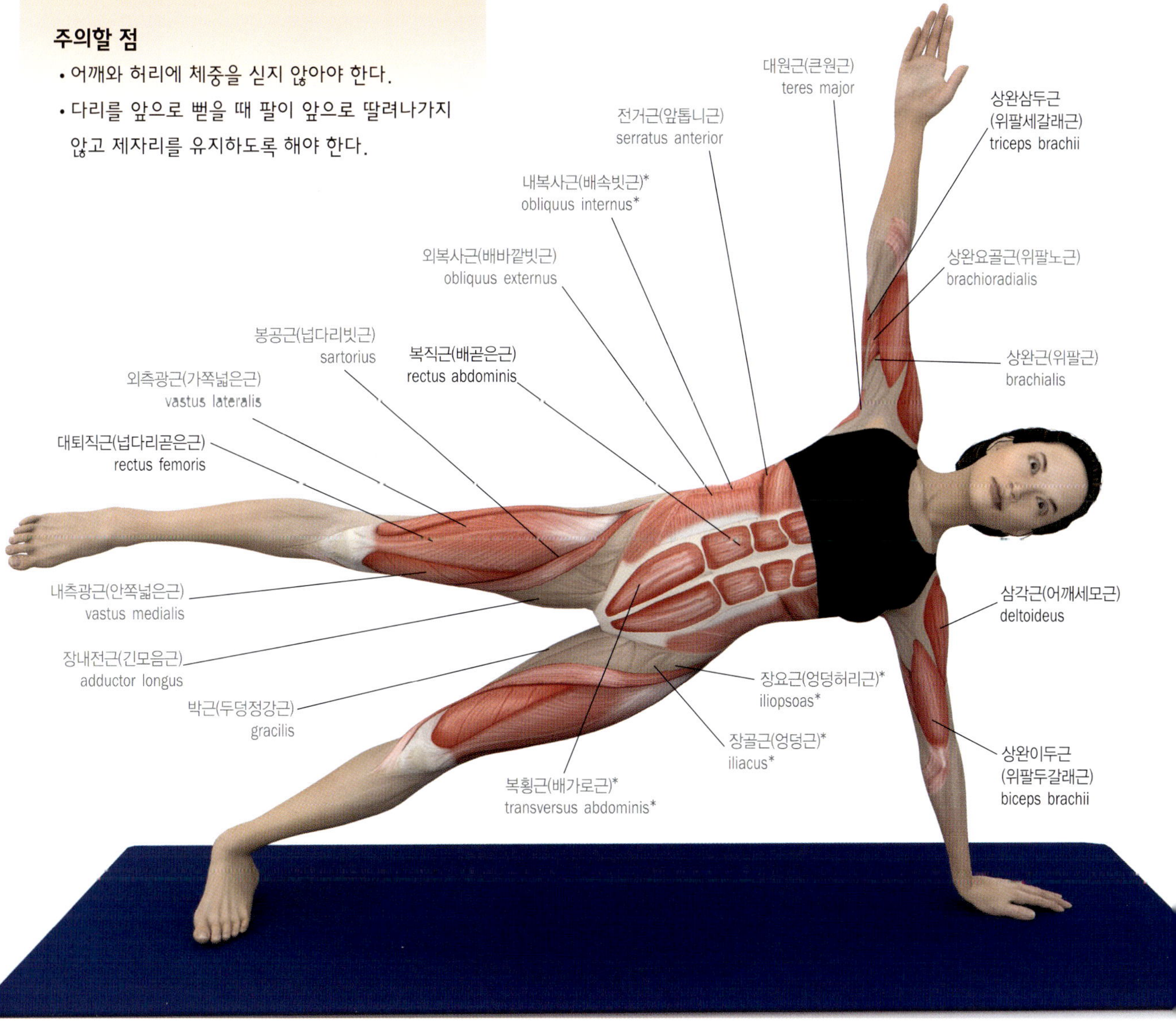

고급 연속동작 샘플

Advanced

아래의 사진들은 초급과 중급 이상의 난이도의 높은 고급 동작들을 정리한 것으로 필라테스를 꾸준히 한 사람들만이 시행해야 한다. 모든 필라테스의 운동원리를 적용하고 있어 아래의 동작들을 숙달하는 데 도움이 될 것이며 최대한 정확하고 천천히 시행해야 한다. 또한 운동 전 충분한 준비운동과 정리운동을 하여 통증이나 불편함을 최소화해야 한다. 그리고 이 운동이 끝난 후에는 반

코어근육 마스트 I

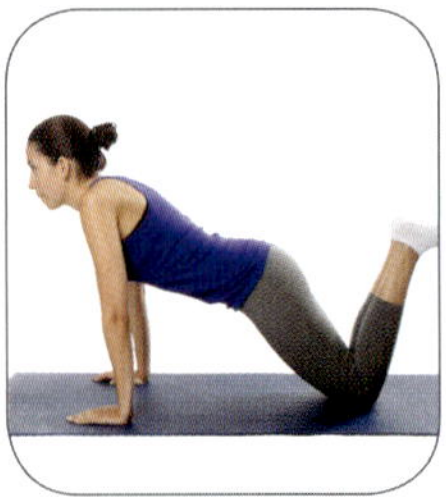
Short Plank

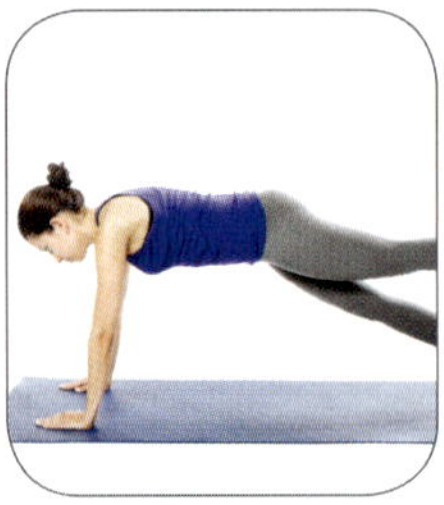
Leg Pull-down

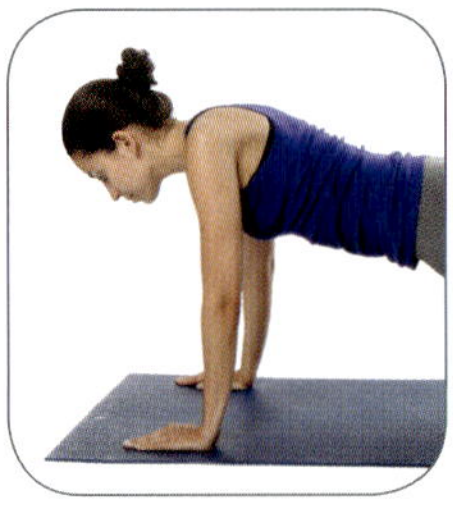
Push-up

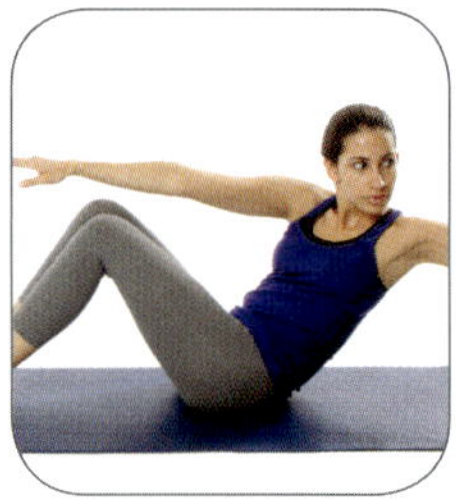
Oblique Roll-down

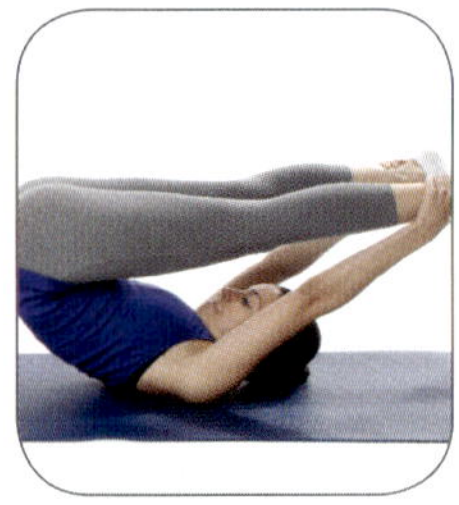
Open-leg Rocker

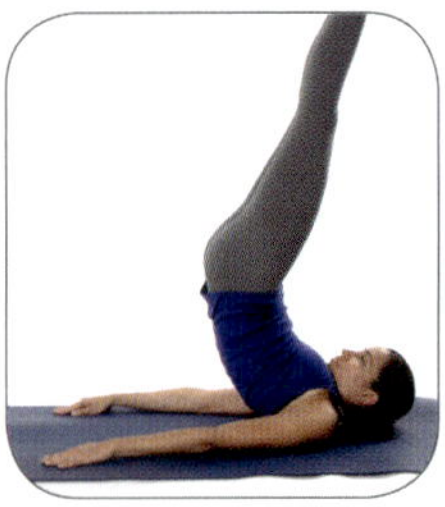
Jack-knife

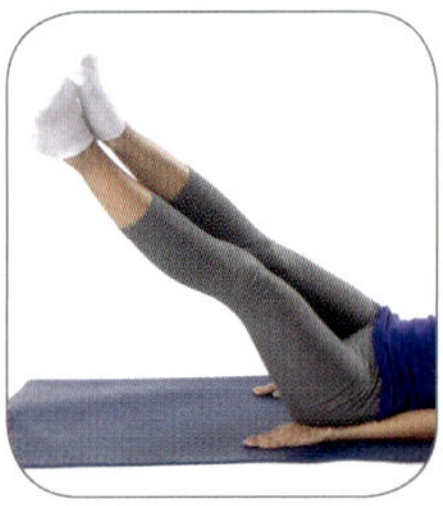
Corkscrew

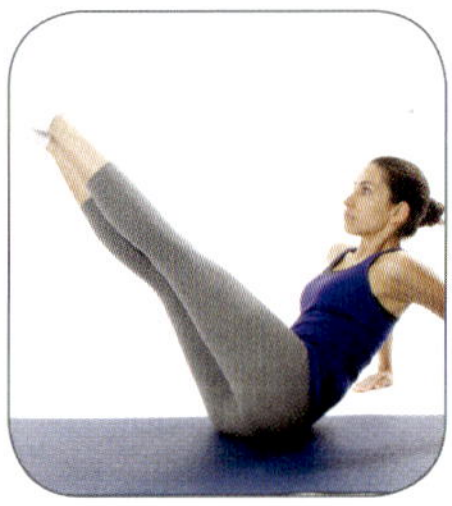
Hip Twist

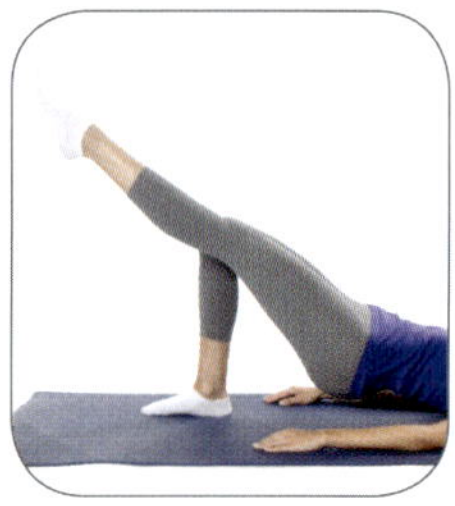
Bridge III

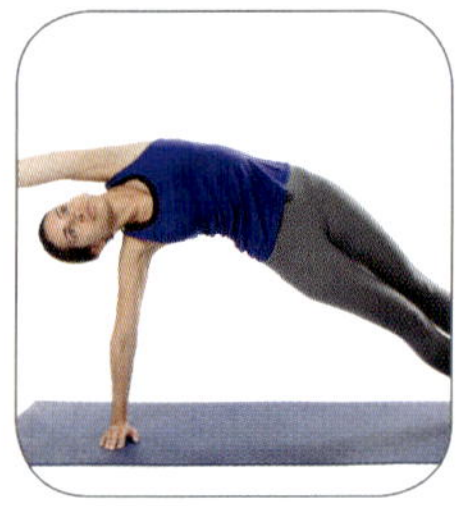
Side Bend II

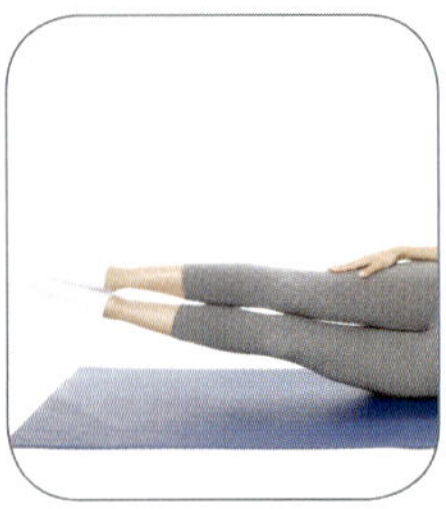
Side Leg Lift

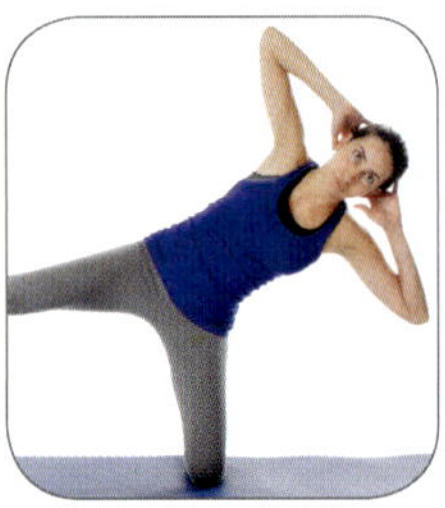
Kneeling Side Kick I

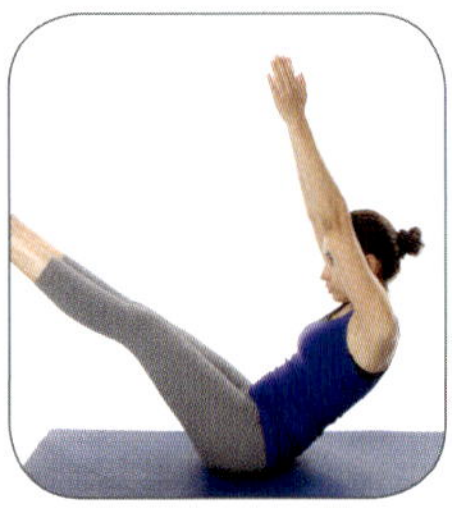
Teaser II

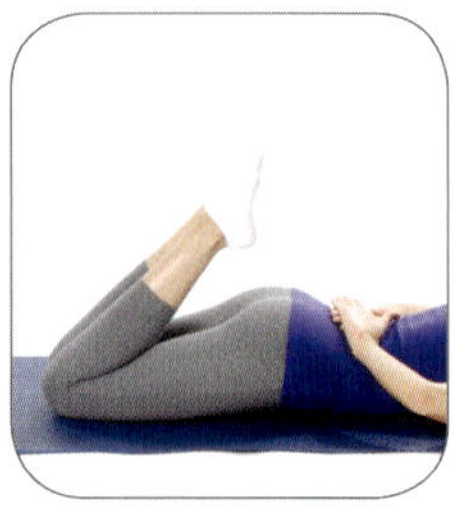
Double-leg Kick

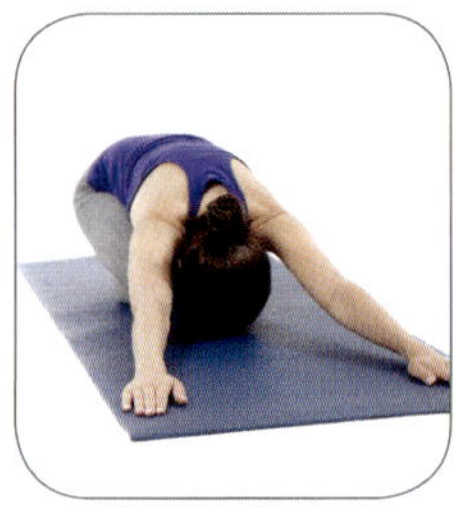
Child's Pose

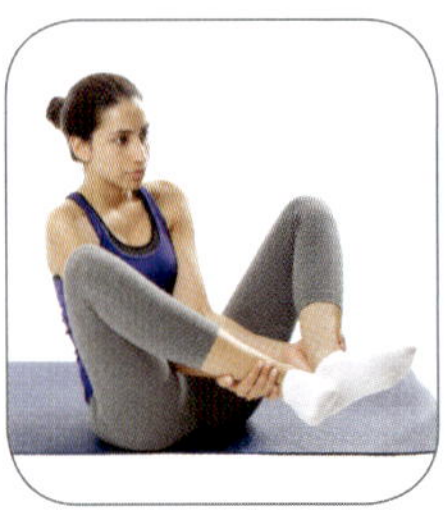
Seal with Foot Clap

스트레칭

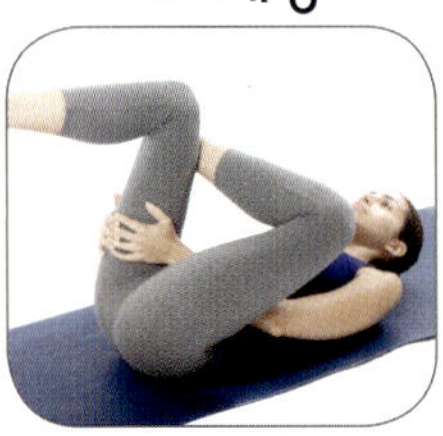
Piriformis Stretch

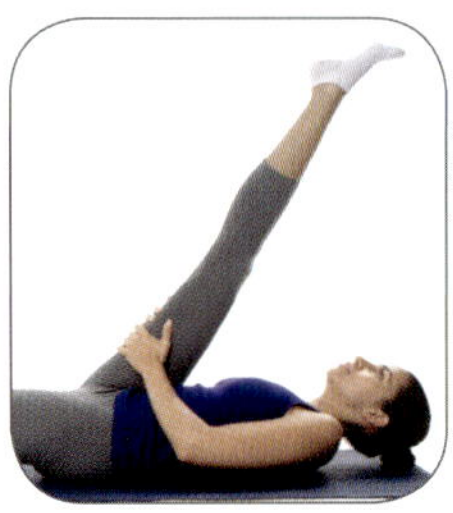
Hamstring Stretch

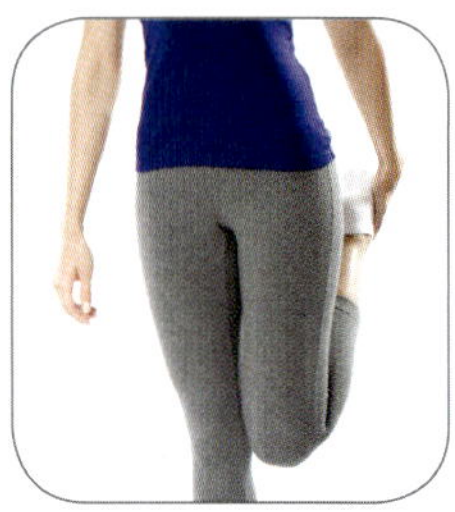
Quadriceps Stretch

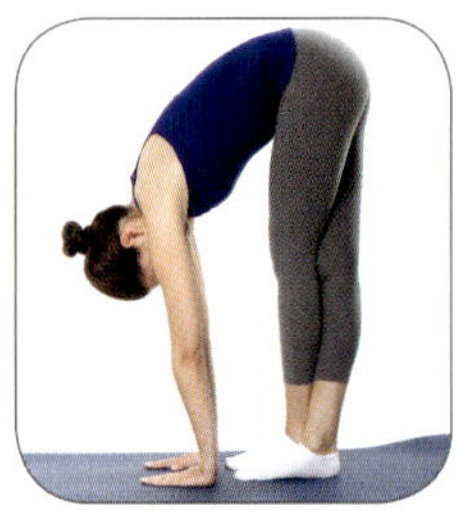
ITB Stretch

드시 몸을 쿨다운(cool down) 시키고, 핵심 근육들을 신장시키고 스트레칭 시켜 주도록 한다.

코어근육 마스트 II

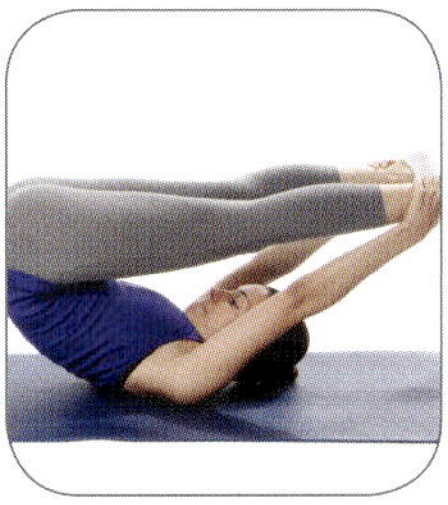
Open-leg Rocker

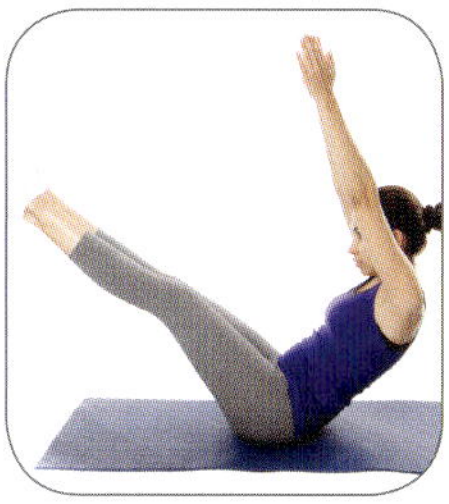
Teaser II

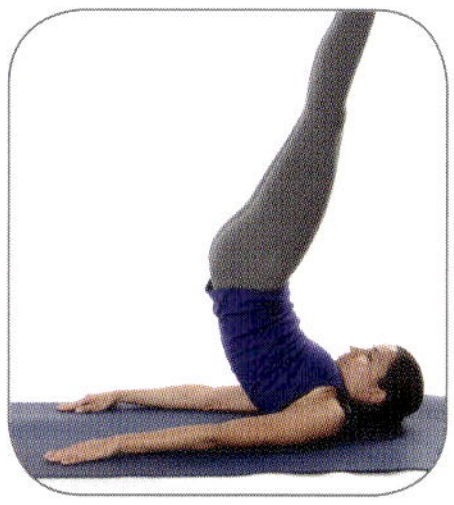
Jack-knife

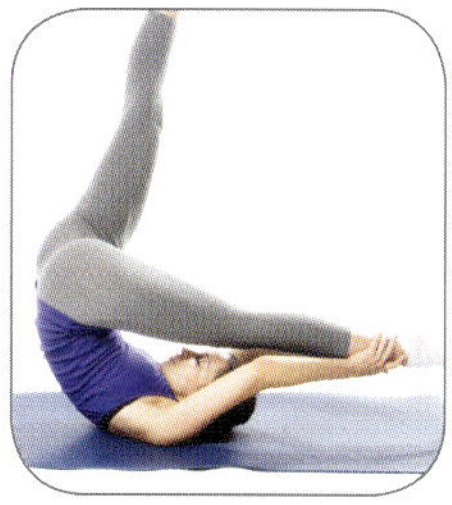
Control Balance

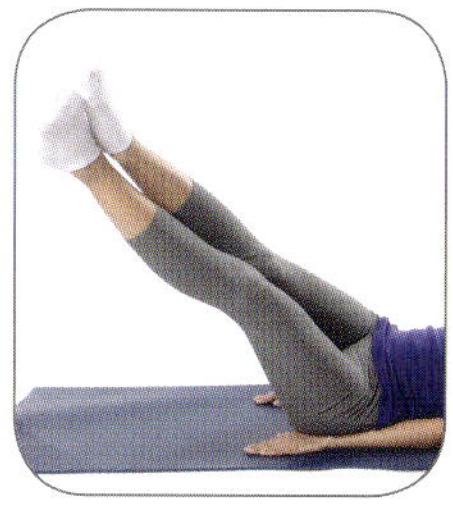
Corkscrew

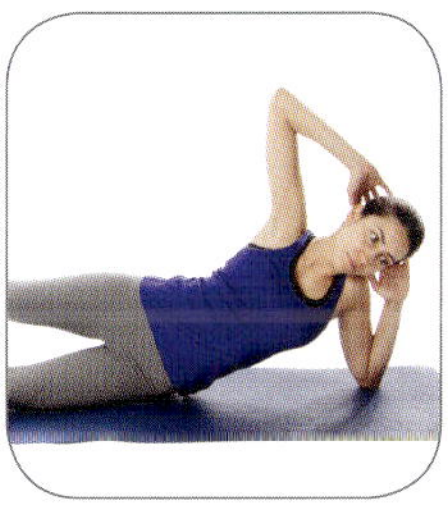
Side Kick III

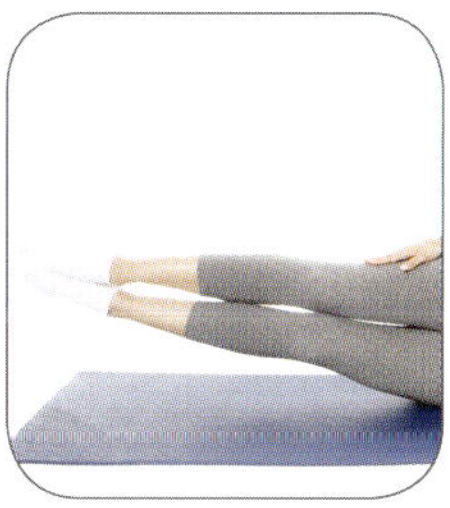
Side Leg Lift

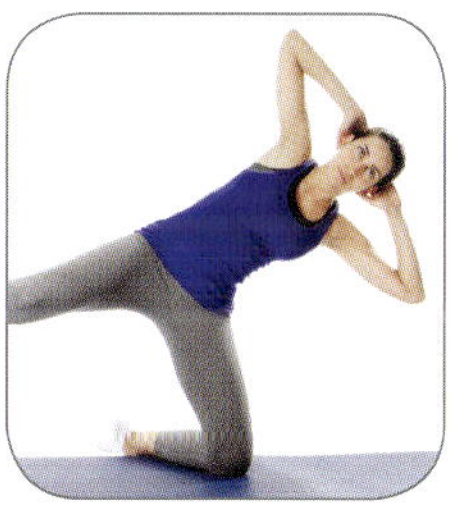
Kneeling Side Kick I

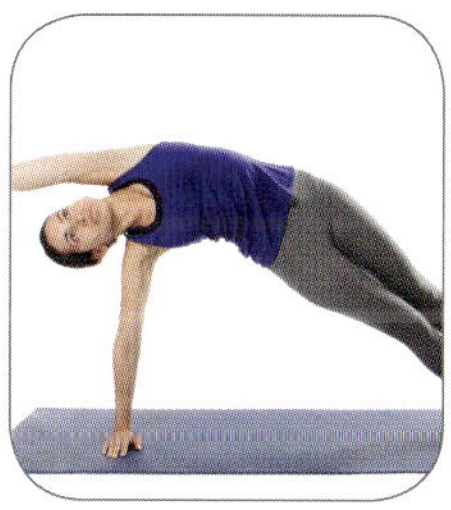
Side Bend II

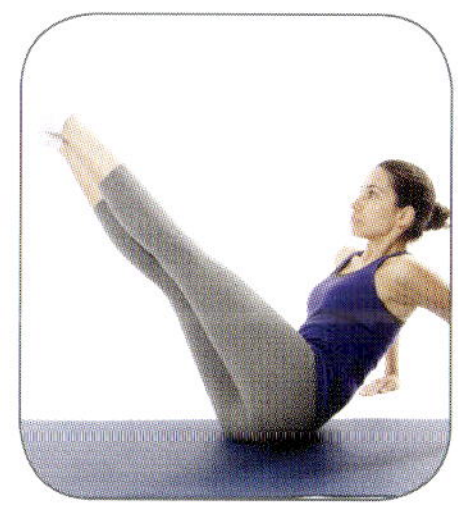
Hip Twist

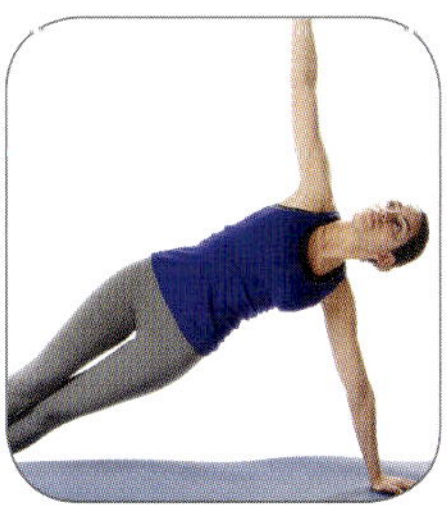
Star

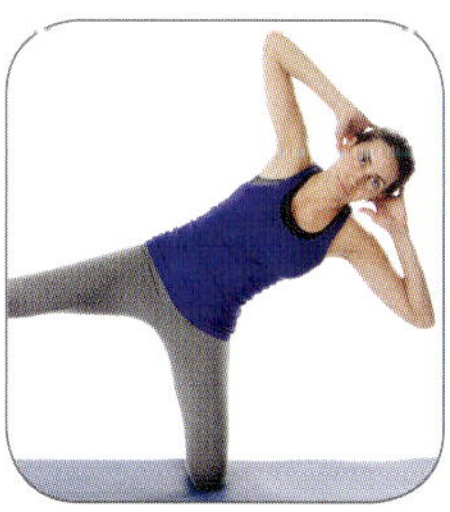
Kneeling Side Kick II

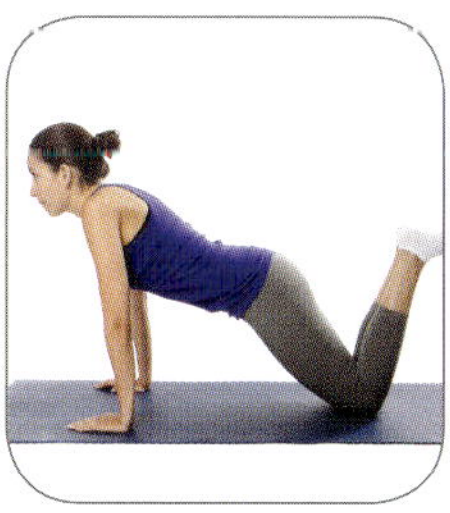
Short Plank

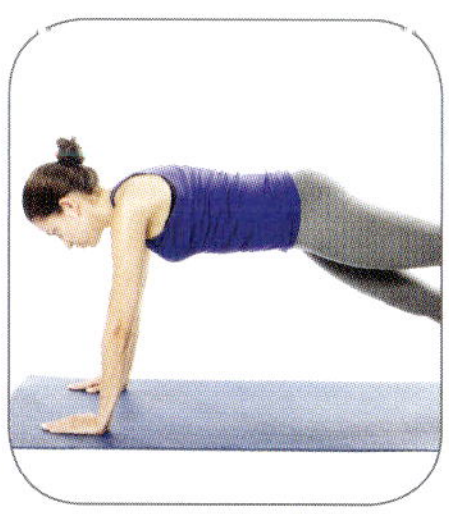
Leg Pull-down

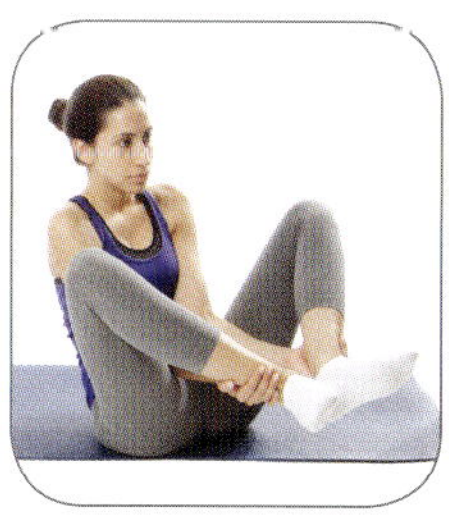
Seal with Foot Clap

스트레칭

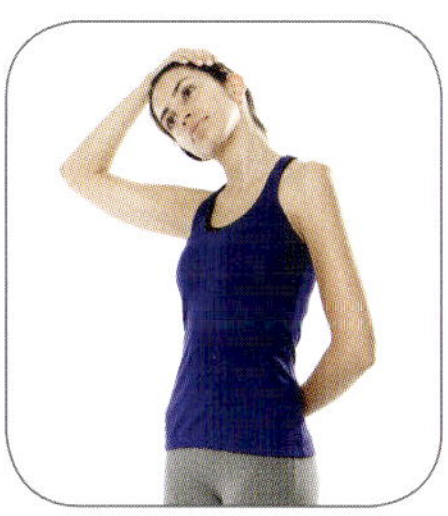
Side-bend Stretch

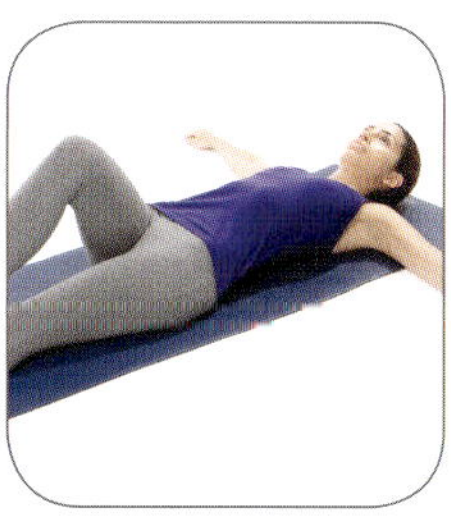
Spine Stretch

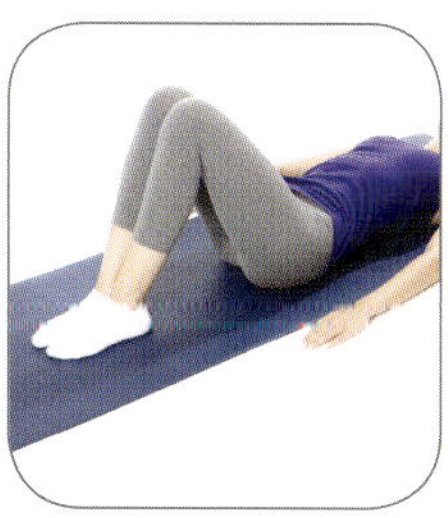
Lumbar Stretch

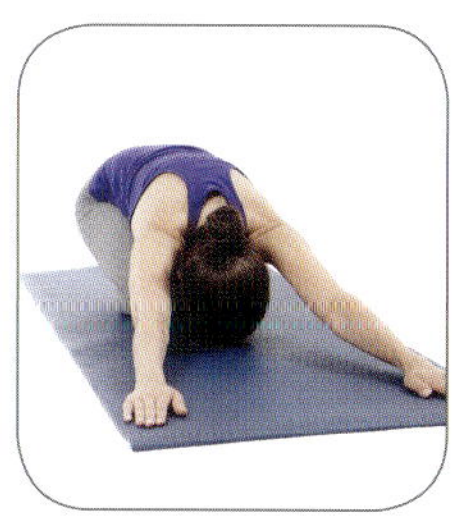
Child's Pose

신뢰와 감사의 글

모든 사진은 Jonathan Conklin, 포스터 삽화는 Linda Bucklin와 Shutterstock께서 도와주셨으며 모델은 Monica Ordonez입니다. 18, 20, 22, 23, 24, 25, 26, 29, 30, 41, 47, 61, 70, 79, 93, 99, 101, 105, 109, 112, 115, 121, 129, 131, 133, 135, 137, 139, 143, 147, 149, 151, 153, 157은 Linda Bucklin와 Shutterstock 삽화하였으며 나머지 페이지들은 3D Labz Animation India의 Hector Ariza께서 도와주셨습니다.

감사의 글

이 책을 준비하는 데 도움을 주신 모든 분들께 감사드립니다. 남편 톰은 주말에 인내심을 가지고 기다려주었으며 저와 꾸준히 운동을 함께 해준 고객들에게 감사를 표합니다. 그들의 노력과 헌신이 이 책을 창작하는 기쁨이 되었습니다. 나는 여러분이 내가 이 책을 창작한 것만큼이나 이 책을 좋아해 주길 바랍니다. 저자와 출판사 또한 이 책을 만드는데 관련된 모든 사람들인 Moseley Road 대표 Sean Moore, 편집/디자이너 Amy Pierce, 예술감독 Brian MacMullen, 편집장/디자이너 Lisa Purcell 그리고 보조편집자 Jon Drengowski께 감사를 드립니다.